最強
3週間で身体と心が劇的に変わる
ボーンブロス
——骨スープ——
食事術

Dr.Kellyann's BONE BROTH DIET
Kellyann Petrucci
ケリアン・ペトルッチ

福井久美子〔訳〕

集英社

3週間で身体と心が劇的に変わる

最強「ボーンブロス(骨スープ)」食事術 [目次]

※第２部で紹介する各レシピの掲載ページについては152-153ページに目次があります。

日本語版まえがき

白澤卓二（医学博士）

骨は骨髄と呼ばれる髄質と骨の実質である骨皮質から構成される。骨髄では赤血球、白血球、血小板という3つの系統の血液成分が毎日作られているが、これらの血球の元となる骨髄幹細胞と呼ばれる究極のアンチエイジング細胞が存在する。さらにはストローマ細胞と呼ばれる幹細胞を支持している細胞が骨の中にあって、最近の研究ではこの細胞が幹細胞に若々しい環境を提供するために沢山のたんぱく質を分泌していることが分かった。このようにして私たちの骨髄は毎日何百万もの新しい細胞を体に送り出している。

一方、骨が硬いのは骨皮質にカルシウムをはじめとするミネラル成分が豊富なためであるが、コラーゲンというたんぱく質成分はこの骨をさらに強化するのに大変に重要な役割を演じている。高齢期になると残念なことに、我々の骨髄の機能が徐々に低下して若い頃のようには沢山は血液を作れなくなる。免疫機能も徐々に低下し感染症やがんに対する抵抗力が低下する。骨が強度を失い骨粗しょう症を発症すると骨折を起こしやすくなり、骨としての機能が著しく低下する。一方、骨髄や骨密度が充分に保たれている高齢者は生活の質が高く、健康長寿を全うできる。つまり、我々のアンチエイジングの要は骨髄の機能維持にあるのだ。昔から、コラーゲンなどが豊富な鶏ガラのスープで体が温まったり、風邪を予防したりする効果があることは経験的に知られていたが、骨にはそのような栄養成分が内在しているのだ。

本書ではなぜ、ボーンブロスがダイエット中の食欲を抑える効果があるのかに関して、抗炎症作用という点を強調している。確かに幹細胞を若々しく保つためにストローマ細胞が分泌しているのが抗炎症性のサイトカインだ。この抗炎症性物質は実際に脂肪細胞に働きかけ脂肪燃焼を促進させる作用が報告されているので、減量のためのダイエット法、あるいは断食法にこのボーンブロスを応用したケリアン・ペトルッチ医師のアプローチは大変興味深い。もう一つの興味深いアプローチはコラーゲンの塊であるゼラチンに注目している点だ。コラーゲンはたんぱく質が繊維状の束になっている特徴的があり、消化管から吸収されるときには、完全にアミノ酸まで分解されずにペプチドという、アミノ酸が結合した化合物の形で吸収されることが知られている。最近の研究では、このコラーゲンペプチドにアンチエイジング効果があることが報告されている。これらの成分を豊富に含んだ煮汁であるボーンブロスを使い、今までダイエットで苦労してきた人に楽に減量できる道を開いてあげた機転も興味深い。これまで健康長寿食を推奨してきた私としては、本書を減量のためのダイエットのみならず、高齢期の健康長寿ダイエット法として幅広い読者に推薦したい。

※編集の都合上、原書の本文の一部を割愛しました。
また原書では、鶏、牛、七面鳥、魚の４種類の
ボーンブロス（骨スープ）のレシピを紹介していますが、
日本で入手が難しい牛骨と七面鳥のボーンブロス及び七面鳥の肉を
使用したレシピは割愛しました。
レシピはもともとアメリカ人読者を想定して考案されているので、
分量が多いと感じられる場合は、調節してください。
※著者のウェブサイト（英語のみ）
http://bonebrothdietbook.com/resources-page/ にアクセスすると、
著者おすすめの食品ブランドリスト（Recommended Brands）や
身体測定メモ（Weight & Measurement）などの
付帯情報を得ることができます。

装丁　**若林 貴子**

カバー写真　© a.collectionRF/amanaimages

ケリアン・ペトルッチ　Kellyann Petrucci

自然療法医。ミシガン州バーミンガムで開業医として活躍する。自然療法の認定専門医であり、栄養士の資格を持つコンサルタントでもある。ロサンゼルスやニューヨークのセレブたちの顧問医（コンシェルジュドクター）も務める。本書で提唱するボーンブロス・ダイエットは、テレビの特別番組『21 Days to a Slimmer Younger You（21日間でよりスリムに、より若々しく）』でも紹介された。また『ザ・ドクターズ』や『ドクター・オズ・ショー』などのテレビ番組や全国ネットのニュース番組などにもゲストとしてたびたび出演している。スイスのパラケルスス・クリニックでバイオロジカル療法医の資格を取得した数少ないアメリカ人医師の１人である。ペンシルベニア州バックス郡在住。

白澤 卓二　Takuji Shirasawa

医学博士。千葉大学医学部卒業。同大学大学院医学研究科博士課程修了。順天堂大学大学院医学研究科・加齢制御医学講座教授などを経て、白澤抗加齢医学研究所所長、米国ミシガン大学医学部神経学客員教授、獨協医科大学医学部生理学（生体情報）講座特任教授、日本ファンクショナルダイエット協会理事長、日本アンチエイジングフード協会理事長。著書は『100歳までボケない101の方法』（文春新書）、『ミラクル免疫力をつけると、老けない！』（集英社）、『アルツハイマーの改善＆予防に！　ココナッツオイルでボケずに健康』（主婦の友社）、『体が生まれ変わる「ケトン体」食事法』（三笠書房）など200冊を超える。

福井 久美子　Kumiko Fukui

英グラスゴー大学大学院英文学専攻修士課程修了。英会話講師、社内翻訳者を経て、フリーランス翻訳者。主な訳書に『パリジェンヌ流　デュカン・ダイエット』（講談社）、『ジリアン・マイケルズの30日間集中ダイエットパーフェクト・ガイド』（共訳、ＴＯブックス）、『ハーバードの自分を知る技術』（CCCメディアハウス）などがある。

父のジョンへ。本当はゴルフがやりたいのに、私の話を延々と聞いてくれた。
生きるうえではタイミングが大事だと教えてくれた。正しい道を歩み、やるべきことをやれ
――そうすれば、きっと認めてもらえる、と。

母のエルへ。私にほんの少しでも独創性があるとしたら、それは芸術家肌のあなたから受け継いだものだ。

それから私にとってなくてはならない存在、息子たちへ。

序文

JJ・ヴァージン

できることなら私も、もっと前にキッチンでボーンブロス（鶏、魚などの骨を長時間煮込んで、そのエキスを抽出したスープ）のすばらしさを体験したかった。同僚たちはずいぶん前からこの癒やしの《ヒーリング》食べ物《フード》（「ドリンク」と呼ぶべきだろうか？）に夢中になっていたし、信頼できるブロガーたちも「この食べ物はスーパーフードの名にふさわしい」と主張していた。

だが、私がボーンブロスと出合ったのは、キッチンではなかった。実を言うと、1日中骨のスープを煮込むなんて退屈で面倒に思えたし、私はもう何年も面倒な作業を避けていたのだ。

栄養に関する流行をつねに把握している私は、ケールが「野菜の王様」と呼ばれる何十年も前からケールを食べていた。そんな私が初めてボーンブロスと出合ったのは、お恥ずかしいことに1年前のことだ。場所はマンハッタンの小さな店。その店では、突然脚光を浴びるようになったこのスープのことを、世界最古の〝心を和ませる《コンフォート》食べ物《フード》〟と呼んでいた。

ボーンブロスは矛盾に満ちている。健康食として注目を浴びたのはつい最近なのに、栄養豊富な〝薬膳〟として古い歴史がある。スローフードの中心にいながらも、究極のファストフードでもある。数分で準備できるのに、おなかを何時間も満たせる。おまけに調理が大変そうに見えて、実はとても簡単だということもわかった。

ニューヨークのあの寒い日、私はついにボーンブロスの魅力を理解した。1杯の温かいコーヒーよりも満足感があるし、その栄養価の高さは賞賛に値する。飲んだ後は満腹感が何時間も持続し、新しい活力があふれるのを感じた。私はそれをこの都市のエネルギーだと思ったが、いや、やはりあのおいしいボーンブロスによるものに違いない。

栄養が豊富に含まれているのだから、ボーンブロスがもたらす健康上のメリットはお墨付きといえる。空腹もドカ食いの衝動も抑えてくれるボーンブロスは、脂肪を撃退するうえで強力な武器となる。となれば、誰かがボーンブロスを柱とするダイエット法を考案するのは時間の問題だったのだ。

幸いにもこの任務を実行したのは、私が尊敬する友人であり仕事仲間でもあるドクター・ケリアン・ペトルッチだった。おまけに彼女は見事に任務を果たした。ロックスターばりのこの医師と何年も一緒に働いた私は、彼女が何千人もの患者の体と人生を変えるのをこの目で見てきた。

彼女の20年に及ぶ経験と、綿密なリサーチが実を結んだ結果が『3週間で身体と心が劇的に変わる　最強ボーンブロス食事術』なのだ（効果があまりに絶大だったので、私はタイトルを『奇跡の「骨スープ」』に変えてはどうかと提案したほどだ）。

この21日間のプログラムは実践しやすく、どんなに多忙な人にも対応している。週に2日はボーンブロスを柱としたプチ断食を行なうが、ボーンブロスの栄養素は体の奥深くまで届くため、空腹感にさいなまれることはない。たやすく脂肪を燃焼できて、炎症を改善し、若々しさを取り戻せる。

ここでは「断食」に対するネガティブな考えを捨てよう。おそらくあなたは「断続的な断食」（週に2、3日だけカロリーを大幅に減らす断食）のメリットを聞いたことがあるだろうし、断食をやって気分が悪くなった知り合いがいるかもしれない。しかし、ドクター・ケリアンの週2日のプチ断食は違う。「断続的な断食」のメリットをすべて享受しながら、空腹とも物足りなさともみじめさとも無縁でいられる。まさに理想的なダイエット法なのである。

週に5日間は、おいしくて栄養豊富で満足感のある料理が食べられる。どの料理も血糖値に大きく影響しない。アレルゲンとおさらばし（できれば永久に）、人工甘味料などの有害な添加物とも（永久に）決別できる。

薄味でものたりない「ダイエット」食品はもう忘れよう。忙しくて時間のない人々のために、さらには料理が苦手な人々のために、ドクター・ケリアンがおいしい極上の料理のレシピをたくさん作ってくれたのだから。

本書で紹介されている満腹感のある栄養豊富な料理には、ホルモン・バランスを整え、つややかな肌を作り、毒素を排出し、腸を癒やし、炎症を改善し、頑固な脂肪を撃退する効果がある。これまでに感じたことがないほど活力に満ちあふれ、時計の針が10年戻ったように感じるだろう（鏡は嘘をつかない）。

脂肪を減らして健康になるには、適切な食事だけでは足りない――それをドクター・ケリアンは知っている。だからこそ、３つの効果的なエクササイズ・プラン（私のお気に入りのインターバル・トレーニングも含まれている）を提供し、確実に成果を出すためにストレス・コントロール、快眠、適切な心構えの習得方法も教えてくれるのだ。

この本を読めば、現実生活のなかでこのプログラムを実践するにはどうすればいいか、不安になったときはどうすればいいか、ルールを破った後に軌道修正するには、プログラムを続けるにはどうすればいいかがわかるだろう。

この最後の戦略は特に重要だ。なぜなら、最終的にあなたは減量の成果を維持したくなるからだ。ドクター・ケリアンは21日間のプログラムを作ったが、たった21日間なら誰にだってできるはず。体型は急速に変化するし（頑固なおなかの脂肪よ、永遠にさようなら）、爽快な気持ちで毎日を過ごせるのだから、このダイエットを続けたくなるだろう。これは単なるダイエットではなく、究極的には生き方そのものとなるのだ。

ボーンブロスが大好物になっても驚くことはない。私自身、ニューヨークから帰った後に重度の面倒くさがりやを克服し、今やキッチンにボーンブロスを常備している。

あなたには私と同じように「ボーンブロス愛」に目覚めてほしい。そして居座わろうとする脂肪を追い出して、生き生きとしてセクシーで若々しい、最高の自分になってほしい。

「このダイエットのルールをすべて実践すれば、より幸せで健康になれるでしょう。私が約束します」とドクター・ケリアンは主張する。「自分のダイエット環境を築けば、余分な脂肪と永久にさよならできるのです」

これは即効性と持続性のあるダイエット法だ。急がず着実に続けよう。

謝辞

ケビンへ。私の人生にすばらしい贈り物をくれたこと、そしてそれを大事にしてくれていることに感謝する。あなたの人生が喜びで満ちあふれることだけを祈っている。

私の兄弟姉妹たちへ。あなたたちがいなかったら、私の人生は退屈だっただろう。

ビジネス・オペレーション・マネジャーのジェンへ。20年以上も私と私のビジョンを信じ続けてくれていることに感謝する。

プログラム・ディレクターのジュリーへ。あなたのおかげで大勢の人とふれあうことができた。私のメッセージを伝えるパイプ役になってくれてありがとう。

アシスタントのメリッサとカルティエへ。私のむちゃな要求、旅行、午前1時の業務メールに付き合ってくれたことに感謝する。心からありがとうと伝えたい。メル、遠方への出張に付き合ってくれてありがとう。

ビジネス・マネジャーのピーターへ。私の仕事について、こまかいところまで注意を払ってくれてありがとう。「誰もやったことがないのだから」というあなたの励ましに助けられたわ。

私のウェブサイト〈DrKellyann.com〉とバーミンガム・ウェルネス・センターで私をサポートしてくれるみんなへ。私にとってなくてはならない存在であり、感謝しています。

見返りを期待せずにいつも私を元気づけてくれるジェフへ。類いまれな人であり、動画製作の友でもある。誰もが、あなたのすばらしさに刺激され、心を動かされる。みんなの人気者よ。

ＪＪ〈jjvirgin.com〉へ。私を惜しみなくサポートしてくれるその思いやりに感謝したい。あなたの友情と度量の大きさは何物にも代えがたい。ＪＪのマスターマインドのメンバーの皆さんへ。アドバイス、励ましの言葉、信頼をありがとう。皆さんからインスピレーションをもらいました。

キャシー〈kathysmith.com〉へ。仕事でもプライベートでもあなたから良い影響を受けています。この本を完成させることができたのもあなたのおかげ。手伝うと申し出てくれたこと、途中何度も励ましてくれたこと、本のことで頭がいっぱいの私を大目に見てくれたことに感謝しています。

寄稿文を寄せてくださった方々へ。どの人も超多忙なスーパースターばかり。時間を割いてくれたこと、本書をより良いものにしてくれたことに感謝します。

パトリックへ。出会ったその日に私の人生を変えた人。あなたのすぐれた洞察力のおかげで、私は広い視野で物事をとらえることができます。愛してるわ。

ディアンドレへ。初めて会った日から意気投合したわよね。私は嬉々としてあなたの後を追い、あなたから多くのことを学んだ。あなたのおかげで外見を美しくしようと努力するようになっただけでなく、「信頼」があれば内面の美しさも保てることも教わった。私にとってかけがえのない人。

ママ・ベアーことエレーナへ。魅力あふれる女性にして、一番大事な友だちの一人。互いを必要としていたときに出会えて、本当に良かった。あなたの心は黄金のように光り輝いています。

レイチェルへ。私を守ってくれることに、いつも感謝しています。あなたに会うたびに、私のなかのインスピレーションが刺激を受けます。「自分のために」行動することを教えてくれてありがとう。あなたには本当に驚かされるわ。

シーザリオへ。ベセニー・フランケルのトーク番組に出られたのは、あなたのおかげです。ハリウッドではすばらしい人々を集め、LAプログラムを見事に運営してくれた。いつも寛大でいてくれてありがとう。

さすがは違いを生む男ね。

エージェントのマーゴへ。6冊も本を作ったのに、私たちはいまだに仲良し。驚きね。あなたとウォーターサイド・プロダクションズのみんなはすばらしいわ。

アビーへ。私に目を向けてくれただけでなく、まだひと塊《かたまり》の粘土でしかなかったドクター・ケリアン・ブランドの可能性を見抜いてくれた。やさしく独自のやり方で私を指導してくれたことに感謝しています。

ジョー・ポリッシュと、ジーニアス・ネットワーク〈geniusnetwork.com〉の友人と同僚たちへ。私が成長できたのは、あなたたちのおかげです。心からの尊敬と感謝の気持ちを贈ります。

シンディへ。感謝することはたくさんあるけど、とりわけ私から頼む前に率先してやってくれてありがとう。あなたの才能には毎回驚かされるわ。

痛みを共有してくれたアリソンへ。あなたは本物のプロよ。

ロデールの皆さんへ。ロデールのチームと協力する機会に恵まれたことに感謝しています。健康と幸せに対するあなた方の知識と心からの情熱には感動しました。メアリー・アンとマリーサには何度感銘を受けたことか——本当にすごい！

私のコーチと私の周りの皆さんへ。あなた方が身近にいてくれたことに感謝します。

私の患者、読者、視聴者の方々へ。皆さんがいるから、私は毎朝起きて頑張ろうという気持ちになれるのです。

第1部

ボーンブロス・ダイエットの基本

第1章

3週間でスリムな体とつやつやの肌を手に入れる

ニューヨークは私の第二の故郷だ。イタリア系の私は食べることが大好き。ニューヨークにいるときは、フランス料理の〈ル・ベルナルダン〉から〈パール・オイスター・バー〉まで、あらゆる店に立ち寄る。

先日、イースト・ビレッジのレストラン〈ブロド〉の前を通りすぎたときのことだ。メニューを見て、思わず立ち止まった。ボーンブロスの専門店だ。ターキーブロス。牧草で飼育した牛の骨を使ったビーフブロス。アーミッシュ（アメリカ移民当時の自給自足生活を貫く、キリスト教の一派）の養鶏場で飼育された鶏の骨を使ったチキンブロス。

何年も患者に勧めてきた食事が、ようやくニューヨーカーに浸透し始めたのを見て、私は感慨深い気持ちになった。おまけに今や彼らはボーンブロスに夢中だ。チェーンのコーヒー店へ行くのをやめて、ボーンブロスを求めて連日店に押し寄せているという。街中のおしゃれなレストランでは、ボーンブロスの売り切れが続出している。

さらに、その熱狂はニューヨーカーにとどまらない。俳優のシェイリーン・ウッドリーやグウィネス・パルトロー、元ＮＢＡのスター選手コービー・ブライアントなどの著名人も、毎日ボーンブロスを飲んでいる。朝のトークショーでは司会者が絶賛し、全国のグルメたちがキッチンで自らボーンブロスを煮込んでいる。

では、皆さんがまだ知らないことをお話ししよう。ボーンブロスは骨を煮込んだ単なるだし汁《ブロス》ではない。ただのスープでもない。癒やしの要素が濃縮された食べ物だ。豚や牛の骨、家禽《かきん》類の骨、または魚の骨を何時間も煮詰めると、栄養素がたくさん詰まった「黄金色のエキス」ができる。こうしてできたボーンブロスは、世界でもっとも古くからある強力で栄養たっぷりの料理なのだ。

さらに、皆さんがまだ知らないことがある。ボーンブロスにはそれ以上の力があることだ。この驚異の食べ物は、体についた贅肉《ぜいにく》を落とし、アンチエイジングにも効果的だ。ボーンブロスだけを飲むプチ断食と、脂肪燃焼効果の高い食生活を組み合わせれば、驚くほど体重が落ちる。と同時にしわや目の下の隈《くま》も目立たなくなるだろう。

実際に本書で紹介する21日間ダイエットを忠実に行なえば、あなたの体は変わるだろう。私が約束する。

なぜ私にわかるのかって？　それが私の仕事だからだ。自然療法医であり、栄養士の資格を持つコンサルタントでもある私は、臨床医として20年以上の経験があり、しかも専門は人を変身させることだ。おまけに腕も確かだ（トーク番組『ザ・ドクターズ』で、私の患者が数名紹介されたが、それを見たかたもいるだろう）。キャリアを通して私は、スリムになりたい、健康になりたい、セクシーさや活力を取り戻したいと訴える患者を何千人とサポートしてきた。私のアドバイスの下で成功した患者のなかには、体重２０５キロから贅肉をすべて落とした患者から、映画のスクリーン向けに完璧な体と顔を保たなければならないハリウッドの有名人までいる。そして彼らの変身を実現するうえで鍵となるのがボーンブロスなのだ。

ある日、ジェニーという女性が私のオフィスを訪れた。彼女の体重は81キロだった。私があいさつすると、彼女は突然泣き出した。

彼女が泣き出したのは、ここもだめだったらどうしようと不安だったからだ。「どの方法もうまくいきませんでした」とジェニーは言った。彼女は13歳からダイエットを始め、それから20年経ったが――その間にウェイトウォッチャーズやニュートリシステムなど10種類以上のダイエットを試した――ますます太る一方だったのだ。今や彼女は、糖尿病の一歩手前と言われる境界型糖尿病と診断されていた。母親を糖尿病の合併症で亡くして以来、彼女は自分も同じ運命をたどるのではないかと不安を抱いていた。

ジェニーは痩せなければならないと自覚していた。だが、ダイエットを試すたびに体が震え、力が入らなくなり、空腹に悩まされた。体重はすぐに2～３キロ落ちるものの、その勢いが続かない。ダイエットを始めて数日後には空腹でたまらなくなり、食べ物のことしか考えられなくなる。１～２週間後にはいよいよ我慢も限界になり、アイスクリームやピザをむさぼり、その後は自己嫌悪に陥る。

ジェニーはテレビで私のことを知って、この人になら助けてもらえるのではないかと思った。だが何度も失敗したせいで、私に対しても確信が持てないでいた。

だから私は彼女に何も確約しなかった。淡々とプログラムを説明して、「3週間だけ私にくれないかしら」と言った。

ジェニーは私の指示を守り、3週間後には体重が9キロ落ちた。6カ月経った今、彼女の体重は58キロで、境界型糖尿病からも脱した。今の彼女は25歳ぐらいに見えるし、気持ちもティーンエイジャーのように若々しい。

ほんの半年前まで、ジェニーは小太りの中年女性のようだった。彼女が通りかかっても、誰も気にも留めなかった。異性からは恋愛の対象外とみなされ、女性からも「ライバルにもならない」と一蹴された。人々の注目を集めることはなく、いつも傍観者の立場。カメラを向けられても、ポーズを取るどころか後ろに隠れた。要するに彼女は目立たない存在だったのだ。

その彼女が、今やスリムな体と透き通るような肌を手に入れて、セクシーな女性に変貌した。初めて私のオフィスを訪れたとき、彼女はクイーンサイズの花柄のゆったりワンピースを着ていた——典型的な肥満の中年女性の格好だ。だが最後にオフィスに来たときは、スキニージーンズとホルターネックのトップスという服装だった。今も目立たない存在かって？　まさか。二度とそんな地味な存在にはならないだろう。

20年も奮闘してきたジェニーが、私のプログラムでなぜそんなに簡単に痩せることができたのか？それは私がダイエットから苦痛と不安を取り除いたからだ。私は彼女に減量するために食事を我慢する必要はないと説明した――実際に、彼女は十分に食事を取ることができた。それから、体と人生を変えるのに必要な情報を彼女に提供した。

今やジェニーは、場がぱっと明るくなるほどの自信とエネルギーに満ちあふれている。彼女がドアを開けて入ってくると、皆が振り返るほどに。

《ボーンブロス――空腹なしで早く痩せるための秘密兵器》

ジェニーのように減量して変わりたいと願う人々を、私は20年以上サポートしてきた。とはいえ、私の減量戦略のなかでも最強の武器を見つけるまでには時間がかかった。

この仕事を始めてすぐに、私は減量の成功例をいくつも積み重ねた。だが、患者のためにもっと何かをしたいと思った。特に肥満で悩む患者のために、短期間で大きな成果を出したかった。

私の患者の多くはワンサイズ小さい服やパンツが着られるようになりたいという人たちだが、危険なほど太っている人もいる。糖尿病、心疾患、睡眠時無呼吸症候群、動くこともままならない人もいる。すぐにも体重を落とさなければならない人々だ。

減量の専門家はいつも、早く体重を減らすには断食が一番の近道だと言う（しかしほとんどの人にとって、断食は難しかったり不可能だったりする）。後で紹介するが、私の断食方法は簡単だし、つらくもない。単なるカロリー制限と違って、断食すると代謝が急激にアップする。そのため私はいつも、肥満の患者はもちろん、太り気味の患者にも週1〜2日は断食するよう勧めている。断食は摂取カロリーを抑えるだけでなく、以下のように減量を活性化させる働きがある（詳細は第3章を参照）。

◉ホルモン・バランスが整う——断食すると、インスリンの分泌量が低下する一方で、グルカゴンと呼ばれる別のホルモンの分泌量が増える。グルカゴンはインスリンと正反対の働きをするとイメージしてほしい。インスリンは脂肪を蓄積させるが、グルカゴンは細胞内の脂肪を分解し、放出する働きがある（詳細は第3章を参照）。

◉ヒト成長ホルモンの分泌量が急増する——このホルモンには、脂肪を燃やし、無駄のない筋肉を作り、体幹や四肢を形作る働きがある。

◉体から老廃物を排出する——細胞間を満たす間質液（細胞外マトリックス）は、水槽の水のようなものだと想像してほしい。この間質液に老廃物が多く含まれると、細胞もどろどろになる。断食をすると、細胞を不活発にする老廃物が排出されて、細胞外マトリックスがきれいになる。たとえば断食によって不要なたんぱく質がタグづけされ、排出されたり、再利用されたりする（注1）。体にはエネルギーをうまく燃やせない不活発な古い細胞を分解する、自食《オートファジー》と呼ばれるプロセスがあるが、断食すると自食が活発に行なわれるようになる。

このように断食には効果があり、おまけに即効性もある。だが問題もある。断食をつらいと感じる人がいることだ。

長年この仕事を続けるうちに、完全断食が苦にならない人がいる一方で、断食できない人も大勢いることがわかった。このような人はおなかがすくと体が震える。頭痛に悩まされ始める。仕事や家事に集中できなくなる。不安になり、食べ物のことしか考えられなくなる。こうして断食を続けられなくなる。

私の患者にはこんな思いをさせたくなかった。彼らにとって、私は最後の砦《とりで》となる医師だからだ——そして私は彼らの期待を裏切るわけにはいかなかった。断食しなくても時間をかければ減量できるが、彼らはすぐに結果を出す必要があった。精神的にも肉体的にも、すぐに成果が必要だった。

彼らのために解決策を見つけなければならなかった。危険レベルの肥満患者だけでなく、数キロ痩せればいいと願う患者のためにも、断食が持つさまざまなメリットを提供しつつ、リバウンドのないプログラムを作る必要があった。

そこで思いついたのがボーンブロスだ。

当時私は、すでに減量プログラムの要《かなめ》として、ボーンブロスを患者に勧めていた。ボーンブロスには強力な脂肪燃焼作用があるからだ。だからこう考えた。ゆるいプチ断食の効果とボーンブロスの効果を組み合わせたらどうだろうか、と。

この二つを組み合わせたところ、患者たちにつらいと感じさせることなく、完全断食と同じ効果が得られることがわかった。体重が減っただけでなく、何年も若返ったかのように肌がハリを取り戻したのだ。

私は最後の鍵となる決め手を見つけたのだ。

どうしてかって？　ボーンブロスには次のような効果があるのだ。

◉**脂肪を増やさずに、満腹感を覚える**――ボーンブロスにはさまざまな栄養素が豊富に含まれており、精がついて心も満たされる。炭水化物はほとんど含まれず、カロリーもごくわずかなので、やましさを覚えることなく好きなだけ飲める。要するに、断食中でも空腹感を覚えないのである。

◉**コラーゲンを構成する栄養素が多く含まれる**――コラーゲンにはしわを減らす効果があるため、体重を減らしながら、顔は若返ったみたいにつやつやになる（詳細は第3章を参照）。

◉**体から毒素を排出する**――断食と同じように、ボーンブロスも細胞を活性化して若返らせ、細胞外マトリックスを浄化してくれる。

◉**腸を癒やす**――体重に問題のある人や太りやすい人は、消化の問題を抱えていないだろうか――便秘か下痢かガスか、あるいはこれらすべてに悩んでいる人もいるだろう。それというのも、体重増加と消化の問題は同じ原因――すなわち腸の不調――から生じる場合が多いからだ。ボーンブロスに含まれるゼラチンには、腸を癒やす効果があるため（詳細は第3章を参照）、楽に減量しながら、消化の問題も改善できる。

◉関節を癒やす――加齢と共に関節の軟骨が摩耗《まもう》してすり切れ、思うように歩けなくなって肥満になる人がいる。関節が痛むせいで運動する回数が減り、座っている時間が長くなる。ボーンブロスには、関節を癒やす栄養素が豊富に含まれている（詳細は第3章を参照）。

◉炎症を抑える――「肥満の陰に炎症あり」――これは今世紀でもっとも重大な科学的発見の一つでもある。そのメカニズムを理解してもらうために、急性炎症と慢性炎症の違いを説明しよう。

急性炎症とは、たとえば風邪やインフルエンザなどに罹《かか》ったときに起きる炎症だ。炎症が起きることで、病原菌を退治して組織を修復するため、基本的には良い症候とみなされる。だが、慢性的な軽い炎症となると話は別だ。慢性炎症は細胞を傷つけ、さらには化学的な変化を引き起こして、体が太りやすくなる。脂肪細胞は炎症を引き起こすため、体重増加によって脂肪が増えると悪循環が起きる――炎症が肥満を引き起こし、肥満がさらなる炎症を引き起こすのである。この状況が悪化すると、インスリンが効かなくなる（インスリン抵抗性）などの代謝異常が起きて、さらに太りやすくなり、炎症も悪化する。

ボーンブロスに濃縮されている栄養素で炎症を抑えて、この悪循環を断ち切れば、体重は減り始める。「炎症を引き起こすものは体重を増やすが、炎症を抑えるものは体重を減らしてくれる」――このルールを覚えておいてほしい。また、体内に炎症があると肌がざらざらして乾燥し、にきびができるが、ボーンブロスはこうした症状も改善してくれるだろう。

私の患者が、断食にボーンブロスの脂肪燃焼効果をプラスしたプチ断食を週に2日実践すると、目を見張るほどの効果が表れる。彼らは大きな犠牲を払わずに済むことに驚く。さらには、かつてあれほど食べたかったジャンクフードに興味がなくなることや、体重がみるみる落ちることにも。

彼らがこのプログラムを気に入る理由は他にもある。週に5日はおいしい料理を食べているのに、体重が減ることだ。どうしてかって？　それは私の指導の下で、彼らは肥満と肌の老化を引き起こす食品を処分して、その代わりに体をスリムにし肌を若返らせてくれる食品を食べるからだ。

《脂肪を燃焼させる食品で、すっきり痩せる》

ボーンブロス・ダイエットでは、週に2日間だけプチ断食を行なう。残りの5日間は実にさまざまな料理を食べられる――フリッタータ（キッシュに似た卵料理）、シチュー、スープはもちろん、チリコンカン、ステーキに至るまで。患者はこんなに食べていいのかと最初はやや不安になるが、やがて体重計の数値がみるみる下がっていくのを目の当たりにする。

それというのもこのダイエットでは太りやすい食品を追い出して、その代わりに脂肪の燃焼を促す食品を取り入れるからだ。

体重を減らすには食生活を変えなければならない。その理由を理解してもらうために、まずは肥満を引き起こす原因を説明しよう。多くの医師は、肥満の原因は怠惰だからだ、やる気が足りないからだ、意志が弱いからだなどと主張するだろう。だが、どれも違う。実際には医師の指示に従ったために肥満になる人が大勢いる。

あなたも医師の指示通りに以下のようなことを実践していないだろうか。

■医師に言われた通りに、全粒粉のパン、砂糖入りの低脂肪ヨーグルト、シリアル、米、パスタなどの炭水化物の多い食品をたくさん食べている。で、それの何が問題なのかって？　これらを消化するために、体は大量のインスリンを分泌する。だが、やがて細胞はインスリンに反応しなくなる（これをインスリン抵抗性と呼ぶ。この現象については本書で繰り返し解説する）。この現象が起きると、脂肪を蓄えやすくなる。

■やはり医師の指示通りに、キャノーラ油やコーン油を使った料理を食べている。これらの油を摂取すると、抗炎症性のオメガ3脂肪酸ではなく、炎症を引き起こすオメガ6脂肪酸ばかりを体に取り込むことになる。その結果、細胞が弱って急速に体重が増える。

■さらに医師のアドバイスに従って、大豆をたくさん食べている。大豆は健康に良いと信じる人もいるだろう。だが実際には、大豆の成分イソフラボンには環境ホルモンと似た性質があり、大量に摂取すると、体のホルモンの「管理人」である甲状腺ホルモンの分泌を低下させてしまう可能性がある。こうして甲状腺機能低下症になると、体がだるくなって気分が落ち込み、おまけに太りやすくなる。大豆（特に大豆の加工食品）には他にも注意すべき作用があるが、それについては第4章で詳しく説明する。

■最後に、医師のアドバイスに従って卵黄と肉をできるだけ控え、健康的な脂質が含まれるココアやココナッツやアボカドも避けているのではないだろうか。その結果あなたは、卵に含まれるコリン、牛肉に含まれる共役《きょうやく》リノール酸、ココナッツに含まれるラウリン酸、アボカドに含まれる抗炎症作用のある植物ステロール、ココアに含まれる抗酸化作用のあるポリフェノールといった、抗炎症効果があり脂肪も燃焼させてくれる大事な栄養素を取り損なうことになる。

この話については後章で説明する。現段階で知っておいてもらいたいのは、体重が増えたのはあなたの責任ではないということだ。問題は、何十年も前に流行った不健康な食事療法をいまだに勧めている医師たちにある。ダイエットの約90％が失敗するのはこのためだ。

私にとってこれは驚くべき数字だし、受け入れられるものでもない。減量と変身の請負人である私には、１００％近い成功率が必要だからだ。さもないと失業してしまう。何よりこれでは、患者たちが肥満や病気やみじめな気持ちから抜け出せないではないか。

だから私はうまくいかない従来型のダイエット法はお勧めしない。その代わりに、週5日間の通常日に、脂肪燃焼効果の高い強力な自然食品を食べる食事療法を紹介する。ここで勧めるのは体に必要な自然食品ばかりだ。これらを食べると体重が落ちやすくなる。しかもそれだけではない。これらは天然のアンチエイジング食品でもあるのだ。

私が勧める食べ物には次のような効果がある。

◉**インスリンの分泌量が下がる**――インスリンは脂肪の蓄積を促す（このテーマについては後で詳しく説明する）。インスリンの分泌ができるだけ穏やかな食事をとると、脂肪が落ち始める。特に服のウエストからはみでた贅肉やビール腹など、おなかまわりの脂肪が消えるだろう。

◉**栄養を補給して、体を活性化させる**――これらの食品を食べると、細胞に栄養が行き渡り、肌がなめらかになり、体が活性化し、代謝もアップする。同時に、毒素排出を促す栄養素（グリシンなど。詳細は第3章を参照のこと）も摂取できるため、老化や肥満の原因となる有害な物質を体外に排出できる。

◉**抗炎症作用**――オメガ3脂肪酸、コリン、ビタミン、植物ステロールなどの抗炎症作用のある栄養素が豊富に含まれている。これらの栄養素には、炎症で弱った細胞を修復して、活性化させる働きがある。細胞が活性化すると脂肪を燃焼させやすくなる。また、体内の炎症は肌に表れやすいが、これらの食品を食べると肌が明るくなるだろう。

◉**脂溶性**――脂溶性の高い食べ物は、肝臓の脂肪を分解し、余分なカロリーを燃焼させて、贅肉が落ちやすくなる。

これらの食品を週5日間食べれば、たちまち体の脂肪燃焼スイッチが入る。スイッチが入れば、なかなか減らなかったしぶとい贅肉が落ち始める。

《読者へのお願い——3週間だけ試してほしい》

いろんなダイエットを試したがどれも成功しなかった人は、新しいダイエット法をうさんくさいと感じるかもしれない。その気持ちはわかるし、あなたがたどってきた道のりもわかっている（特に、ごく一般的な低カロリー&低脂肪ダイエットは太りこそすれ、痩せることはないからだ）。また新たにダイエットに取り組むことは、精神的にも身体的にもきつい。完全断食を試してみじめな思いをした人は、「プチ断食」という言葉を聞いただけでも、萎縮してしまうだろう。さらには、ボーンブロスを飲んだことがない人は、そんなものに効果があるのかと首をかしげるかもしれない。

しかしここで私は約束しよう、このプログラムは効果があると。そう断言できるのは、私がこのプログラムを患者に勧め、その効果を毎日目にしているからだ。おまけにこのダイエットはあなたをスリムにするだけではない。顔のしわも目立たなくしてくれるのだ。

だから3週間だけ試してほしい。

先ほどの体験談に登場したジェニーにも、私はそれだけをお願いした。あなたにもそれ以上のことは求めない。

ただし、あなたに決意してほしいことがある。贅肉を7キロ落としたい人であれ、90キロ落としたい人であれ、人生を取り戻すときが来たのだと決意を新たにしてほしい。もう一度、健康で若々しくてセクシーな感覚を取り戻すときが来たのだ。と同時に、どうせ太っているから、気力がないから、目立たないからとあきらめるのはやめようではないか。

そんな自分とはさよならしよう。あなたには私がついている。

「測定できるものは管理できる」という名言がある。この言葉にならって、ダイエットを始める前に、巻末付録（346ページ）の「身体測定メモ」に、体の測定記録をメモしておこう。

第2章
ボーンブロス・ダイエットとは？

本章ではボーンブロス・ダイエットの概要を簡単に説明する。が、ちょっと待ってほしい。このダイエット法を説明する前に、やってはいけないことを3つ挙げておきたい。というのも、あなたはこれまで何度もダイエットを試みて失敗したであろうから、そして、このダイエットは今までのものとは違うことを理解してほしいからだ。

チャーリーは、大学時代にサッカーをやっていた。その彼が私のところへ相談に来たのは、30歳にしてビール腹になりつつあったからだ。ダイエットに2度失敗した後、彼はこのままでも仕方がないとあきらめかけた。しかしテレビで私を見た妻から、この人に相談しなさいと説得されたのだった。

「で、何を計算すればいいですか？」彼は単刀直入に訊《き》いてきた。

「何のこと？」

チャーリーはため息をついた。「何を計算すればいいか教えてください。カロリーとか炭水化物量とか脂質量とかです。ちゃんとやりますから」

私は吹き出した。「何もないわ。何も計算する必要はないから。ただ食べるだけでいいのよ」

彼はあっけにとられた。

「まじめに訊いてるんですよ。ぼくは何を計算すればいいんですか？」


チャーリーと同じように、あなたもダイエットとはカロリーや脂質量や炭水化物量を計算したり、体重の微々たる変化を記録し続けたりすることだと思っているかもしれない（私の患者のなかには、前の医師からレストランに体重計を持ち込みなさいと指示された人もいる）。それに、ダイエットとは味気のないパサパサした料理を食べることだと思っているのでは？　あるいは、空腹でひもじい思いをしていても、食べられないことだと？　そんな人のために、私のダイエットが他のダイエットと違う点を挙げておこう。

■カロリーを計算しなくていい。
■脂質の含有量を計算しなくていい。
■炭水化物の含有量を計算しなくていい（炭水化物の摂取量は自然にコントロールできるようになるだろう）。
■何もつけないトースト、卵白のオムレツ、無脂肪ヨーグルトなど、まずくて味気ない「ダイエットメニュー」を無理して食べなくていい。その代わりに、ちゃんとした食事を食べてもらいたい。■「おなかがすいた。でもまだ食べられない」などとあなたが愚痴らずに済むよう工夫した。

おわかりいただけただろうか？　カロリー計算もまずいダイエット食もない。空腹ともさよならできる。低脂肪・低カロリーをはじめとする浅はかなダイエット法でやっかいなのは、人々をひどい空腹状態にさせることだ。そして空腹のせいで確実に失敗することになる。

ボーンブロス・ダイエットでは、プチ断食の日にボーンブロスを5、6杯飲む。断食しない通常日には、きちんとした食事を3回に、間食を2回とる。おまけに万が一お腹が空いたら、追加で食べられる食品もある。だから「おなかがすいたら食べよう」と今すぐ自分に誓ってほしい。

ところで、自分に言い聞かせてほしいことがもう一つある。「ダイエットで許可されていない食べ物につい手を出してしまっても、自分を嫌いになったり責めたりしない。淡々と人生を歩き続け、ダイエットを一からやり直そう」と。

なぜそんなことを強調したいのかって？　理由は二つある。

一つめは、悪いことは起きるものだからだ。それは私自身が経験から知っている。仮にあなたが綿密に3週間のダイエット計画を立てても、想定外のことは起きるものだ。たとえば車が使い物にならなくなったり、昇進を逃したり、恋人と別れたり――かくして慰めを求めて、ピザやアイスクリームの誘惑に負けてしまう。私も経験したことがあるから、その気持ちはよく理解できる。

誘惑に負けた後、自分を責めても何にもならない。あなたに知っておいてほしいことがある――ストレス・ホルモンは脂肪と糖でできている、ということだ。ストレスにさらされると、体は自然に糖と脂肪を欲するようになる。当然、体に悪いものを食べると、それがさらにストレスを引き起こす……そしてそのストレスのせいで、過食を繰り返してしまうのだ。

チョコレートバーを食べようとも、炭酸飲料を飲もうとも、自分を責めないでほしいと言うのには、もう一つ理由がある。ボーンブロス・ダイエットが成功しやすいのは、砂糖や糖質の多い炭水化物を断つからでもある。だが、そこには問題がある。甘いものが好きな人は、砂糖依存症の恐れがある。その場合は、砂糖を断てるようになるまでに、何度もつまずくだろう（このテーマについては第4章で詳しくお話しする）。

ちなみに私は、砂糖依存症などどうってことないと考えている。甘いものは、どうにも切れない腐れ縁の恋人だと思えばいい。いつかその縁が切れて、自由になれるはずだ。あなたならきっとできると私は確信している。

嫌なことがあったり〈シュガーデーモン〉に魂を乗っ取られたりして、ついダイエットルールを破ってしまった場合はこうしよう――自分は「美しくも不完全な」人間だ、しくじることもあると自覚するだけでいい。結局のところ、失敗をくよくよ引きずらなければまったく問題ないのだから。だから「さあ次だ！」と言って、人生を歩み続ければいい。そして3週間プログラムをまた一からやり直そう（「さあ次だ！」という言葉が持つ力については、第11章で詳しくお話しする）。

以上だ。計算しない、まずい偽食品を食べない、おなかをすかせない、しくじっても自分を責めない——これがあなたの基本ルールだ。

それではいよいよ本題に入ろう。

《ボーンブロス・ダイエットに向かない人》

ボーンブロス・ダイエットはきわめて安全で健康的なダイエットだ。事実、世界でもっとも健康に良いダイエットだと私は思っている。私の患者たちも、このダイエット法が腰のくびれ、肌のつや、心の平穏に効果があると絶賛してくれる。

だが、一つだけ例外がある。妊娠中の人にはこのダイエットはお勧めできない。宗教的に特別な日には何百万人もの妊婦が断食しているし、断食が体に悪いとの根拠はない。だが、絶対に安全だとの確証が得られるまでは、妊娠中の方には断食を控えていただきたい。

さらに、以下の状況が当てはまる人は、ダイエットを始める前にかかりつけの医師に相談してほしい。

糖尿病　ボーンブロス・ダイエットは、糖尿病患者にもこれ以上ないほどの選択肢だし、糖尿病やメタボリック症候群を改善するために、私は多くの患者にこのダイエットの異なるバージョンを試してもらっている。しかしこのダイエット法は血糖値を一気に下げるため、糖尿病患者の人は、低血糖に陥るリスクを避けるためにも、医師に体の状態をきちんとモニタリングしてもらう必要がある。かかかりつけの医師が賛成し、あなたの健康状態をきちんと管理してくれると了承してくれた場合にのみ、このダイエットを始めよう。

その他の慢性疾患　ボーンブロス・ダイエットによって、自己免疫疾患、消化器疾患、その他多くの症状が改善または治癒したケースは多々ある。だが、これらの慢性的な症状がある人は、確実に医師の同意を得てほしい。また、薬を服用している人は、プチ断食が投薬治療に影響しないか医師に確認しよう。

摂食障害　過食症、拒食症、オルトレキシア（健康に気を遣うあまり、不健康な食事が食べられなくなる症状）などの摂食障害になったことがある人は、このダイエットに限らず、減量してもいいかを必ず医師に相談すること。

急性疾患またはけが　断食の効果が高いのは、それだけの負担を体に強いるからでもある。だが、病気の感染やけがですでに体に負担がかかっている人は、これ以上ストレスをかけないほうがいいだろう。

そして最後に、このダイエット法は肥満の子どもにも効果があるが、18歳以下の場合は、必ず医師の許可をもらってからダイエットを始めよう。

≪ボーンブロス・ダイエットは何日やればいいか？≫

ボーンブロス・ダイエットは、基本的に3週間でかなりの体重減をはかるプログラムだ。そのため本書には、3週間分のレシピと献立が紹介されている。だが、このダイエットは好きなだけ続けても構わない。私の患者のなかには、このダイエットを何カ月も続けて45キロ以上体重を減らした人がいる。3週間以上続けたい人は、本書に掲載されたレシピと献立をまた最初からやり直してもいいし、自分なりにレシピを作って調理してもいい。3週間後には食べていい物と食べるべきでない物を区別できるようになるので、キッチンで新メニューにチャレンジしてもいいだろう。

まずは3週間ボーンブロス・ダイエットに集中してみてほしい。最初に体重と体のサイズを測っておこう(巻末付録に、使いやすい「身体測定メモ」があるので活用してほしい)。プログラムが終わったら、目標どおりに体重を落としてスリムになれたかどうかを確認しよう。

結果に満足しながらも、もっと贅肉を落としたい人は、プログラムをさらに続けよう。減量後の体重と若々しい肌を維持したい人のために、維持段階用のプログラムもある(このプログラムについては、本章の最後に詳しく紹介する)。

プログラムの実践中に、つい「美しくも不完全な」一面が出てルールに違反してしまったら、3週間プログラムを初めからやり直そう。これはとても簡単で結果を出しやすいダイエット法なので、期間が少々延びても苦にはならない。私も長くこのダイエットを実践しているが、不自由だと感じたことはない。

次に、最後の注意点を述べる。90%以上の人は、このダイエットを始めてすぐに体重が落ちる。だがたまに、効果が表れるまでに時間がかかる人がいる(理由はこの章の後半で説明する)。だから2週間経っても思ったほど体重が落ちなくても、あきらめずに続けてほしい。これから紹介する患者の体験談と同じように、我慢して良かったと思える瞬間が来るはずだ。

ある日、パムが病院の駐車場から泣きながら私に電話をかけてきた。医師から、夫のドルーが糖尿病だと告げられたという。ドルーの体重は約225キロ。血糖値も異常に高い（値は約350ミリグラム。正常値より3倍も高い）。看護師のパムには、夫が糖尿病の合併症を発症する可能性が高く、命の危険すらあることがわかっていた。

「助けてあげられるかも」と私は答えた。そしてすぐにドルーにボーンブロス・ダイエットの旧バージョンをやってもらった。ドルーはかなりの肥満体型だったため、びっくりするほど体重が落ちるだろうと私は期待した。ところが驚いたことに、3週目に突入しても大きな変化は起きなかった。体重計に変化はなかった。初めての症例だ。

死ぬかもしれないと自覚していたおかげで、ドルーの決意は固かった。辛抱強くダイエットを続け、3週目が終わる頃にようやく魔法がかかった。それまでの3週間は何だったのかはわからないが、突然体重が落ち始めたのだ。おまけに石が坂道を転がるみたいに、血糖値とコレステロール値も急降下した。その状況は何週間も続いた。

最終的にドルーは、1年ちょっとで体重を96キロ落とした。糖尿病も改善し、59歳にして彼は「29歳の頃に戻ったみたいだ」と胸を張る。

さらに、ドルーの体重を心配していたパムにもびっくりすることが二つ起きた。ドルーを励ますためにパムも一緒にダイエットをやったところ、体重が18キロ減って、服のサイズもMからXSにダウンしたのだ。さらに、肌が透き通るようにきれいになり、まわりから整形手術をしたのかと訊ねられるそうだ。

このエピソードから何がわかるだろうか？　仮にあなたがドルーと同じように3週目に突入しても体重がまったく落ちなくても、あきらめずに続けると約束してほしい。一度変化が起きれば、その勢いは止まらないはずだ。

《何キロぐらい痩せられるか？》

私の患者は、3週間のダイエットで4～7キロ程度痩せる。この結果は何百人もの患者から得られたものではあるが、事例証拠でしかない。そこでこの所見を裏づけるために、デトロイトとロサンゼルスとニューヨークの3都市で臨床医に協力してもらって独自に実験を行なった。被験者が21日間ダイエットを続けたところ、以下の結果が出た。

■体重は最高で7キロ弱減、ウエストは最高で10センチ減。

■しわと二重あごが改善し、肌が滑らかになり、にきびも治った。
■前よりも健康だと感じられるようになった。ダイエット終了後、インスリン療法から解放された人が二人、インスリン製剤の投与量が大幅に減った人が一人、帯状疱疹が治った人が一人いた。
■前よりもよく眠れるようになった。
■前よりも気分が明るくなった。「久しぶりに幸せな気分になりました」と言ってくれた被験者もいる。

《なぜしわが目立たなくなるのか?》

大抵の場合、ダイエットをすると肌が荒れる。ダイエットのせいで肌細胞から水分と健康的な脂肪と栄養が失われ、細胞が弱々しくなって老化するからだ。しかしこのダイエットでは、余分な脂肪を減らすと同時にしわも減らし、肌の輝きを取り戻すことができる。

そんなうまい話は信じられないって? それはあなたが、しわを消すには注射やクリームや手術などで外側から働きかけるしかないと思い込んでいるからでは? だがそれは違う。実際は、しわを改善する最善の方法は内側から働きかけることなのだ。

健全で弾力性のあるボールが並んだ状態を肌細胞だとイメージしてほしい。年齢を重ねるうちに肌細胞は弾力を失い、くたびれてたるんでくる(何列にも並んだボールがゆっくりとしぼんでいく様子をイメージしよう)。その結果、肌の基質が衰えてしわができやすくなるのだ。その間あなたが、炎症を引き起こす穀類や糖質ばかりで、健康的な脂質や重要な栄養素が足りない食事をとっていると、肌が荒れてかさかさになり、弱ってくる――そして荒れて弱った肌には、すぐに深いしわが刻まれるようになる。

ボーンブロスを飲むと、コラーゲンの構成要素が直接細胞に供給され、細胞は再びふっくらする。ボーンブロスの方が効果が長続きするため、ボトックス注射よりもお勧めだ。ボトックス注射は、筋肉の動きを不活発にすることでしわを防ぐ。コラーゲンを形成するわけでも、増やすわけでもない。

ボーンブロス・ダイエットでは、健康的な脂質で弾力のある強い肌を手に入れ、抗炎症作用のある食べ物で炎症を抑える。さらに、紫外線による光老化を予防する栄養素も体内に取り込むことができる（たとえばベリー類には抗酸化効果の高いアントシアニンが含まれている）。

食べ物にどれだけしわを減らす効果があるのか証拠がほしい人は、私を参考にしてほしい。私は50歳で、整形手術もボトックス注射も高価なクリームも経験したことはないが、いつも肌がきれいだとほめられる。私の話を持ち出したのは自慢したいからではなく、この年齢でも美しい肌を手に入れられると知ってほしいからだ。食べ物にはそれだけの力があるのだ。

《ボーンブロス・ダイエットの仕組み》

さて、脂肪を落として、健康的でみずみずしい肌を取り戻す心の準備はできただろうか？　では、まずこのダイエットの基本を説明しよう。

ボーンブロス・ダイエットでは、週2日はボーンブロスだけを飲む（「プチ断食日」）。残りの5日間は3食しっかり食べて、さらに間食としてボーンブロスを2杯飲める。以下に例を挙げる。

【ベッキーの場合】

日曜日	プチ断食日	ボーンブロス6杯（または5杯＋夜7時の間食）
月曜日	通常日	〈OK食品〉を使った食事を3食＋間食（ボーンブロス2杯）
火曜日	通常日	〈OK食品〉を使った食事を3食＋間食（ボーンブロス2杯）
水曜日	プチ断食日	ボーンブロス6杯（または5杯＋夜7時の間食）
木曜日	通常日	〈OK食品〉を使った食事を3食＋間食（ボーンブロス2杯）
金曜日	通常日	〈OK食品〉を使った食事を3食＋間食（ボーンブロス2杯）
土曜日	通常日	〈OK食品〉を使った食事を3食＋間食（ボーンブロス2杯）

注・プチ断食日は好きな曜日を選べるが、2日連続で行なわないこと。食べて良い〈OK食品〉は123ページを参照。

≪プチ断食の効果とは？≫

プチ断食日は好きな日を選んで構わないし、毎週同じ曜日に行なう必要もない。ただし、プチ断食を2日連続で行なわないようにし、最低でも1～2日は間を空けること。たとえばプチ断食を日曜日と木曜日に行なうなど。

プチ断食日の過ごし方は、二つのプランから選択できる。

第1プラン――ボーンブロスだけで1日を過ごす。ボーンブロスを1日に6杯まで飲める。カロリーに換算すると、1日300～500キロカロリー程度だ（ボーンブロスのレシピは第5章で紹介する）。

第2プラン――夜7時まではボーンブロスのみを口にし、その後は間食を取るか、本書で紹介しているシェイク（271～272ページ）を飲む。間食には、食べごたえがありながらも脂肪が燃えやすい体を作るという目標に沿った料理を考案した（第5章のリストを参照のこと）。

プチ断食日を含む3週間の献立プランを277～279ページに掲載しているので、これをコピーして活用しよう。

《自分にはどちらのプランが合うか？》

私とあなたは違う人間だし、私に効果があるからといって、あなたにも効くとは限らない。だから私はあなたのためにできるだけ幅広い選択肢を提供したい。このダイエットはあくまでも「個人プレー」なのだ。

さて私はというと、プチ断食日には固形の食事をとらないようにしている。というのも、固形のものを噛むと、脳は反射的にきちんとした食事ができると期待するからだ。だから私はいつも第1プランを選ぶ。しかし、寝る前にわずかでも固形のものを食べないと眠れないという人もいる。そんな人は第2プランを試そう（気が変わったら、次のプチ断食日にプランを切り替えればいい）。

プチ断食日は、起きた瞬間から断食が始まり、24時間後に終わる。基本的に朝食も昼食も夕食も省き、代わりにボーンブロスを飲む（第2プランの人は夜7時に間食を食べる）。

《体重は毎日量った方がいいの？》

いいえ。むしろこの21日間は決して体重計に触らないと決心してもらいたい。体重測定は、ダイエットの始めと終わりだけにするのが理想的だ（そんなに待てないという人は、毎週末に測定してはどうだろうか。私の臨床経験から言えば、体重を量らない人の方が体重の減少幅が大きいようだ）。

体重を気にしないでほしい理由は二つある。一つは、便秘やホルモン・バランスの変化など（特に女性）、さまざまな出来事によって体重は多少増えがちだからだ。体重のささいな変化を気にしていてはストレスがたまってしまう。

二つめの理由は、真の目標、つまり細胞の修復に集中してほしいからだ。細胞が健康になれば、その他のことも改善してくるだろう――つまり体重は減り、肌はつやつやになり、瞳は輝き、しわも減ってくる。

だから患者には「体重を量るのではなく、週末ごとに服のフィット感を確認しよう」と勧めている。服を着たときの感触から、何キロぐらい体重が減っているかを推測できる。

《通常日はどうすればいいの？》

前述したように、通常日にはしっかりした食事を3食と間食を2回取る。ダイエットを成功させるのに重要なのは、以下の二つだけだ。

■一つめ。第4章で紹介する〈OK食品〉リストにある食べ物なら、どれでも好きなものを食べられる。体に良い食べ物ばかりなので心配はいらない。何も塗らないトーストだの、卵白のオムレツだの、怪しげな料理だのは一つもない。さらに、間食としてボーンブロスを1日2杯飲める。

■二つめ。体が何を求めているかを、徐々に意識できるようになる。だから体重測定やカロリー計算はやめて、一口一口を意識しながら食事すること。漫然と食べるのはやめよう。今、あなたと食べ物との関係は変わろうとしている。食べ物をコントロールできるようになれば、解放感を味わえるようになる。それを実現するための指針は第4章で説明する。

長年の臨床経験から、料理好きな患者もいれば、そうでない患者、さらには料理などやりたくない患者もいることがわかった。だから第2部では、凝った料理から、30分程度で簡単にできる料理、シンプルなスープから調理不要のメニューまで、さまざまなレシピをそろえた。あなたとあなたのライフスタイルに合ったレシピを選んでほしい。

《〈糖質ロス〉に備えよう！》

ボーンブロス・ダイエットで細胞が活性化するにつれて、活力が戻ってくるのを感じられるだろう。私の予測では、ダイエットを始めて2週間もする頃には、外見も気持ちも若返る。だが、それまでに一時的な障害にぶち当たることがある。私はその障害を〈糖質ロス〉《カーボ・フルー》と呼んでいる。

現在、糖質まみれの食生活をおくっている人が自然食品中心の食生活に切り替えると、細胞がショックを受けることがある。そのような人の細胞は、ソファに寝そべってジャンクフードを食べながら、テレビゲームに興じる怠惰な少年のようなもの。あなたが「ソファからどきなさい」と言おうものなら、子どもたちは黙ってはいない。

同様に、あなたが炭水化物の摂取量を減らすと、細胞は小言を言ってくるだろう。それまでは簡単に血中から糖が手に入ったのに、今は糖を手に入れるために働かなければならないからだ。

では、この段階で何が起きているのか。炭水化物が多めの食事を取っている人は、食事から摂取したブドウ糖を燃やしてエネルギーに変えている。ところが、炭水化物少なめの食事に切り替えると、体はエネルギーを得るために脂肪を燃焼させなければならない。脂肪からエネルギーを作り出す方が面倒なため、最初はものぐさな細胞たちが文句を言うだろう。そのため、3～7日間ぐらいインフルエンザに罹ったような感じがすることがある。「体がだるくてふらふらし、神経が高ぶって、気持ちがしっくりしない状態」とでも表現しようか。イライラして、身近なものに当たりたくなるかもしれない。

この段階は心地良いものではないが、悪い話ばかりではない。〈糖質ロス〉段階を終えると、「こんなに気持ちがいいのは何年ぶりだろうか」と思える日が来るのだ。実際、ほぼ誰もがこの日を経験するので、どんな経過をたどるか、本章内で詳しく説明しておく。何が起きるか予測しておけば、このつかの間の症状でつまずかずに済むからだ。

〈糖質ロス〉対策には知識を持つことが重要になるが、それを裏付ける話を紹介しよう。ある日、ジョアンという48歳の女性が私を訪ねて来た。体重を23キロほど落とさなければならないのだという。ところが私がボーンブロス・ダイエットの話をすると、ジョアンはこう言った。「無理だわ、ケリアン先生。糖質制限《ローカーボ》ダイエットは前に試したんですが、1週間が限界でした。関節は痛くなるし、気分も落ち込んでしまって。だからその種のダイエットは私には向かないんです」

ところがさらに話を聞いてみると、前の担当医はダイエットの方向性は正しかったものの、〈糖質ロス〉のことをジョアンに話さなかったことがわかった。そこで私は、そのような症状は誰にでも起きるし、ほんの一時的なものだと安心させた。さらに、通常日に脂質の摂取量を少し増やせば症状を軽減できると説明したうえで、数日間だけ我慢できないかと訊ねた。

その事実を知るとすぐに、ジョアンは承諾してくれた。確かに〈糖質ロス〉の軽い症状を耐える必要はあったものの、アボカドを半分かココナッツチップスを少量食べると、気持ちが明るくなったという。症状は4日で治まり、その後はボーンブロス・ダイエットが苦ではなくなり、余計な脂肪がすっかりなくなって顔も10歳ほど若返った。

体が怠惰な状態から脂肪燃焼態勢へと切り替わる時には〈糖質ロス〉が起きるものだと認識しておけば、あなたも乗り越えられるだろう、ジョアンと同じように。少々やっかいな過渡期ではあるが、代謝を「ナマケモノモード」から「チーターモード」に切り替えるために必要な中間地点だと考えよう。

〈糖質ロス〉とダイエットの初期段階で起きがちな問題について、以下に詳しくまとめた。ただし、こうした症状はすぐに終わることを覚えておいてほしい。ここが成功と失敗の分かれ道なので、耐え抜いてほしい。人生改革の案内人として、私はここで弱気になるなと患者にアドバイスしている。約束しよう、この段階さえ乗り切れば、あとは楽になる。プログラムを続ければ、後で自分に感謝したくなるときが来る。だからごほうび――スリムで若々しくて健康でエネルギッシュな体――だけに目を向けよう。必要な場合に備えて、〈糖質ロス〉から立ち直るためのアドバイスを手元に置いておいてほしい。

〈糖質ロス〉を乗り切るための対策として、ダイエット中に日記をつけて、その日の体調、精神状態、感情の起伏を記録するとよいだろう。日記をつけると〈糖質ロス〉の症状を意識できるし、症状が治まったときや体が元気と活力を取り戻し始めたときにも、察知できるようになる。〈NG食品〉が食べたくて仕方がなくなったら、その思いを日記に書きつけよう（その欲求を我慢できたら、自分をほめてあげよう）。

また、気持ちがぐらつき始めたときに、ダイエットを続けようと励まし合える仲間を募ってはどう

【ボーンブロス・ダイエットの初期段階で起きること】

体が重い

エネルギー不足を感じても、心配はいらない。この間は自分にやさしくして、できるだけ軽いスケジュールを組もう。必要なら、エクササイズの強度も下げること。体を休ませて、新しい食生活に慣らすために、可能であれば昼寝をし、いつもより1時間早く就寝しよう。午後に仕事の効率が下がっても、それを乗り切ろうとカフェインを飲みすぎないこと。

現在、体は燃料の供給先を糖から脂質へ転換し始めている。ここを乗り切れば、あなたの体は見事な脂肪燃焼マシンへと変わる。

〈糖質ロス〉発症中

炭水化物を多く含む加工食品やファストフードをよく食べる人は、この時期に風邪のような症状が表れやすい。これは、あなたの体が、糖から脂質へと燃料を切り替えている証拠でもある。

だから体の疲れが取れない、頭がぼんやりする、鼻がつまるなどの症状が表れても、心配する必要はない。それはダイエットが効いている兆候だ（ほんの一時的なものである）。

気分が落ち込む

理由もなく腹が立ったり、憂うつになったりする？ 実はそれには理由がある。脳が砂糖やパンなど今あなたが禁止している食べ物を求めて、かんしゃくを起こしているのだ。

ここは踏ん張りどころだ。数日もすれば治まるので、食欲にも憂うつな気分にも屈しないこと。

ちなみに、気分の落ち込みは血糖値の変化によるものだ。自然食品を食べるうちに血糖値が安定して、再び気分も明るくなるだろう。

その他の症状

体がスーパー脂肪燃焼モードに切り替わる際には、他の症状が表れることがある。たとえば消化不良、アレルギー、にきびなど。

これらの症状は一時的に悪化することもあるが、ごく短期間で治るはず。これは体が毒素を排出して、回復しようとしているのだ。転換期にちょっとかんしゃくを起こしているだけだ。症状が治まるころには、ほっそりしたウエスト、透明感のある肌、しわの少ない顔、つややかな髪、健康的な体を手に入れられるだろう。

だろうか。一緒にダイエットをやってくれそうな人を探してもいい。仲間がいれば、〈糖質ロス〉の発症中に励まし合えるし、症状が治まった後も一緒にお祝いできる。

《心の準備をしよう。この3週間で何が起きるか》

このダイエットは目標達成に向けた一連のプロセスである。私もこのプロセスを体験したし、大勢の人々を導いた経験もある。長年の経験から、私は人々がいつどんな経験をするか、かなり正確に推測することができる。

もっとも、聖書に手を置いて絶対だと誓うことはできない。しかし、このダイエットの実践者のほとんどが、21日間で次のような体験をする。プログラムを忠実にこなしているのに、この推測どおりにいかなくても、それはあなたのやり方が間違っているからではない。あなたの体が、平均的な人とは違う方法で適応しているにすぎない。病気またはけががある人や、何年もジャンクフードを食べ続けてきた人は、もっとつらい思いをすることもあれば、脂肪燃焼モードになるまでに時間がかかることもある。この言葉を信じて、体が順応するのを見守ってほしい。

多少の日数の差はあれ、大抵の人は次のような経験をするだろう。

【1日目】

〝うーん。これって結構大変かも〟

鍋でボーンブロスを煮込みながら、クッキーに目もくれずに仕事をし、コーヒーに牛乳の代わりにココナッツミルクを入れようと思いつく。そして「な~んだ、楽勝じゃないの」などと考える。1時間後には不安になる。次に気分が高揚する。その次には、もうだめだと思う。

医師からひとこと:今日は腰を据えて取り組むこと。協力的な人に、自分の気持ちを打ち明けてみよう。だが、楽勝だと思い込むのはまだ早い。これはあなたを守るための忠告だ。何といっても、あなたはまだ〈シュガーデーモン〉にお目にかかっていないのだから。

【2~7日目】

〝なんでこんなこと始めちゃったんだろう?〟

「疲れてるし、イライラするし、私のことはほうっておいて」とやつあたりしたくなる段階——これが〈糖質ロス〉だ。昼寝したくなる。何でもいいから食べたくなり、何にでも八つ当たりしたくなる。どうしてこんなみじめな気分なのだろう? 風邪かなと思う人もいるだろう。おまけに関節は痛むし、頭は痛いし、めまいもする。

医師からひとこと:「私には合わないわ」と脱出ボタンを押したくなっても、ここはぐっと我慢だ。何が起きているのかをはっきり認識しよう。たとえ自覚がなくとも、あなたは壮大な闘いに挑んでいる。砂糖と食塩と油まみれのジャンクフードを取り上げられたせいで、脳が怒って不満を訴えているのだ。〈シュガーデーモン〉があなたに償わせようとしているのだ。

この期間はとにかく意識すること。何が起きているのかを理解できれば、この段階を受け入れ、体が新しい食習慣に慣れるまで待てるようになる。目を閉じて（これは是非やってほしい）、体がせっせと血糖値をコントロールし、ホルモンの分泌量を調整し、炎症を和《やわ》らげ、腸を修復し、体に蓄えられた脂肪を燃焼して徐々に天然の脂肪燃焼マシンに変容していく様子を感じ取ってほしい。

これがあなたの体内で起きていることだ。それを尊重しよう。ここで炭酸飲料の缶を開けてしまっては、体の努力を踏みにじることになるし、何の解決にもならない。〈シュガーデーモン〉を正面から見据え、こいつに打ち勝つぞと決意しよう。

医師からひとこと：ここで役立ちそうなアドバイスを。甘いものなどが無性に食べたくなる衝動は、平均してわずか3分程度で収まる。気を紛らわせるのが一番の解決策だ。好きなことを3分間やろう。それからココナッツチップスを少量か、オリーブを数個、あるいはアボカドを少し食べると、〈糖質ロス〉が楽になる。覚えておこう。

【8日目】

〝体の調子は良くなったけど…。あれ？　なんだか服がきつい。どういうこと⁉〟

頭はすっきりして、活力が満ちてきて、よし頑張ろうと思っている。お祝いしようと早速お気に入りの服に袖を通すが……。あれれ。ダイエットを始めた頃よりもパンツがきつい。すっかりやる気を失ってしまった。

医師からひとこと：まず、21日間のダイエットのなかで、これはほんのつかの間の出来事だ。気づかない人もいる。たとえ服がきつくなったとしても、問題があるわけではないと理解してほしい。むしろその逆だ。体が適応しようとしている、それだけだ。

体は他の生態系《エコシステム》と変わらない。あなたは今、そのエコシステムを改善しようとしている。消化酵素と腸に生息するバクテリアは、以前はあなたが食べる砂糖たっぷりの食事を消化してきた。ところがあなたが砂糖を取らなくなって、野菜と肉をたくさん食べ始めたため、新しい食事に適応しようとしているのだ。この調整のために、一時的に腹部膨満感か下痢か便秘、あるいはこれらすべてが起きることがある。その場合は、この症状はすぐに治まることを思い出してほしい。

【9〜11日目】

〝疲れた。ダイエットのことを同僚に言わなきゃ良かった。もう止めたい〟

この頃には高揚感も収まりつつある。卵だのボーンブロスだのにもうんざりしている。世界中が、あなたにグリルドチーズサンドや山盛りの特別料理を見せびらかして笑っているように思えてくる。ダイエットの成果を疑い始める。

医師からひとこと：ここで投げ出してはいけない。踏ん張りどころだ。ダイエットをあきらめる人は、この段階で止める人が多い。

自分に問いかけてほしい——そもそもあなたがこのプログラムを始めたのは、何のためだったのかと。ここは精神力で乗り切るしかない。食べ物は、あなたが求めているような心の支えにはならないし、心の空洞を埋めてもくれない。ストレスを軽くすることもないし、勇気づけてもくれない。新たな発想やひらめきを手にしよう。自分のためにならない考えに耳を傾けてはいけない。「3番のメニューを特大サイズで」とあなたが口走る前に、この段階は終わる。あと少しの辛抱だ。

【12〜15日目】

〝もうへとへと。でも、こういうことだったのね。だけどこの不思議な夢は何？〟

気分の浮き沈みを乗り越え、中間目標を次々と達成し、精神的に強くなり、身体的にもスリムで健康になったと感じられるようになった。だが、奇妙な夢を見るようになった。食べ物の夢かな？　まさか？

医師からひとこと：よく見られる症状なので心配はいらない。患者と私はこうした夢を「無害な甘い夢《ドーナツ・ドリーム》」と呼んでいる。もっと自由な発想で考えて、その夢を脳が放送するフードコメディ番組だと思おう。かつてあなたがドーナツや炭酸飲料を消費していた頃の懐かしい思い出をよみがえらせようと、脳が悪あがきをしているのだ。それ以上の意味はない。

私たちは食べ物と密接に関わっており、食にまつわる記憶は心に深く根づく。これは冗談ではない。脳には強力な力があり、あなたを騙《だま》そうとする。だが、騙されてはいけない。頭ではなく、心に従おう。これまでに達成してきた中間目標をすべて思い出そう。目を覚まして、声を出して笑おう。

【16～18日目】

〝なんだかとても活動的になって、何度も鏡を見てしまう〟

ようやくこのプログラムの真価に気づき始めたところだ。それまでよりもずっとエネルギッシュで、よく眠れるし、肌の調子もいいし、服にもゆとりができてきた。あなたもようやく「ヒット」し始めたのだ（これは私と患者との間のお決まりの表現だ）。おまけに他のみんなもあなたの変化に気づき始めている。ヤッタネ！

医師からひとこと：あなたの燃焼スイッチは、ほぼ確実に切り替わっている。今のあなたは体の脂肪を燃焼させ、体内の炎症は緩和していて、精神状態も良い。エネルギーがあり余っているし、ジャンクフードがあまり食べたくなくなるか、すでに興味を失っているだろう。

たとえまだ「ヒット」が出ず、奇跡が起きていなくても大丈夫だ。あなたのやり方が間違っているわけではない。ここでは多くの要素が関わっている。病気などの問題がある人、大きなストレスを抱えている人、長年悪い生活習慣を続けてきた人は、効果が出るまでに時間がかかることがある。

それでも問題はない。本章の前半で、18日目にしてようやく体重が落ち始めたドルーという男性の話をした。彼の体重はその後みるみる減って、最終的に90キロ以上も減量した。思うように体重が減らないときは、ドルーを見習おう――つまり、自分は体のために正しいことをしていると信じてやり続けることだ。

【19〜20日目】

〝すごい！　何が起きている？〟

心も体も見違えるようになった。心はわくわくするし、鏡で自分を確認せずにはいられない。とはいえ、プログラムが終わる21日目以降のことが心配になってきたかもしれない。

医師からひとこと：プログラム後のことが心配になるのはごく自然なこと。人間の思考回路はそのようにできているからだ。

次のことを知っておいてほしい——あなたと食べ物との関係は変わった。その変化のなかで特に重要なのは、何を食べるとどんな気持ちがするかわかるようになったことだ。21日目が終了したら、食卓から除外していたものを食べて、どう感じるかみてみよう。ボーンブロス・ダイエットのどのルールから外れると、どんな問題が生じるかわかるようになる。ルールから外れすぎてさまざまな問題が生じたら、やることは一つ。体に合った食生活に戻ればいい。今のあなたは自分をコントロールできる。悪くない気分では？　21日目以降については、このあと説明する。

【21日目】

〝今日は骨の髄まですがすがしい気分〟

それは当然のこと。今日はあなたにとって最高の日だ。私もあなたを誇りに思う。あなたはもう悲しくないし、疲労感もない。老けてもいないし、目立たない存在でもない。今のあなたは強くて、きらきら輝いて、美しく、そしてエネルギッシュだ。

医師からひとこと：ワインを一杯飲みたいって？　もちろんＯＫ。

《〝8割プラン〟で体重を維持する（別名「ボーンブロス・ダイエットの追加プラン」）》

21日目が終わった。おめでとう！　あなたはやり遂げたのだ。今頃は4〜7キロぐらいは体重が減っていると思う。なかには9キロ減の人もいるだろう。あのセクシーなドレスや、きつくてはけなかった高価なパンツも、バターを塗ったみたいにすっと着られるようになっているだろう。肌は目が覚めるほど美しく、友人から整形したのかと訊かれるかもしれない。

さて……これからどうしようか？

先に述べたとおり、ボーンブロス・ダイエットは健康に良く、長期間続けられる。もっと体重を減らしたい人は好きなだけ続けて構わない。

仮にあなたが減量目標を達成したとしよう。その場合は、考えてほしいことがある。再び砂糖と炭水化物を多く含む食事をとると、まず体重としわが増える――しかしそれはあなたの望むところではないはず。

ダイエットの成果を維持したい人のために、簡単な方法がある。〝8割プラン〟（名づけて「ボーンブロス・ダイエットの追加プラン」）だ。この方法は実に簡単だし、ルールを破っても、体重としわが元に戻らないよう予防できる。やり方はこうだ——食事の8割は、通常日の食卓に上っていた〈OK食品〉を食べる。乳製品や豆類を食べても大丈夫な人は、これらを食生活に取り入れて構わない。ただし乳製品は脂肪分を取り除いていない無調整のものにすること。お酒もOK（詳細は第4章を参照のこと）。オートミールも少量であれば可。じゃがいもOKだが注意点がある。じゃがいもの皮は体に良いとされるが、実際には抗栄養素《アンチニュートリエント》（他の栄養素の消化や吸収を阻害する好ましくない栄養素）が多く含まれる。なので皮はむいて捨てるか、バターをたくさん使って消化しやすくすること。

維持段階では、米も限度内の量であればOK。そう言うと驚く人が多いが、バスマティ米（インド・パキスタンで作られてきた長粒米）は他の米よりも血糖値の上昇がゆるやかなので、私も気に入っている。他にも以下の〝古代穀物〟も食べられる。

■アマランサス　■カムート小麦　■テフ
■大麦　■キビ、アワ　■ライ小麦
■ヒトツブ小麦　■キヌア
■エンマー小麦　■スペルト小麦

古代穀物を始めとした穀物全般についてひとこと。私の場合、米以外の穀物と相性が悪い。寿司は食べられるが（旅先での強い味方だ）、米以外の穀物を食べると体に倦怠感を覚える。古代穀物やグルテンフリー（小麦やライ麦などに含まれるたんぱく質の一種グルテンを含まない食品）の穀物ですら、ボウリングのボールを飲み込んだみたいな気分になる。私の場合、穀物を食べるとてきめんに体重が増えてしまうのだ。

無調整の乳製品に関しては、私はよくグラスフェッドバター（穀物でなく牧草のみで飼育された牛の乳から作ったバター）を食べるが、体重が増えることはない。それから、たまに質の良い無調整チーズを食べる。

トレーニングの後に体力を取り戻したいときや、すばやくエネルギーを補給したいとき、私はじゃがいもを食べる。玄米パスタを食べることもある。というのも、私からパスタを取り上げることは、10代の子どもに携帯メールを打つなと言うに等しいからだ。だから時々、質の良い米粉パスタにミートソースをかけて食べる。

私は、米、じゃがいも、玄米パスタ、良質な無調整の乳製品がなくても大丈夫だし、グルテンフリーのデザートもいらない。このダイエットをやって鍛えられたからだ。おかげで血糖値は安定し、腸は強くて健康になり、体内の炎症も消えてなくなった。あなたもこのプログラムを終えたら、リバウンドを気にせずに、少々自堕落なライフスタイルを送れるだろう。つまり健康的な食事をとって若々しさを保ちながら、生活の質《クオリティ・オブ・ライフ》を維持できるということだ。それが可能だと言えるのは、私自身が実践しているからだ（あなたと同様、私も慌ただしい毎日だが何とかこなしている）。だから私はあなたもできると確信している。

重要なのは、食事の8割は第4章の〈OK食品〉を維持することだ。残りの2割については、第4章の枠組みからどこまで外れるか、自分で決めてほしい。先にこれは「個人プレー」だと言ったのはそのためだ。重要なのは、リバウンドを繰り返すダイエット法には近づかないこと、そしてあなたにとって快適なダイエット法で目標体重まで減らし、その体重を維持することだ。ファッション誌やマスメディアの言いなりになるのではなく、あなたが自分らしい生き方をするために必要な分だけ体重を減らそう。

維持したい体重目標を設定するときは、以下の問いの答えを考慮して決めよう。

■もっと体重を減らしたい人は、あと何キロ減らしたいか？
■運動量は多いか、少ないか？
■あなたが求める基準は？　たとえば、パーフェクトボディがほしいのか、それとも多少ぽっちゃりしていても構わないのか？
■あなたが健康になるために必要なのは、「微調整」か、それとも抜本的な改革か？
■何歳ぐらい若く見られたいか？
■このダイエットで炭水化物、乳製品、穀物、豆類を食べなくなったら、前よりも体調が良いと感じたか？　今、これらの食品を食べると、腹部膨満感、下痢、便秘、ガス、乾癬《かんせん》、にきびなどの問題が再発するか？
■メタボリック症候群、糖尿病、その他の改善したい症状があるか？

これらの問いに対する答えを参考に、あなたの基本的な食事にどこまで「遊び」を加えるかを検討しよう。さらに、あなたが選んだ食品が体に与える影響を評価しよう。体重が2〜3キロ増えたり、消化器管に違和感を覚えたり、しわが増えたり、症状が戻ったりした場合は、ボーンブロス・ダイエットに戻ろう。そして体重がまた減るか、症状が治まるなどしたら、「個人プレー」オプションを調整することを検討しよう。

維持段階に入った後も、減量とアンチエイジング効果のある食生活を楽しむために、以下の二つのアドバイスを参考にしてほしい。

【1】目標体重に達した後で乳製品や穀物を再び食べ始める際には、これらを食べたときの心や体の反応をよく観察すること。おなかに膨満感を覚える、イライラする、免疫系の症状が悪化する、急激に体重が増える、肌が荒れ始めるなどの症状が表れたら、その食品を永久追放することを検討した方がいいだろう。

私の患者の約80％は、乳製品を食べると何らかの問題が生じると言い、ほとんどの患者は、穀物（特にグルテン）を食べない方が体調が良いと言う。といっても個人差があるので、あなたの体調に合う物を自分で見つけてほしい。ただし吹き出もの、にきび、アレルギー、鼻づまり、倦怠感などの症状がある人は、その症状が乳製品や穀物と関係がないかしっかり観察して見極めよう。

【2】これを機に「デザート」という概念を考え直そう。原始時代には甘いものがなかなか手に入ら

なかったため、人間は遺伝子的に甘いものをほしがる。だが今や甘いものなどどこにでもある時代だ。そのため、ベリー類やナッツ類などの自然食品の甘さを敏感に感じ取れるよう、味覚を鍛える必要がある。時間はかかるが、〈シュガーデーモン〉の誘惑に負けなくなるだろう。

そして何よりも、8割対2割という魔法の公式を覚えておいてほしい。たとえば日曜の朝食から金曜のランチまでダイエットプランを実行すれば、金曜の夜と土曜1日は存分に楽しめる（といっても合理的な範囲内で）。この方法なら、80％の努力で、減量後の体重を100％維持できる。悪くないアイデアじゃない？

維持段階でグルテンフリーを続けるには

ジェニファー・ヒューゴ。グルテンフリーの専門家、グルテン・フリー・スクール創始者。ウェブサイトは〈glutenfreeschool.com〉

グルテンフリーと聞いた瞬間に、無理だと思う人もいるだろう。そこで、私の友人ジェニファーの基本的な解説を紹介する。思ったほど難しいことではないとわかるだろう。

「多くの人が、ダイエット後の維持段階でグルテンが体質に合わないことに気づいて、二度とグルテンを口にすまいと決意します。あなたも同じことになるかもしれません。グルテンフリー生活と聞いて気が滅入るかもしれませんが、何から始めるか、そして初期段階のポイントは何かを把握しておけば、その戸惑いは自信に変わるでしょう。

まず、グルテンが何に紛れているかを正確に知る必要があります。多孔性のたんぱく質であるグルテンは、小麦粉などの一部の穀物に含まれます。グルテンを含む穀物を手っ取り早く思い出すには、『大小ラオス』と覚えておきましょう――すなわち、大麦、小麦、ライ麦、オーツ麦(他の穀物の花粉を受粉したオーツ麦には、グルテンに似たたんぱく質が含まれることがあります。『グルテンフリー』と明記されているものを買いましょう)、スペルト小麦です。ファッロ小麦やヒトツブ小麦にもグルテンが含まれますが、アメリカの食卓でお目にかかることはまれです。

おいしくて栄養豊富な食べ物には、グルテンはめったに含まれていません。たとえば新鮮な野菜やくだもの、ナッツ・シード類、肉、シーフード、魚、鶏肉、乳製品など(本書の乳製品に関する注意事項を参照のこと)。近所のスーパーにある『グルテンフリー』コーナーが充実していなくても、気にする必要はありません。お店には他に買えるものがたくさんあるのですから。おまけに今やたくさんの食品メーカーが、商品のパッケージに『グルテンフリー』と明記してくれています。何かを買う前に(あるいはラベルの原材料名を確認する際に)、『グルテンフリー』という言葉を探しましょう。ついでに、不審な材料が含まれていないかも確認します。ラベルから判断できない場合は、メーカーに連絡して商品にグルテンが含まれていないか確認しましょう。

食卓に並べるのにベストな料理は、グルテンフリーの自然食材で作った料理です。これで(あなたを含めた)誰もグルテンを恋しいとは思わなくなるはず。おまけに、グルテンフリーの料理は健康的で栄養も豊富で、気分を明るくしてくれます」

ドクター・ケリアンの患者たち

シェリルについて

私の患者に、シェリルというつらい体験をした女性がいる。10年ほど前、彼女は職場で襲撃されてひどく痛めつけられた。シェリルは頭に傷を負い、手術を受け、何度も発作に見舞われ、ステロイド剤を飲み、その副作用で体重が36キロ近く増えた。普通ならそれだけでくじけてしまう。

しかしシェリルは強い女性だ。そして彼女はトラウマに縛られるのではなく、人生を取り戻そうと決意した。その原動力は何だったのかって？「普通に生活できるようになりたいし、心を病みたくない」からだ。襲撃される前、シェリルは人生を愛し、買い物を楽しみ、みんなと一緒に過ごすことを好んだ。それらすべてを取り戻したかったのだ。

今のシェリルは、私が作った自然食品ルールを実践し、体重を減らし、よく眠れるようになり、体のあちこちが回復しつつあり、再び人生を愛せるようになった。彼女はアンリ・シャリエールの話をしてくれた。シャリエールは、「脱走不可能」と呼ばれた過酷な流刑地、デビルズ島から脱走したことで知られる受刑者だ（のちに作家となり、実体験を描いた『パピヨン』は映画化もされた）。シャリエールは島に打ち寄せる波を眺めるうちに、7回に1回大波がやってきては漂流物を沖へ運ぶことに気づき、その波が自分を遠くまで運んでくれるのではないかと考える。シェリルにとって私のプログラムは「第7の波」なのだそうだ。

シェリルは私のプログラムに感謝したが、私こそ彼女に感謝したいぐらいだ。彼女からどれだけ感銘を受けたことか。ほとんどの人が屈服しそうな状況に陥っても、彼女には「さあ次だ」と胸を張る勇気があるのだから。

第3章 プチ断食。成功の秘訣はボーンブロスにあり

さて、ボーンブロス・ダイエットの基本を理解したところで、次にこのダイエットの要、週2日のプチ断食についてお話ししよう。以下の二つのポイントを知っておいてほしい。

【1】プチ断食は、あなたが思っている以上に簡単である。
【2】努力は倍になって返ってくる。

先に要点を言ってしまおう――プチ断食こそが、減量の最大の鍵である。もちろん、通常日の食事療法を毎日やるだけでも体重は減らせる。だが、3週間で大きな成果がほしい人は、プチ断食をプラスする必要がある（理由は本章の後半で説明する）。

とはいえプチ断食と聞いて、今頃あなたは不安を感じているだろう。だとしても私の話を信じてほしい。なにしろ私は何百人もの患者とこの道を歩いてきたのだから。

大抵の場合、こんなやり取りになる。「プチ断食をやると早く減量できる」と私が言うと、多くの人は私の言葉を信じ、すぐにでも始めたいと言う。だが「プチ断食はたやすい」と言っても、なかな

か信じない人がいる。このような人に、「ボーンブロスを飲めばおなかはすかない」と言ってもやはり信じてくれない。「きっとボーンブロスを気に入るだろう」と言っても、彼らは私が嘘をついているに違いないと考える。

このような患者は、不満そうな顔で帰って行く。私のことを批判的な目で見ているのがわかる。

そして3週間後、彼らはオフィスにやって来る。体重は7キロ減り、ウエストラインは細くなり、エネルギーにあふれて輝いている。肌も10歳ぐらい若返って見える。活発に動きまわり、いかにも幸せそうだ。そして「先生の言ったとおりでした。効果がありました」と笑顔になる。

それから「ああ、そうだ。ボーンブロス、気に入りましたよ」と付け加える。

「言った通りでしょ」と私がしたり顔で言う。

このとき、彼らは、世界中のグルメたちの常識にようやく気づく――ボーンブロスは満足感があって、おいしくて、それに楽しいということだ。事実、ボーンブロスはあなたの心と体の両方の欲求に応えてくれる（だから私はボーンブロスを「黄金色のエキス」と呼んでいる）。そしてその隠れた長所のおかげで、ひもじいと感じることなく断食ができるのだ。

ボーンブロスを飲んだことがない人は、どの話も信じがたいと思うかもしれない。だとしたらあなたは缶か紙パックに入った薄味の水っぽいスープをイメージしているのでは？　だが、ボーンブロスはそのイメージとはまったく異なるものだ。ガスレンジで何時間も鶏肉を煮込んだ濃厚なスープをイメージしたとしても、それもやはり別ものだ。

間もなくあなたは、ボーンブロスがあなたが知っているどのスープとも似ても似つかないものだと気づくだろう。ボーンブロスは、濃厚であたたかく、全身を隅々まで満たしてくれる料理だ。だからこそハリウッドやニューヨークで大流行しているのであり、さらには文明の黎明《れいめい》期からずっとあらゆる文化で好まれてきたのだ。

《世界最古の「ファストフード」》

昔、人間は大きな鍋を、かまどか薪の上にのせ何時間もスープを煮込んだ。それ以前、ボーンブロスは初めて鍋で調理された料理の一つだった。さらにそれよりもっと前には、人類は殺した獲物の胃袋に骨、水、熱した石を詰めてスープを作っていた。

要するにボーンブロスは、最古のファストフードだ。おまけに原始時代よりも現代の方が調理もたやすい。

なぜ、ファストフードと呼ぶのかって？　5分もあれば、基本的な材料を準備して鍋に入れてしまえるからだ（ファストフード店に車で乗りつけるよりも早い）。材料を入れてしまえば、後はガスコンロかスロークッカーが調理してくれる。これより手早く簡単に作れる料理があるだろうか。

材料はすぐに鍋に投入できるが、調理には時間がかかる——だからボーンブロスは、ファストフードであり、スローフードでもあるのだ。加熱調理している間、家のなかは暖まり、いいにおいが漂う。たまねぎ、にんじん、にんにく、スパイスが入ったおいしそうなボーンブロスが、ガスコンロでとろとろ煮えながらいい香りを漂わせるときほど、心を癒やしてくれるものはない。これこそが究極のアロマセラピーだと私は思う。

味も決して負けていない。ロサンゼルスからマンハッタンまで、流行りのレストランでボーンブロスが作るそばからたちまち売れるのも、目を見張るような値段がついているのも、納得できる。ターキー・ボーンブロスは、ボウルにつまった感謝祭といった雰囲気。ビーフ・ボーンブロス、ラム・ボーンブロス、チキン・ボーンブロスは風味が良くて食欲をそそり、体も温まる。フィッシュ・ボーンブロスは繊細で洗練された味がする。

ボーンブロスが一般的なだし汁《ブロス》やスープよりもずっと味わい深くて濃厚なのは、何時間も煮込むからだ（私の場合、チキン・ボーンブロスは6時間以上、ビーフ・ボーンブロスとラム・ボーンブロスは48時間近くガスコンロで煮込む）。スープを煮つめるうちに、骨からゼラチン、アミノ酸、ミネラル、ビタミンなど、体の奥まで届く栄養素が溶け出してくる。これらはまさに体が必要としている栄養素であり、かくしてボーンブロスは、他のどの食べ物からも得られないほど体の奥深く、細胞レベルまで満たしてくれるのである。

あなたがどうなるか、私の予測を話そう——あなたはすっかりボーンブロスに夢中になり、プログラムが終わった後も、ずっとボーンブロスを作って飲み続けようと思うだろう。その思いを実践してくれることを願う。ボーンブロスは美味なうえに、体にもすばらしい効果をもたらすからだ。第1章でボーンブロスには驚くほどの健康上のメリットがあると述べたが、そのことについて詳しく解説する。

《減量、癒やし、アンチエイジングに効く》

ボーンブロスを飲むと体全体が元気になるのがわかる。あなたの体内でも細胞たちが浮かれ騒ぐ。というのもボーンブロスに含まれる栄養素には、脂肪を燃やす効果と、細胞を元気にする効果があるからだ。

《コラーゲンとゼラチン》

体重を減らして、若々しい肌を手に入れたい？　それならコラーゲンとゼラチンだ。骨の構成要素であるコラーゲンには、大量のアミノ酸が含まれている。ボーンブロスを長時間煮込むと、骨のなかにあるコラーゲンがゼラチンに分解される。ゼラチンには以下の効果がある。

◉ゼラチンは肌を強くする――何百年も前から、女性たちがつやつやの肌を保つためにゼラチンを利用してきたのには理由がある。ゼラチンには、コラーゲンの生成に欠かせない栄養素が含まれているからだ。コラーゲンは天然のボトックス注射のようなもの。しわを消して、たるんで伸びた肌を元に戻してくれる。

◉ゼラチンは炎症に効く――炎症は好中球と呼ばれる免疫細胞が炎症部に遊走することで起きるが

研究調査によると、通常のチキンスープでもこれを防ぐことができることがわかった（注1）。また、ボーンブロスのゼラチンに含まれるグリシンは――グリシンは重要な役割をいくつも担うアミノ酸の一種だ。後で詳しく説明する――さらに強力で、急性炎症も慢性炎症も抑える効果がある。第1章で話した「炎症を減らせば、それだけ早く体重も減らせる」という法則を覚えているだろうか。炎症を減らせば、自己免疫疾患の症状も改善する。関節炎、セリアック病（グルテンに対する免疫反応を原因とする自己免疫疾患）、乾癬を患う私の患者たちがボーンブロスの癒やしの力を信じているのはそのためだ。

●ゼラチンは腸を癒やす――ゼラチンは、胃酸の過剰な分泌によるダメージを抑えるか、胃粘膜の血流を増やして保護機能を向上させるかして、消化管粘膜を安定させると言われている（注2）。また、ゼラチンに含まれるグリシンにも抗炎症作用、免疫の調整、細胞を保護する働きなどがあり、腸を癒やして保護する働きがあることもわかっている（注3）（注4）（注5）。

この最後のポイント、つまり腸の健康は非常に重要なテーマなので、もう少し説明しよう。ほとんどの人は（ほとんどの医師も）、スリムな体と健康を保つには丈夫な腸が必要だということをきちんと認識していない。その理由を話そう。

腸の長さは一般的に成人で約7.6メートルあり、なかには1500種類ものバクテリアや腸内細菌叢《フローラ》が生息している。膨大な数の細菌が生きているのだ。異質な生物が体内にいるのは奇妙に思えるかもしれないが、これらの細菌は宿主のために働いている。食べ物の消化を助ける酵素を作りだしたり、ホルモンを分泌したり、ビタミンの合成を手助けしたり、毒素を排出したりする。

残念ながら、腸内フローラにとって現代社会はやさしい環境ではない。平均的な食事は砂糖、炭水化物、添加物にまみれていて、重要な栄養素も足りない。こうした食事は善玉菌を大量に死滅させ、悪玉菌を急増させやすい。汚染物質、抗生物質、非ステロイド性抗炎症薬（ＮＳＡＩＤｓ）、ストレス、ダイエット、お酒、多くの薬剤も腸内フローラのバランスを崩しやすい。

こういう状態は危険だ。腸が悪玉菌に支配されると、炎症が起きて腸壁が傷つくからだ。その結果、腸管壁に小さな穴が開く「腸管壁浸漏《リーキーガット》」という症状が起きる。リーキーガットになると、腸内にとどまるはずの毒素や消化された食物粒子が、弱った腸管壁から漏れ出して血液中に流れ込んでしまう。

体内の免疫系は、そのような異物をすぐに察知して激しく攻撃する。その結果、慢性的な炎症が起きて、太りやすくなり、気分が落ち込み、肌が荒れるようになる。

リーキーガットが引き起こす問題はそれだけではない。腸が弱ると感染症やその他の病気にかかりやすくなる。免疫系の80％は腸内にあるからだ。そして腸が弱ると免疫系が正常に機能しなくなる。かくして風邪やインフルエンザはもちろん、自己免疫疾患やがんにもかかりやすくなる。

ゼラチンは、リーキーガットの症状を改善させて免疫機能を高めてくれるので、腸内環境が整いやすくなる。その結果余計な脂肪が落ちやすくなり、体全体にもさまざまな良い変化をもたらす。私の患者のなかには、食事から加工食品を追い出してボーンブロスを取り入れたところ、にきび、関節炎、頭痛、アレルギー、めまい、線維筋痛症などの症状が改善した人が何人もいる。

ちなみに、食事の他にゼラチンパウダーをとるのも、腸を回復させるのに役立つ――とはいっても、砂糖、着色料、人工香味料が含まれている箱入りのゼラチンではなく、天然由来のものに限る。さらにゼラチンは髪や爪も強くしてくれる。

《ビタミン、ミネラル、脂質、アルキルグリセロール》

驚くかもしれないが、ボーンブロスに含まれるカルシウムの量は多くはない。しかし、このカルシウムは「生物学的利用能《りようのう》」が高い（つまり、体内に吸収されやすい）。なぜならボーンブロスにはリン、マグネシウム、ヨウ素（魚のボーンブロス）などのミネラルが豊富に含まれており、これらの栄養素がカルシウムの吸収を促すからだ。生物学的利用能が高いということは、以下の効果が期待できるということだ。

■効果的に新陳代謝や減量を行なうには、ホルモン・バランスを整えなければならないがフィッシュ・ボーンブロスに含まれるヨウ素には、甲状腺ホルモンの分泌を安定させる働きがある。さらに、すべてのボーンブロスに含まれるカルシウムには、ホルモン・バランスを整える働きがある。

■ボーンブロスに含まれるリンは、細胞を活性化するうえで重要な役割を担う。

■ボーンブロスに含まれるマグネシウムには、食べ物の消化や肌の修復を促す働きがある。

骨髄――骨の内部にあるゼリー状の組織――も栄養の宝庫だ。たとえば健康的な脂質を含む栄養のすぐれた供給源であると共に、鉄分やビタミンAも含まれている。おまけに骨髄に含まれるアルキルグリセロールという化合物は、免疫系の機能を高めてくれるし、がんの予防効果も期待できる。実際、骨髄には栄養素が豊富に含まれているため、野生動物が獲物を捕まえると、肉よりもまず骨をかみ砕こうとするほどだ。

《関節を守る栄養素》

関節とは、体内にある骨と骨が連結する部分のことだ。関節には、軟骨と呼ばれるすべりのよいコーティングの役目を果たす組織がある。軟骨があるおかげで、骨と骨がこすれ合うことなく関節を滑らかに動かせる。

軟骨は動物の骨にも含まれている（たとえば鶏の足の先端は軟骨でできている）。前述したように、コラーゲンを構成する栄養素が含まれるだけでなく、グルコサミンとコンドロイチン硫酸――関節の維持と健康のために医師がサプリメントとして処方する栄養素だ――もたくさんつまっている。

関節炎の専門家のなかには、グルコサミンやコンドロイチンの服用が関節痛に効果があるかどうか疑問視する人もいる。しかし、2015年に無作為に選ばれた被験者を対象に二重盲検試験（患者・医師の双方ともに新薬の内容を不明にして試験を行なう方法）を行なった結果（注6）、コンドロイチンとグルコサミンには、関節炎の治療薬セレブレックスと同じ効果があり、変形性膝関節症による痛み、腫れ、機能障害に効くことがわかった

（さらに、セレブレックスは心機能障害や脳卒中のリスクを高める可能性があるが、グルコサミンとコンドロイチンは安全だ）。

この二つの栄養素の働きはそれだけではない。2015年のある研究で（注7）、グルコサミンとコンドロイチンのサプリメントを長期間服用することが、「大腸がんと肺がんの発症率の低下と死亡率の低下に関係している」ことがわかったのだ。その理由をつきとめようと、研究者たちは肥満の被験者を二つのグループに分け、一つのグループにサプリメントを、もう一つのグループに偽薬《プラセボ》を1カ月間服用させた。1カ月後、グルコサミンとコンドロイチンを服用した被験者たちはC反応性たんぱくの値が著しく低下していた。つまり炎症が軽減されたということだ。「グルコサミンとコンドロイチンの服用は、健康で肥満の人の慢性的な炎症を軽減する可能性がある」と研究者たちは結論づけた。常々私が言うように、「すべての道は炎症に通じる」のである。

ところで、グルコサミンとコンドロイチン以外にも、ボーンブロスには関節に効く栄養素が含まれている。たとえば関節や筋肉の動きを滑らかにするヒアルロン酸だ。2015年のある研究では（注8）、肥満の変形性膝関節症患者がヒアルロン酸を服用すると、「痛みが軽減され、膝の機能が著しく改善する」傾向があったという。さらに、ヒアルロン酸は肌に水分を補給し（注9）、しわを改善する働きもある。つまり膝が楽になり、肌も滑らかになるというわけだ。

《グリシンなどの重要なアミノ酸》

ボーンブロスには、〝条件付き〟必須アミノ酸が豊富に含まれている。〝必須〟アミノ酸と違って、条件付き必須アミノ酸は食べ物から摂取しなくても、条件がそろえば体内で合成できる。しかし、今日のようなストレスが多く汚染された社会では、これらのアミノ酸が体内で十分に合成されていない可能性がある。幸運にも、ボーンブロスを飲めば、重要な条件付き必須アミノ酸――グリシン、プロリン、アルギニン、グルタミンなど――をたくさん摂取できる。それぞれの働きについて簡単に説明しよう。

前述したように、グリシンは炎症を撃退するうえで重要な役割を果たす。と同時に、コラーゲンの主要な構成成分の一つでもある。だがそれだけではない。グリシンには以下の働きもあるのだ。

■肝臓の毒素排出機能の一端を担い、毒素を体外に排出するのを助ける。
■酸化によるダメージを減らしてくれる（酸化とは、不安定な分子によって細胞が傷つくこと）（注10）
■インスリン感受性が向上して、脂肪が燃焼しやすくなるため、メタボリック症候群や糖尿病に罹るリスクが低下する（注11）。
■ヒト成長ホルモンの分泌量が安定して、脂肪燃焼力がアップする（注12）。
■快眠を促す（注13）（第11章で詳しく述べるが、ぐっすり眠ると体重が減りやすくなる）。

筋肉、関節、腸、肌を健康に保つには、プロリン、アルギニン、グルタミンを適度に摂取する必要がある。プロリンはたんぱく質を合成し、食べ物を代謝し、傷を治し、体を酸化ストレスから守るのをサポートしてくれる。アルギニンには傷を治す働きがあり（注14）、さらには勃起不全（注15）とアルツハイマー病（注16）の予防にも効果があると考えられている。グルタミンは腸の状態を改善し、潰瘍《かいよう》を予防する効果も期待できる（注17）。

もうおわかりかと思うが、ボーンブロスはただの目新しいトレンド料理ではない。全身に浸透する治療薬であり、滋養強壮剤であり、代謝促進剤といえる。ボーンブロスに含まれる栄養素のすべてのメリットを考えると、世界中のあらゆる文化でボーンブロスの治癒力が信じられてきた理由がわかる。ユダヤ人の祖母たちは鶏肉の煮汁で風邪を治し、カリブ諸国の親たちは病気の子どもたちに子牛の足を煮込んだスープを飲ませ、朝鮮半島の治療師たちは、免疫力の強化や減量を促すために、患者に魚の骨を煮込んだスープを飲むよう勧めた。中世の有名な哲学者モーシェ・ベン＝マイモーン（医学にも精通）は、スープは「食事としても治療薬としても優れものだ」と語ったが、彼が正しいことはこれらの例からもうかがえる。

ヴィクトリア朝時代の万能薬？

子どもの頃に読んだ古典小説、たとえば『少女ポリアンナ』のなかに、活発なヒロインが子牛の足を煮込んで作ったゼリー（煮こごり）を病人に運ぶ場面がなかっただろうか？　私はそんな場面を読むたびにぞっとしたものだ。

しかし今の私には、おせっかいなヒロインたちが、実際に効果的な方法を用いていたのだとわかる。というのも、抗生物質も解熱剤もなかった頃には、煮こごり（基本的には、子牛のひづめでボーンブロスを作り、それを冷やしてゼリーにしたもの）は、免疫系を強化したり、炎症を抑えたりするのに非常に役立ったからだ。実際に１９００年代前半の病院では、炎症を抑えて回復させるための重要な治療薬の一つとして、煮こごりを患者に提供していたのである。

とはいえ効果が同じなら、私なら冷たいゼリーよりも、熱々のボーンブロスをマグカップで飲みたい。

≪ボーンブロス＋断食＝最強ダイエット≫

ボーンブロスは満腹感があって体の奥まで満たしてくれるため、プチ断食を続けやすくなる。これは重要なことだ。というのも、体を脂肪燃焼マシンに変えるには断食できるかどうかも鍵になるからだ。

第1章で、断食すると体重が減りやすくなる理由をいくつか挙げた。今回は、断食が体内で放出される神経伝達物質と代謝をいかにダイナミックに変えるかについて話そう。

ボーンブロスに鉛が含まれてるって!?

2013年にイギリスの研究者たちが、オーガニックチキンを煮込んだボーンブロスから高レベルの鉛が見つかったと発表して（注18）、世界中のボーンブロス愛好家を驚かせた。患者にボーンブロスを勧めると共に、自分でも飲んでいる私も、どれだけ不安を覚えたことか。

追跡調査が行なわれたが、幸いにもこの発表を裏付ける証拠は見つからなかった。たとえば、ナショナル・フード・ラボは、牧草だけで飼育された牛と鶏の肉や骨を別々に煮込んでボーンブロスを作り、何度も試験にかけたが、どちらからも鉛は検出されなかった（注19）。この結果は心強い。さらに、それ以前に出版された『Food Additives & Contaminants（食品添加物と汚染物質）』によると（注20）、ビーフ・ボーンブロスからごく微量の鉛が見つかったが、含有量はほんのわずかにすぎず、ビーフ・シチューに含まれる赤ワインにも及ばなかったという。鉛の量は健康不安を訴えるレベルにはほど遠く、しかも研究者たちはその鉛の出所を水道水だと特定した。

私も調べてみたが、基本的には大した問題ではないとの結論に至った。3週間ダイエットなら、肉がオーガニックか否かを気にする必要はない（とはいっても、経済的に余裕があればオーガニックな肉を使うことを勧める）。しかし、ダイエットを3週間以上続ける場合や、今後もボーンブロスを飲み続ける場合は、オーガニックまたは牧草だけで飼育された食肉を買おう。また、ボーンブロスに鉛が紛れ込まないよう、煮込みには蒸留水か浄水を使ってはどうだろうか。

断食について是非とも知っておいてほしいことがある――断食に効果があるのは、体にストレスを与えるからだ（トレーニングで、ストレスをかけて筋肉を強くするのに似ている）。あなたはストレスを悪いものだと思っているかもしれない――だがそれが当てはまるのは、慢性的なストレスについてだ（事実、一生スリムな体を維持するには、ストレスを軽減しなければならない。その理由については第10章と第11章にまとめた）。だが、一時的なストレスは母なる自然の栄養ドリンクのようなもの。細胞の防御力と治癒力を活性化し、体の脂肪燃焼力をアップさせてくれる。

プチ断食をすると何が起きるかを、以下にまとめた。

◉インスリンレベルが急激に下がる——前述したように、インスリンは脂肪を増やす。事実、肥満の最大の原因はインスリンと言っても過言ではない。要するにインスリンが過剰に分泌されると、体が脂肪を蓄えてしまうのだ。

インスリンレベルが高い状態が続くと、細胞がインスリンに抵抗するようになる。つまりインスリンが細胞のドアをノックして、ブドウ糖を取り込んでくれと言っても、細胞がドアを閉めて拒絶するのである。体は仕方なくブドウ糖を肝臓に送り、そこでブドウ糖は脂肪に変わる。

プチ断食によってインスリンレベルが下がると、細胞はたちまちインスリンに敏感に反応するようになる。ドアを閉ざすどころか、ドアを開いてインスリンとブドウ糖を喜んで迎える——かくしてブドウ糖は燃料として燃やされ、おなかまわりにたまることはない。

◉脂肪燃焼量がアップする——脂肪を取り除くには、体に蓄積された脂肪から脂肪酸を分解し、それを血液中に放出しなければならない。これを脂肪分解《リポリシス》と呼ぶ。この作業を担うのがグルカゴンと呼ばれるペプチドホルモンで、インスリンとは正反対の仕事をする。インスリンは血液中のブドウ糖を取り出すが、グルカゴンはブドウ糖を血液中に戻してくれる。

断食すると何が起きるかを説明しよう。断食を始めてから何時間と経たないうちに、ブドウ糖の値が下がり始め、体は蓄積されているエネルギー源を使おうと判断する。かくして大量のグルカゴンが分泌される。グルカゴンの値が上がると、脂肪酸が血液中に放出され、細胞に運ばれて燃焼される。その結果、脂肪、特に（血流に放出されやすい）おなかまわりの脂肪が、徐々に消えるというわけだ。

さらに、断食するとアドレナリンとノルエピネフリン（ノルアドレナリン）の分泌量も上昇する。これらのホルモンは、エネルギーの消費量を上げる働きがあるため、体は蓄えた脂肪をさらに使おうとする。

◉細胞がきれいになる――断食すると、「自食《オートファジー》」と呼ばれるプロセスが起きる。自食は「ゴミ出し」のようなもの。つまり、体からくたびれた古い細胞が排出されることを言う。

自食作用を強化すると、早く体をスリムにして若返らせることができる。自食は、傷ついた古い細胞を分解することで体の代謝を促すと共に、加齢に伴うがんなどの病気のリスクを減らしてくれる。まだ使える古い細胞を再利用し、それを使って健康的な新しい細胞を作り出すことで、頭のてっぺんからつま先まで若返る。実際に、ある研究で、断食によって神経細胞の自食が促され、その結果、脳が若返ることがわかった（注21）。

◉炎症を抑える――またしても炎症の話だ。だが忘れないでほしい。炎症を悪化させるものはあなたを太らせ、老けさせるが、炎症を抑えるものはあなたを若返らせてスリムにしてくれる、ということを。しかも断食は炎症の根本を改善してくれるのだ。

イェール大学の研究者による近年の報告によると、断食すると体はβ‐ヒドロキシ酪酸（ＢＨＢ）と呼ばれる化合物を分泌する（注22）。ＢＨＢはインフラマソームと呼ばれるたんぱく複合体の一部を抑制する働きがある。簡単に言うと、インフラマソームを抑制できれば、炎症を抑えることができる。その結果、体重が減りやすくなるだけでなく、健康的な体と肌を手に入れることができる。

◉脳由来神経栄養因子（ＢＤＮＦ）が活性化される――断続的に断食を行なうと、脳由来神経栄養因子（ＢＤＮＦ）と呼ばれるたんぱく質の分泌量が増える（注23）。このたんぱく質はインスリン感受性を高めるため、体重が減りやすくなる。おまけに思考が明瞭になり、気分も明るくなる。

◉ヒト成長ホルモン（ＨＧＨ）の分泌量が格段に増える――断食を24時間行なうとＨＧＨの分泌量が増える。その増加量は女性で平均１３００％、男性で平均２０００％近くにも及ぶ（注24）。前述したように、このホルモンは脂肪の燃焼を促し、引き締まった筋肉を作る。さらに肌も健康的になるため、しわの減少も期待できる。

◉寿命が延びる――いくつかの研究によると、一時的に食を断つ動物は長生きするという。さらにがん、心疾患、その他老化に伴う病気にかかりにくい傾向もある。

先頃フロリダ大学の研究で、24人の被験者に断食の日と過食する日を交互に繰り返し、それを３週間続けてもらう実験を行なった結果、この〝飢饉〟と〝宴会〟のサイクルによって、遺伝子によるＳＩＲＴ３と呼ばれるたんぱく質の生成が増えることがわかった。細胞に局在するＳＩＲＴ３は、細胞がストレスにさらされると防御的に機能する。

ボーンブロスとホルモン

タミ・メラグリア医師。ベストセラー『The Hormone Secret（ホルモンの秘密）』著者。ウェブサイトは〈drtami.com〉

患者たちからタミ先生と呼ばれるタミ・メラグリア医師は、私の親友の一人。アンチエイジング技術とホルモンの役割に精通した専門家としても有名な人物だ。その彼女が、ボーンブロスがホルモンに働きかけてアンチエイジングに効くと語ってくれたので、以下に引用する。

「まずは副腎について紹介します。副腎とは、腎臓の真上にあるくるみサイズの二つの小さな内分泌器です。副腎は、コルチゾールホルモン（いわゆる「ストレスホルモン」）を分泌することで知られています。しかし、副腎の役割はそれだけではありません。テストステロン、エストロゲン、プロゲステロン、デヒドロエピアンドロステロン（ＤＨＥＡ）などさまざまなホルモンを分泌します。副腎の役割が特に重要になるのは、卵巣が役割を終えた女性、すなわち出産適齢期を過ぎた女性です。

アスリートは皆、副腎皮質から分泌されるステロイドと呼ばれるホルモンが、筋力と持久力に影響することを知っています。さらに副腎は肌、血圧、血糖、睡眠、免疫系、筋肉の発達、電解質のバランスにも影響することをご存じですか？　加齢によっておなかまわりに脂肪がついたら、それは副腎の影響で脂肪の付き方が変わったからです。心血管機能や消化管機能でさえ、副腎の影響を受けるのです。副腎の働きが悪くなると、体全体の健康状態に影響します。

なぜそんな話をするのかって？　それはこの10年間で、〝副腎疲労〟という症状が私たちの幸せを脅かす重大な問題になったからです。副腎疲労は１８００年代の医学文献にも載っているにもかかわらず、しばしば他の病気と誤診され、見過ごされることもあります。

副腎疲労はさまざまな症状を引き起こすことで、複数の器官に影響し、文字通りクオリティ・オブ・ライフに支障を来《きた》します。朝起きたときに疲れが残っていて、一日中体がだるいですか？　午後3時ぐらいから無気力になりますか？　食事の量を増やしたわけでも、運動量を減らしたわけでもないのに、体重が増えますか？　これらの症状が一つでもあてはまる人は、副腎が疲れているかもしれません。副腎疲労になるとホルモンの分泌に弊害が出て、生活に支障を来します。軽い症状であっても、パフォーマンスや気分に悪影響を及ぼすのです。

幸いにも、食事内容、食事をとる時間、サプリメント、ライフスタイルを変えることで、副腎疲労は治すことができます。副腎の回復に驚くほど効果がある食べ物が、ボーンブロスなのです。ボーンブロスが健康にもたらすメリットはたくさんありますが、なかでもアミノ酸は副腎疲労によく効きます。病気のときや、疲れているとき、体は効率よく一部のアミノ酸を合成できません。しかし、ボーンブロスでそれらのアミノ酸を補うことができます。アルギニン、プロリン、グリシン、グルタミンなどのアミノ酸は、組み合わさってさまざまなメリットをもたらします。副腎がきちんと機能するうえでも、副腎が日常生活に欠かせないエネルギーと活力を生み出すうえでも、欠かせない栄養素なのです」

研究者たちは、断食によって酸化ストレス——不安定な分子によって細胞が傷つくこと——がやや増えるために、防衛反応が起きると考えている。体が長期間酸化ストレスを受け続けるのは良くないが、「断続的に低レベルの酸化ストレスにさらされた場合は、体はうまく対応できるようになる」との仮説を立てた。

その仮説をふまえつつ、同研究者たちはビタミンCやビタミンEなどの抗酸化物質を摂取すると、断食の一部のメリットがなくなることを発見した（注25）（この点から、プチ断食日には抗酸化物質入りのサプリメントをとらない方がいいかもしれない)。

では、断食はどれだけアンチエイジングに効果的なのか? 2015年のある調査で(注26)、研究者たちは断食と同じ効果がある食事を考案し、その効果を検証した(その食事をとると、血糖値が下がって、ケトン体のレベルが上がるなど――ボーンブロス・ダイエットでも同じ現象が起きる)。被験者たちには3カ月間、月に5日その食事をとってもらった。その結果、標準的な食生活の人たちと比べて、疑似断食の食事をとった被験者は糖尿病、がん、心血管疾患、老化などに関連するリスク要因が減少したことがわかった。たとえば体重の減少、炎症反応の減少、血糖値の低下などが確認された。月に数日断食をするだけで、これほどの効果があったのだ。

では、断食はなぜそれほど健康にいいのか? 遺伝子学的にそうできているからだ。今でこそ私たちは1日3回の食事と数回の間食を「普通」と考えているが、私たちの祖先の頃にはそんな食生活はまれだった。

考えてもみてほしい。祖先の時代にはスーパーもコンビニもなく、食料を手に入れるには労力と運が必要だった。大きな獲物が捕れる日もあれば、手ぶらで帰る日もあった。食べたり食べなかったりのライフスタイルでは、何も食べずに1~2日過ごすことなど日常茶飯事だ。そしてその後何千年もの間に、体はそのような「休暇」を利用して細胞を休め、修復し、活性化させることを学んだ。

要するに、プチ断食は自然な治癒プロセスなのだ。だから断食を突飛な試みだと思わないでほしい。

本来の状態に戻ることだと考えよう。実際、体は元々そのようにできているのだから。

《プチ断食はなぜ減量に効くのか？》

これまでに、ボーンブロスとプチ断食がいかに細胞を活性化し、脂肪の燃焼を加速させるかについて話をした。しかし、ボーンブロスとプチ断食が脂肪を減らす一番の理由は、カロリーが絶対的に足りなくなるからだ。

もっとも、私は「カロリーは何からとっても同じだ」とは考えていない。たとえカロリーが同じでも、炭水化物から得たカロリーは、たんぱく質や脂質から得たカロリーよりも太りやすい。なぜなら炭水化物は代謝を下げるからだ。とはいえ、何を食べるにせよ、体に取り込む総カロリーが大幅に下がると、体は蓄積されている脂肪をどんどん燃やすようになる（断食すると代謝速度が急激に下がるという話を鵜呑みにしてはいけない。所詮ただの作り話だからだ。実際に２０００年の研究で、志願者に84時間の断食を行なってもらったところ、基礎代謝率が上昇したと報告されている（注27））。

通常、女性は1日約２０００キロカロリー、男性は約２５００キロカロリーを摂取する。プチ断食日にボーンブロスだけを飲むと、摂取カロリーは３００～５００キロカロリー程度にとどまる。これだけ差が大きいと、体は脂肪――特におなかの脂肪――でエネルギーを補おうとする。その結果、おなかまわりの贅肉がみるみる消えていく。しかも、食べごたえと満腹感のあるボーンブロスのおかげで、空腹に悩まされることなく体重を減らせる。

《ボーンブロス・ダイエットがもたらすメリットを考える》

おそらくあなたの今の最大の関心事は体重としわを減らすことだろう。これまでの説明から、プチ断食をやれば、両方の目的を達成できる――しかも早く――と納得していただけたのではないだろうか。

だが、前述したようにプチ断食のメリットは、お気に入りのスキニージーンズをはけるようになるとか、10歳若く見えるといったことにとどまらない。細胞が若返る、炎症が改善する、関節痛が治るなどのメリットはもちろん、がん、糖尿病、心疾患の予防にもなる。時々「黄金色のエキス」を飲んで過ごすだけで、これだけの恩恵が期待できるのだ。

それに、忘れないでほしい。プチ断食の1日を終えれば、翌日には貴族のような食事を楽しめることを。第6章と第7章で、週に5日の通常日に食べられる脂肪燃焼効果のあるおいしい料理の作り方を紹介する。

サプリメントについてひと言

プチ断食日を含め、ダイエット中にサプリメントをとるのは構わない。しかし、本章で紹介した調査報告が示す通り、ビタミンCとビタミンEなどの抗酸化物質が、プチ断食の一部のメリットを無効にする恐れがある。そのため、プチ断食日には抗酸化物質を摂取しないことをお勧めする。繰り返すが、このダイエットでは栄養がたくさんつまった健康的な食事をとる。そのため、医師などの医療の専門家からサプリメントを処方された場合はともかく、基本的にはサプリメントを飲む必要はないだろう。

プチ断食日にサプリメントをとる人は、ボーンブロスを飲むときにまとめてとるといいだろう。空腹時にサプリメントを飲むと胃が荒れる恐れがある。

第4章
通常日。代謝をアップさせる魔法の食事

ここまで読んで、何とか生き延びられそうだ、週2回のプチ断食も楽しめそうだと思えただろうか？　では、週の残り5日間について話そう――あなたはきっとその内容に満足するはずだ。

3週間のボーンブロス・ダイエットでは、週に5日はグルメと同じように食べられる。もちろんダイエット中には違いないが、それを忘れてしまうだろう。

あなたが週5日の通常日にきちんとした食事がとれるよう、3週間分のおいしいレシピを考案した。料理好きな人、料理は好きだけど忙しいので手早く料理を作りたい人、とにかく早く体重を落としたい人――それぞれの要望に合ったレシピが見つかるだろう。

レシピはプロ並みの料理ばかりだが、売りは味ではない。重要なのは、これらの料理が強力な脂肪の燃焼剤であり、しわの除去剤であることだ。私はこれらの料理を使って何百人もの患者の脂肪を減らし、顔を若返らせた。さらに、ハリウッドセレブたちが、スクリーン上で見せる彫刻のような体型としみ一つない肌を手に入れるのをサポートしたのだ。

本章では、食べられる食品を挙げて、効果がある理由を話そう。おそらくあなたは、こんなにおいしいものを食べても脂肪が減るのかと大喜びするだろう――特に、低脂肪・低カロリーダイエットを

長年やってきた人は驚くだろう。あなたに約束しよう、ごちそうが食べられると（たとえば、ファヒータ（メキシコ料理でトルティーヤにのせる肉料理の総称）、ポットロースト、澄ましバター（バターを加熱して乳脂肪から乳固形分と水を分離させたもの）を添えたさつまいものオーブン焼きなどが食べられる。え、もうおなかがすいてきたって？）。

でも、ちょっと待って。

ボーンブロス・ダイエットで食べられる〝青信号の食品〟を紹介する前に、やっかいな方を先にかたづけてしまおう――まずは脂肪と顔のしわを増やす〝赤信号の食品〟を、しばらくキッチンから追い出していただかねばならない。

《太りやすい食品を（一時的に）お払い箱にする》

これから3週間、たくさんの食べ物をあなたの食生活から追い出してもらうことになる。正直言って、該当する食べ物はたくさんあるし、ちょっと不自由な思いもするだろう。でもこれだけは言える。3週間後、あなたはこれで良かったと思うはずだ。透き通るような肌を手に入れ、ジーンズやドレスも難なく着られるようになるのだから。おまけにおいしい料理もたくさん食べられるので、ひもじい思いはしないだろう。

それに忘れないでほしい。一生食べられないわけではないということを。ほんのわずかの間さよならするだけで、3週間後にまた食生活を戻せばいい……もっとも、あなたがまた食べたいと思えばの話だが。

いずれにせよ私の仕事は、この21日間であなたの体を脂肪燃焼マシンに変えることだ。そのためには次の三つをやってもらわねばならない。

【1】エネルギー源を、ブドウ糖から脂肪に切り替える

長年あなたはパン、パスタ、じゃがいもなどを食べて、絶え間なく体にブドウ糖（糖）を供給してきた。その供給源を断つと、最初、体は少し動揺するだろう（私はこれを「健全な戸惑い」だと考えている）。その後、体はスイッチを切り替えて、ケトン体——脂肪酸の一種——をエネルギーとして燃やし始める。これをケトーシスと呼び、この状態になると大幅な減量が可能になる。ケトーシスになると、体に蓄積されている脂肪が引っ張り出されて燃やされるからだ。

【2】炎症を大幅に改善する

近年のさまざまな研究により、肥満が炎症性疾患であることがわかってきた（注1）。この疾患を予防または治すには——あるいはちょっとした肥満をコントロールするにも——炎症を改善する必要がある。

炎症が改善すると、肌のきめや消費カロリーがびっくりするほど変わる。消化の問題、にきび、自己免疫疾患などに悩む人は、症状が驚くほど改善するはずだ。

【3】弱った腸を回復させる

体重を減らして輝くような肌を手に入れるには、腸を味方につけなければならない。そのためには、腸壁を傷つけたり、腸内の善玉菌を殺したりする食べ物を断つ必要がある。体は一つしかなくても、

腸内には何兆もの細菌が生きている。あなたの減量チームには、この何兆もの細菌が必要なのだ。

この三つの目標を達成するには、減量の障害となる食べ物を断固として切り捨てなければならない。容赦なく徹底的に切り捨てることだ。ことは妥協云々という話ではなく、あなたの変身がかかっているからだ――そして変身には確固たる意志が必要だ。だからあなたには、理想の体を手に入れるのを邪魔する食べ物を断ってもらわなければならない。

心を鬼にする準備はできただろうか？　オーケー。では、あなたがこれから21日間さよならする食べ物を挙げる。最初に食品名を挙げ、次にこれらを蹴散らす理由を説明しよう。

【これから3週間食べてはいけない〈NG食品〉】

穀物、穀物を含む食べ物

- 大麦
- パン
- シリアル
- ポテトチップス
- クッキー
- スターチ
- （コーンスターチを含む）
- クラッカー
- グラノーラ
- オーツ麦
- パスタ
- キヌア
- 米
- ライ麦
- スペルト小麦
- ワッフル
- 小麦

とうもろこしを含む食品

- とうもろこし
- ポップコーン
- コーン油を含む食品
- （マヨネーズやドレッシングなど）

精製加工油脂

- キャノーラ油
- コーン油
- グレープシードオイル
- マーガリン、植物性ショートニング
- ピーナッツオイル
- べにばな油
- 大豆油
- ひまわり油
- 植物油
- これらの油が含まれている食品

砂糖や食品添加物が入った調味料

- バーベキューソース
- ボトル入りのドレッシングやマリネの素
- ケチャップ
- スイート&サワーソース

人工甘味料

アセスルファムカリウム
アスパルテーム
サッカリン
ステビア
スクラロース
トルーヴィア

大豆を含む食品

海鮮醤《かいせんじゃん》
大豆ソーセージ、その他の大豆ミート食品
豆乳
しょうゆ
照り焼きソース
豆腐

乳製品

バター
（澄ましバター〔ギー〕を除く。170ページを参照）
チーズ
クリーム
フレーバーつきのコーヒークリーマー
ハーフ・アンド・ハーフ（牛乳とクリームが半々で入っている乳飲料。コーヒーなどに使う）
アイスクリーム
牛乳
ヨーグルト
フローズンヨーグルト

砂糖

はちみつ、メープルシロップ、糖蜜、ジャム、ゼリーを含む砂糖全般

パッケージ入りの加工食品

「健康に良い」と銘打っている加工食品や冷凍食品を含む。これらの食品には小麦粉、大豆、砂糖、乳製品が含まれることが多い。

パッケージ入りのソース、スープ、シチュー

これらの食品には小麦粉、着色料、人工香味料が含まれていることが多い。

砂糖、大豆、食品添加物が含まれる缶詰

シロップ漬けのフルーツ缶
大豆油漬けのツナ缶
食品添加物や〝未知の〟材料が入った缶詰

炭酸飲料、フルーツジュース、砂糖入りのコーヒー、紅茶、アルコール飲料

砂糖および人工甘味料入りの飲み物
ワイン、ビール、蒸留酒

砂糖や人工的な食材が入ったアイスクリーム、フルーツ入りのアイスバー

加工食肉

グルテン、亜硝酸塩、大豆、甘味料を含むハム、ベーコン、ソーセージ。ただし、これらを含まない加工食肉は食べてもよい。

じゃがいも

豆類

大豆
レンズ豆
エンドウ豆（さやいんげんとスナップエンドウは食べても構わない）
ピーナッツバター
ピーナッツ

リストを見て一瞬心臓が止まったって？　無理もない。かなりの我慢を強いていることは承知のうえだ。パスタ、パン、シリアル、スイーツ、牛乳、チーズ、手軽な加工食品、ワインを3週間あきらめるのは簡単ではない。それは私も同じだ。

しかし、4つのポイントを思い出してほしい。

■たった3週間の辛抱。
■その努力は何倍にも大きくなって返ってくる。
■これらを我慢する代わりに、脂肪燃焼効果のあるおいしい料理を食べられる。
■体を脂肪燃焼マシンに変えるには、心を鬼にしなければならない。

さて、私が禁止項目に挙げた〈NG食品〉を見て、納得できるものもあれば、まさかと驚いたものもあるだろう。それでは私が禁止した理由を説明しよう。

《砂糖と砂糖まみれの食品》

砂糖は健康によくないと意識していても、体にどう悪いのか知らないのではないだろうか。そこでいくつか理由を挙げておこう。

◉**砂糖はインスリンレベルを急上昇させる**――インスリンの分泌量が急激に増えると、インスリン抵抗性が起きて、おなかに脂肪がつきやすくなり、メタボリック症候群や糖尿病になることがある。

◉**砂糖は炎症を引き起こす**――砂糖を食べると、体が反応して、炎症性サイトカインと呼ばれる分子が活発になる（注2）。

◉**砂糖は老化を早める**――年をとると、体に終末糖化産物（AGE）と呼ばれる有害な分子が蓄積される。この分子によってたんぱく繊維は水分を奪われてもろくなるため、肌はつやをなくしてたみ、なおかつ糖尿病、白内障、さらにはアルツハイマー病のリスクも高まる。人はみな長年の間にAGEを蓄積していくが、砂糖はそのプロセスを加速して老化を早める。

◉**砂糖は消化の問題を引き起こす**――多くの加工食品に含まれる果糖《フルクトース》は特に危険だ。ある研究によると、大人も子どもも、果糖を摂取した後にむくみ、ガス、腹痛、げっぷなどの症状が出る割合が異常に高かったという。たとえばある調査で、原因不明の腹痛に襲われる子どもの50％以上は、果糖不耐症だとわかったという（注3）。

砂糖の摂取量を大幅に減らしてほしい理由は他にもある。今のあなたはとにかく早く体重を落としたい一心だろうが、と同時に先々の健康も気にしているはずだ――特に、がんの予防は気になるだろう。研究者たちによると、がんのもっとも効果的な予防策の一つは、砂糖を避けることだそうだ。糖分の多い食事と膵臓がんとの関連性を調べた研究（注4）では、糖分の多い食事は乳がんのリスクを高めるとの結果が出た（注5）。おまけに果糖の摂取と進行性がんとの間に関連性が認められたという（注6）。実に恐ろしい話ではないか。だから砂糖まみれのジャンクフードを断つためにもう一押しが必要な人は、このことをよく考えてみよう。

あなたにもこの一押しが必要かもしれない。というのも、これから3週間避けてもらう食べ物のなかでも一番やっかいなのが砂糖だからだ。前述したように、砂糖は依存症になりやすい。だから砂糖の禁断症状に備え、砂糖の真の姿——あらゆる面で害をもたらす魅惑の食べ物——を認識しておこう。

アガベシロップ
麦芽シロップ
きび砂糖
とうもろこしを原料とする甘味料
コーンシロップ
結晶果糖
デキストリン
ブドウ糖
二糖類
さとうきびの搾り汁
さとうきびの原料糖

果糖
濃縮果汁
ガラクトース
水飴
高果糖コーンシロップ（異性化糖）
転化糖
乳糖
マルトデキストリン
麦芽糖
モルトシロップ
単糖類

多糖類
リボース
ライスシロップ
スクロース（ショ糖）
モロコシ
ソルガムシロップ
糖蜜
中白糖
キシロース

さらに、砂糖はいろんな名前で出まわっているので注意しよう。砂糖が姿を変えてこっそりと食卓に戻ってきたら阻止しよう。たとえば砂糖には以下の別名がある。

《人工甘味料》

3週間、砂糖を我慢するだけでなく、ダイエット飲料や人工甘味料入りの食べ物も禁止なのかと愕然としたかもしれない。なぜ人工甘味料はダメなのかって？　人工甘味料は代謝に作用して体重が増えやすくなるという有力な証拠があるからだ。

たとえば近年の調査で（注7）（注8）、マウスに3種類の人工甘味料——サッカリン、アスパルテーム、スクラロース——を与えた。すると驚いたことに、マウスは肥満や糖尿病の前触れとも呼べる、ブドウ糖不耐症を発症したのだ。

研究者たちは、人間もブドウ糖不耐症を発症するのだろうかと疑問を抱いた。そこで400人の人々のデータを集めたところ、ダイエット系炭酸飲料をたくさん飲む人たちは、HbA1c（ヘモグロビンA1c）の値が、飲まない人よりも若干高いことがわかった（HbA1cの値は過去1～2カ月の血糖値の平均を反映した結果だ。たとえ若干でも数値が高い人はブドウ糖不耐症の可能性がある）。

この手がかりをさらに突き詰めようと、研究者たちは、ダイエット系炭酸飲料を飲まない細身で健康な人たちを7人集め、1日許容摂取量の人工甘味料を毎日取ってもらい、それを1週間続けてもらった。すると、そのうちの4人の血糖値に異変が見られた。なかには糖尿病前症レベルにまで血糖

砂糖から自由になる

JJ・ヴァージン。栄養士、ヒーリングフード栄養士。著名人に栄養と健康の指導を行なう専門家。『ニューヨーク・タイムズ』紙のベストセラーに選ばれた『The Virgin Diet（ヴァージン流ダイエット）』と『JJ Viegin's Sugar Impact Diet（糖質選択ダイエット）』の著者でもある。

私の友人、JJ・ヴァージンが砂糖について語ってくれたので紹介する。

「砂糖を食べることは、健康、味覚、腰のくびれを人質に取られるようなものです。食品に含まれる体に悪い影響を及ぼす糖質（悪玉糖質）があなたの自由を奪うからです。砂糖はコカインよりも8倍も依存性が高いと専門家は言います。砂糖を断てば、その拘束からようやく自由になれます。健康的な昼食をとった数時間後に、ブラウニーが無性に食べたくなることはありません。2、3時間おきにおなかがすくことも、同僚からもらったシナモンロールの誘惑と闘い続ける必要もなくなります。

悪玉糖質を断つことで得られるメリットは計り知れません。あっという間に脂肪が落ちるので、ダイエットへの意欲が増します。ドカ食いしたいという衝動が消えて、食欲をコントロールできるようになります。エネルギーが満ちあふれ、集中力も高まるでしょう。腸のガスやむくみがなくなり、お通じも良くなります。心身共に若返り、気分が落ち込んで仕方がないというあの困った状態もなくなります。さらに、悪玉糖質を含む食品を避けることで、肥満、糖尿病、心臓病などの慢性疾患のリスクも軽減されるでしょう。

百聞は一見にしかずです。このダイエットに挑戦すれば（3週間なら何だってできるはず）、すぐに願ったりかなったりの成果が手に入るでしょう」

値が上がった人も複数いたという。

なぜそのようなことが起きるのか？　研究によって、人工甘味料のせいで腸内フローラのバランスが崩れて、ブドウ糖不耐症になりやすくなることがわかった。

つまり、ダイエット系炭酸飲料は本来の役割とは真逆のことをしているわけだ。ダイエット系炭酸飲料は、減量をサポートするどころか、ブドウ糖不耐症を発症させて太りやすくする。だからあなたには最低でも今後3週間はダイエット系炭酸飲料を控えてもらい――できればそれ以降も飲む量を大幅に減らしてもらいたい。

《穀物》

体にとって穀物とは形を変えた砂糖にすぎない――このことを是非とも認識していただきたい。医師がたくさん食べなさいと勧める全粒粉も例外ではない。実際、「体に良い」とされる全粒粉の食パンを2枚食べると、チョコレートバーを1本食べた時よりも血糖値が上がるのだ。

穀物はインスリンレベルを押し上げて、インスリン抵抗性やメタボリック症候群を引き起こすだけではない。レプチン抵抗性をも引き起こす。

レプチンとは、体がどれだけエネルギーを必要としているかを脂肪細胞を使って脳に伝達するホルモンだ。レプチンの分泌量が多いとおなかいっぱいだと感じ、分泌量が少ないと空腹だと感じる。そのため私はレプチンを〈空腹スイッチ〉と呼んでいる。

炭水化物の多い穀物を絶えず食べていると、レプチンの分泌量が慢性的に高くなる。やがて細胞はレプチン抵抗性（インスリン抵抗性に似た症状だ）を発症するため、これは良いことではない。レプチン抵抗性が生じると、細胞はレプチンの伝達に反応しなくなる。その結果、たとえ体が食べ物を欲していなくても、何かが食べたくて仕方がなくなる。

穀物を勧めない理由は他にもある。まず、穀物にはレクチンと呼ばれる抗栄養素《アンチニュートリエント》がたくさん含まれているからだ。レクチンを摂取すると、体はインスリンを効率よく使えなくなり、腸の粘膜が傷つく恐れがある。また穀物には、重要な栄養素を吸収するのを阻害するフィチン酸も多く含まれる。

そして最後の問題点は、ほとんどの穀物にはグルテンが含まれることだ。これは問題だ。というのも、３人に１人はグルテン過敏症かグルテン不耐症だからだ。どちらかに当てはまる人がグルテンを含む穀物を食べると、腸管壁が傷つき漏れやすくなり——この症状を「リーキーガット」という——体中に炎症が広がると、消化の問題、関節痛、しみの増加を始めとする多くの問題が生じる。

要は、穀物には三つの問題すべてが該当するのだ——すなわち、インスリンの分泌量を急上昇させる、炎症を引き起こす、腸を傷つける。となれば穀物には直ちに退場してもらわなければならない。

特に、食事にグルテンが紛れ込まないよう注意する必要がある。キッチンからグルテンを含む食品を一掃するために、食品の材料に以下のものが含まれていないか確認してほしい。これらにはグルテンが含まれている可能性がある。

合成香料
漂白小麦粉
カラメル色素
デキストリン
たんぱく加水分解物
加水分解小麦たんぱく
加水分解小麦スターチ
麦芽《モルト》
マルトデキストリン
食品用加工デンプン
天然香料
調味料
植物性たんぱく
植物性スターチ
小麦胚芽油
小麦若葉《ウィートグラス》
小麦たんぱく
小麦スターチ

とうもろこしもこっそり紛れ込みやすい穀物だ。ラベルを確認するときは、以下を含む食品にも注意しよう。

合成香料
とうもろこし原料入りのアルコール飲料
とうもろこし粉（コーンフラワー）
コーンミール
コーン油
コーンシロップ
固形コーンシロップ
デキストリン
ブドウ糖
異性化糖
マルトデキストリン
とうもろこしデンプン
加工デンプン
グルタミン酸ナトリウム
天然香料
ソルビトール
植物由来の増粘剤
植物性たんぱく
植物性スターチ
キサンタンガム
キシリトール

糖尿肥満へと突き進んでいませんか？

マーク・ハイマン医師。『The Blood Sugar Solution（答えは血糖値にある）』著者。ウェブサイトは〈drhyman.com〉

ドクター・ハイマンはマサチューセッツ州にあるウルトラウェルネス・センターの院長だ。世界的に有名な医師であるドクター・ハイマンが、今日のアメリカが抱える最大の健康問題について語ってくれた。

「現在、〈糖尿肥満〉――糖尿病（または糖尿病前症）と肥満を組み合わせた造語――がどんどん蔓延しています。ごく一般的なアメリカ人の食事をとっている人は、糖尿肥満に陥るリスクが高いのです。

でも、ご安心ください。糖尿肥満は治療も予防もほぼ100％可能です。糖尿肥満を予防または治療するには、血糖値のバランスを整えるのが手っ取り早い。そのためには砂糖、小麦粉、遺伝子組み換え食品を排除して、体に必要な自然食品を食べることです。体の声を無視するのではなく、体と連携することです。

医師は、糖尿肥満を予防するために一生薬を飲み続けてくださいと言うでしょう。しかしそれでは、洗面台から水があふれているのに、蛇口を放置したまませっせと床をモップがけするようなものです。蛇口の栓――すなわち砂糖、小麦粉、肥満と病気をもたらす化学物質を食べ続けること――を止めなければなりません。

人々の変身を何十年もサポートするなかで、ケリアンと私は学んだことがあります――あなたのフォークの先にある食べ物はどんな薬よりも強力だ、ということです。だから糖尿肥満者に加わりたくなければ、食生活を変えましょう、今すぐに」

《**乳製品**》

乳製品は、食べても問題ない人もいるが、そうでない人もいる。だから私はいつも、自分の体に合ったものを食べてくださいとアドバイスしている。

炎症と病気の因果関係

サディアス・ガーラ。カイロプラクティックの医師。著述家、講演家。ウェブサイトは〈drthadgala.com〉

ヘルスコーチをしているサディアスは、患者の体質改善を図るために、砂糖や穀物などの炎症性食品を断ってもらうという。炎症と病気の因果関係について、彼の見解を語ってもらった。

「誰もが一度は、明らかに炎症とわかる症状に罹ったことがあるでしょう。たとえば日焼けしたときや、体のどこかを切った時、足首をくじいたときなどに。これらすぐに表れる炎症の他に、わかりにくくて深刻で害のある潜在的な炎症があります。潜在的な炎症は原因から発症までに時間がかかるため、因果関係を見落としやすい。その間にもダメージは徐々に表れ、慢性痛、肥満、高血圧、高コレステロール、睡眠時無呼吸症候群、アルツハイマー病、心臓病、がん、線維筋痛症、糖尿病などの形で発症します。

この慢性的で軽微な炎症を改善させるために普段の生活習慣や食生活を見直すと、数日か数週間のうちに体調が良くなり、慢性的な症状が改善します。体重が減り、エネルギーにあふれ、気分が爽快になります。疲労感や処方薬から解放され、心も体も絶好調になるでしょう。

何を食べ、何を食べるべきではないかを試行錯誤せずに済む方が、うまくいきやすくなります。ボーンブロス・ダイエットは、成功させるために何が不可欠かをずばりと定義してくれています。減量であれ、慢性疾患の改善であれ、年齢に関係なく心身ともに絶好調になるには、炎症を治すことが不可欠です。健康で充実した日々を送りながら長生きするには、潜在的な炎症を減らすことが重要だということが、最近の研究からも裏付けられたそうです」

しかし、乳製品が何らかの問題を引き起こしていても、ほとんどの人はなかなか気づかない。私の知る範囲では、80％の人は乳製品が体に合わないが、その問題に気づいていない人は多い。乳製品が引き起こす症状には、肥満、むくみ、にきび、アレルギーなどがあるが、牛乳などの乳製品を食事から追い出した途端に、これらの症状が改善することが多い。

だからこれからの3週間を検査だと考えよう。ボーンブロス・ダイエットが終了したら、高品質で無調整の乳製品を（慎重に）食生活に戻し、ダイエット中にはみられなかった症状が再発しないかどうか確認しよう。何も問題がなければ、乳製品を〈ＯＫ食品〉に加えよう。とはいえ――何度も繰り返すが――当面の間は心を鬼にして乳製品を切り捨てよう。

《大豆》

この項目にショックを受けた人もいるだろう。大豆は体に良いと聞いたことが何度もあると思う。しかし実のところ、それは真っ赤な嘘だ。実際にダイエットが終わった後も、大豆の摂取量は最小限にとどめることをお勧めする（大豆は幅広い加工食品に使われるため、完全に食卓から追い出すのは難しい――だからこそ、加工されていない自然食品を食べてほしいのだが）。

どうしてそんなに大豆を敵視するのかって？　では、この「健康的」とされる食品の真実を語ろう。

■大豆をたくさん食べ過ぎると、甲状腺機能低下症のリスクが高まるうえに、甲状腺の機能が阻害されることで、体は脂肪を蓄えやすくなる。また、甲状腺ホルモンを作るために必要なヨウ素という重要な栄養素が吸収されにくくなるうえに、自己免疫反応が敏感になるため、甲状腺の機能が阻害されるとの研究結果もある（注9）。

■大豆にはフィトエストロゲン（植物に発生する化合物群。人間の体内で女性ホルモン「エストロゲン」のように機能する外因性エストロゲン）であるイソフラボンが含まれている。豆乳を1日に2杯飲む女性は、経口避妊薬1錠分のエストロゲンを摂取するに等しくなる（注10）。イソフラボンの過剰摂取は他のホルモンの分泌を阻害し、乳がんのリスクを高め（注11）、乳がんの転移を引き起こす可能性がある（注12）。大豆は男性の生殖機能にも悪影響を与える。たとえば既婚男性を対象にしたある調査によると、大豆をたくさん摂取する男性の精子は、そうでない人よりも数が少なく、受精しにくい可能性がある（注13）。

■穀物と同様に、大豆にもフィチン酸が含まれている。フィチン酸には体が重要な栄養素を吸収するのを阻害する性質がある。

■大豆ハンバーグ、大豆が主原料のベジソーセージなどの製造過程では、大豆たんぱくを加工する際にリジノアラニンやニトロソアミンなどの有害な化合物が生成される。これらの毒素は細胞を傷つけて活動を鈍らせ、体を太りやすくする。おまけに、大豆の加工食品には興奮性の神経伝達物質

であるグルタミン酸ナトリウムが多く含まれる。これを摂取し過ぎると、神経細胞が過剰に刺激を

大豆が甲状腺に与える影響

アラン・クリスチアンソン。自然療法医。甲状腺やダイエットに関する著書がある。ウェブサイトは〈drchristianson.com〉

甲状腺に問題を抱える人たちのために、専門家が重要な情報を提供してくれたので紹介する。

「橋本病（慢性甲状腺炎）の治療には、健康的な食生活が欠かせません。甲状腺疾患は基本的には自己免疫疾患です。間違った食事が免疫系にストレスを与えて、免疫系がさらに甲状腺を攻撃してしまうことを認識しておきましょう。

どうしてそうなるのでしょうか？　免疫系が腸管内の食べ物を攻撃する頻度が高いほど、その免疫系が甲状腺内のたんぱく質を攻撃する可能性も高くなるからです。攻撃の対象となりやすい食べ物には、乳製品、卵、グルテン、アーモンド、砂糖などがあります。気をつけた方がいい食べ物はたくさんありますが、どの食べ物に反応するかは個人差があります。食物アレルギー検査や、除去食テスト（一定期間、食事からアレルギー源となる食品を抜き、その間に症状が改善されるかを見ること）をして、体に合わない食べ物を突き止めましょう。念のためにアレルゲンの可能性がある食品をすべて除外する人もいます。その気持ちもわからなくはありませんが、それでは消化管が多様な栄養素を吸収できなくなる恐れがあります。

甲状腺疾患の初期症状がある人は、大豆たんぱく質分離物、豆腐、豆乳を含む食品を控えた方が良いでしょう。それから甲状腺腫誘発物質《ゴイトロゲン》について誤った情報が出まわっています。橋本病患者のなかには、必要もないのにケール、ブロッコリー、芽キャベツなどの体に良い食べ物を避ける人がいます。これらの野菜が症状を悪化させることはありません」

受けて傷つく恐れがある。

健康的とされるアジア人が大豆をたくさん食べるのだから、大豆は体にいいのではと首をかしげる人もいるだろう。しかし、アジア人の大豆の摂取量は私たちが考えているほど多くはない。大豆の平均消費量は、中国で10グラム（1日につき小さじ2杯）、日本では30～60グラムだ。アジア人は、大豆を調味料として使う場合が多く、アメリカやヨーロッパの人々が食肉の代わりに食べるのとはわけが違う。

おまけにアメリカ人が食べるのは加工された大豆がほとんどだが、アジア諸国では発酵させた大豆や未加工の大豆がほとんどだ。発酵させると大豆に含まれる毒素の一部が中和されるが、発酵させないと毒素を丸ごと体内に取り込むことになるため、この違いは大きい。

正直なところ、大豆の問題点を読んだ後、遺伝子組み換え大豆を原料とする食品や豆乳を捨てて、あなたには今後はずっと自然食品を食べ続けてほしい。しかしとりあえずは、大豆を3週間食卓から追い出してホルモン・バランスを整え、体から毒素を排出してもらいたい。

食生活から大豆を追い出す際には、以下の食品も見落とさないようにしよう。どの食品にも大豆が含まれている。

たんぱく加水分解物	大豆レシチン	ソイミート
大豆たんぱく加水分解物	大豆たんぱく	植物性たんぱく質
植物性たんぱく加水分解物	しょうゆ	豆腐入りスープ
味噌	増粘安定剤	植物由来の増粘剤

大豆アルブミン 大豆繊維 大豆パウダー	たまり醤油 テンペ（インドネシアの大豆食品） 大豆粉	植物性デンプン

《種子油》

コーン油、大豆油、ひまわり油、べにばな油、植物油などの種子油が体に良いと思い込んでいる人は、その考えを改めた方がいいだろう。健康食品に分類されるキャノーラ油ですら、ゴミ箱行きがふさわしいと私は考える。

どうしてかって？　第一に、種子油（キャノーラ油を含む）には、オメガ3脂肪酸よりもオメガ6脂肪酸の方が多く含まれるからだ。実際、現代の西洋人は種子油を大量に摂取しており、オメガ6脂肪酸の摂取量は、祖先の頃よりも10〜25倍も多いのである。これは良い傾向ではない。なぜならオメガ3脂肪酸は炎症を抑えてくれるが、オメガ6脂肪酸は炎症を誘発するからだ。肥満、糖尿病、心血管疾患、自己免疫疾患、がんなどの炎症と関わりがある生活習慣病が急激に増えたのには理由があるのだ。

第二に、種子油はかなり加工されている点だ。これらの油は、脱蠟《だつろう》、精製処理し、固化しやすい成分を除去して作られるが、私の意見では、できあがったものは到底食べ物と呼べる代物ではない。酸化しやすいため、細胞にとってはますます危険な存在となりやすい。そんなものはとっとと捨ててし

おいしくない食事に妥協してはいけない

マーク・シッソン。フィットネストレーナー、ベストセラー『The Primal Blueprint（パレオ・ダイエットの手引き）』シリーズの著者。ウェブサイトは〈marksdailyapple.com〉

マークは、原始人《パレオ》ダイエットの第一人者であり、フィットネス界のスーパースターの一人だ。マークを見れば、健康的な食生活は人を強くし、たとえ60代を過ぎても健康で若々しさを維持できると確信できる。適切な食べ物をおいしく食べることについて、マークが以下のアドバイスをくれた。

「ダイエットプログラムや健康促進プログラムを実践すると、大抵の場合、味を犠牲にすることになります。私たちは、健康や体重管理という名目のために、味気ない食べ物に目をつぶります。そしてカロリーが高いとか、体に悪い材料が使われているとかの理由で、マヨネーズやケチャップなどの調味料を捨ててしまうのです。その努力は立派ですが、今の時代はそこまでする必要はありません。

確かに、市販されているほとんどの調味料はやめた方が良いでしょう。市販のものには、大豆油やキャノーラ油のような産業加工された種子油や植物油が使われているからです。キャノーラ油について詳しく見てみましょう。これは遺伝子組み換え油です。原料となる菜種油には、有害な毒素であるエルカ酸が多く含まれています。菜種油からエルカ酸を取り除いてキャノーラ油を作るために、２６０度以上の高温で加工処理します。つまり、キャノーラ油に含まれるオメガ3脂肪酸の大部分は、あなたの舌に届く前から酸敗して有害な状態なのです。キャノーラ油など部分的に水素添加された油は、調味料だけでなく、ほぼすべてのパッケージ入りの加工食品にも含まれています。だからこそ、原料をチェックして適切な商品を買うことが重要なのです。

ぼくは原始人から着想を得たスタイルで生活し、自然食品だけを使った料理を食べていますが、ソースや調味料がないと肉料理やサラダにすぐに飽きてしまいます。そこでぼくは原始人にもやさしい調味料のラインナップを開発しました。原料には、体に良い天然の油、スーパーフード、抗酸化成分が豊富なハーブしか使いません。

たとえば『プライマル・キッチン・マヨ』は栄養たっぷりのアボカドオイル、平飼いの有機卵、非遺伝子組み換えビートを原料とするオーガニックビネガー、海塩を少々、ローズマリーエキスで作ります。キャノーラ油、大豆、砂糖、異性化糖、乳製品、着色料、香料、充填剤は一切使っていません。このような信頼できる調味料を使えば、健康という目標のために味気ない食事を我慢する必要がなくなるのです」

まおう。

《豆類といも類》

3週間ダイエットの間、豆類といも類を禁止する一番の理由は、炭水化物が多く含まれるからだ。炭水化物がインスリンレベルにどう影響するかは、ご存じの通り。

豆類には、消化しにくいという欠点もある。豆類を食べた後にたまにむかむかするのはそのためだ。ダイエット中に腸を元気にしたくても、豆類は胃痛を引き起こす恐れがある。さらに豆類には、前述したレクチンも多く含まれており、腸を傷つけることもある。

確かに、豆類を普通に消化できる人は大勢いる。消化できる人は、3週間のダイエット後の維持段階で、良い栄養供給源として豆類を食べても構わない。また第2章でも述べたが、維持段階では時々いも類も食べられる。とはいえ現段階では……もうおわかりだろう。心を鬼にしよう。

≪食品添加物≫

今日の食品に含まれる食品添加物は、驚くほど多い――偽の色、偽の味、偽のコクなど、挙げればきりがない。残念ながら、添加物のことを知れば知るほど体に悪そうに聞こえる。

たとえば最近の調査で、スープやアイスクリームなどの食品のコクを出すために使われる乳化剤は、腸を守っている粘液層を破壊して、炎症性腸疾患やメタボリック症候群のリスクを高めることがわかった（注14）。ほとんどの加工食品に使われているグルタミン酸ナトリウムは、肥満と関連づけられている（注15）。さらに、あなたが口にする炭酸飲料には、がんのリスクを高めるカラメル色素が含まれている（注16）。

基本的に、食品添加物入りの食品を食べることは、危険を冒すことに他ならない。ほとんどの添加物は体に与える影響が解明できていないが、人間の体は元来これらを処理するようにはできていない。食品添加物は食べ物ではないからだ。今のところ、体が処理できない偽食品で代謝を下げるわけにはいかない。代謝を整えるためにも、あなたには今後3週間はこれらの食品添加物を断っていただこう。それ以降も摂取量を減らせば、体は喜ぶだろう。

≪アルコール≫

まいった！　と思った人もいるだろう。でも、ここであきらめてはいけない。私が21日間はお酒禁

ファストフードからはファストフード脳しか生まれない

ダニエル・G・エイメン。医学博士。エイメン・クリニックの創業者にして、『愛と憂鬱の生まれる場所』（はまの出版）の著者。ウェブサイトは〈danielamenmd.amenclinics.com〉

ダニエル・エイメンは世界でもっとも影響力のある精神科医であり、脳の働きを最適化することを得意とする。合成着色料や人工甘味料などのジャンクフードを追い出すのに、もう一押しが必要な人は、ダニエルのアドバイスに耳を傾けよう。

「脳は、あなたの人生を管理するCEOです。脳が適切に機能すれば、あなたも適切に活動できます。脳に問題があると、あなたも人生で問題を抱えやすくなります。

脳が健康だとより良い判断ができるため、幸せで身体的にも健康になります。より良い決定が下せるのですから、さまざまな活動で成功しやすくなります。脳しんとう、お酒の飲みすぎ、糖尿病、睡眠時無呼吸症候群など、何らかの理由で脳の健康状態が悪いと、ふさぎ込んだり、病気になったり、成功しにくくなったりしがちです。

消費カロリーのうち、脳の消費量は20～30％を占めます。ですからファストフードを食べる人は、ファストフードの心を持つことになるのです。すぐれた栄養素は健康的な心と体の基礎を築きます。正しい食事をとれば、人生の他のことも徐々に正されてくるものです」

止と言うと、真っ青になる人がいる。ほとんどの人にとって禁酒はこのダイエットで一番きついハードルだ。私も多忙な1日の終わりにワインやポテトウォッカ（じゃがいもを主原材料としたウォッカ）を1杯飲むことを楽しみにしているし、実を言うと、私もこのダイエットをするとお酒が恋しくなる。

しかし、もしあなたがこの21日間で脂肪を減らしたいなら、腹をくくっていただかねばならない。お酒は消化器系を傷つけ、前述したリーキーガットを引き起こす恐れがある——さらに現段階では、あなたの消化機能をできるだけ回復させる必要がある。おまけにお酒は肌にとって何のメリットにもならない。意志が弱くなって、炭水化物やジャンクフードが食べたくてたまらなくなるかもしれない。だから私と一緒にお酒を我慢してほしい。たったの3週間だ。あなたならできるはず。

21日目が終わって維持段階に入ったらすぐに食生活にお酒を戻して構わない。シャンパンやスコッチが恋しくなったら、ダイエットを終了した自分へのごほうびとして、値段も質も高い好きなお酒を飲む計画を立てよう。意志を貫いた自分に対して最高のごほうびになるだろう。

後々のためのアドバイス。維持段階でお酒を飲む場合は、原料に穀物を含まないお酒を選ぼう——たとえばシャンパン、ジン、スコッチウィスキー、ポテトウォッカ（私の一番のお気に入りだ）、ワ

良い油、悪い油

ジョニー・ボウデン博士。栄養士。共著に『Smart Fat: Eat More Fat. Lose More Weight. Get Healthy Now（油は賢く使え：もっと油を取って、スリムで健康になろう）』（2016）がある。ウェブサイトは〈jonnybowden.com〉

減量、栄養、健康に詳しいアメリカでも指折りの専門家であるジョニー・ボウデンは、脂質についてあらゆることを知る人物だ。だから、「キャノーラ油を捨ててココナッツオイルに切り替えなさい」という私の主張に半

信半疑な人は、ジョニーの説明を聞いてほしい。

「長い間、私たちは〈良い脂質〉と〈悪い脂質〉を知っているつもりでいました。〈悪い脂質〉とは飽和脂肪酸やトランス脂肪酸のことで、〈良い脂質〉はその他の油のことで、特に植物油やオメガ6脂肪酸が良いと思っていました。

しかしそれは間違いでした。

メタ分析とは、研究者たちが何十もの研究論文のなかから正確で質の良い論文を選び、それを統合して科学的に分析することです。二つの主要なメタ分析結果から、飽和脂肪酸は心臓病となんら関係がないことがわかりました。さらに、体に良いと思われていた油、たとえばキャノーラ油、大豆油、コーン油、べにばな油などの植物油や種子油は、炎症を誘発するオメガ6脂肪酸の含有量が多い一方で、中性脂肪を減らすオメガ3脂肪酸はわずかしか含まれていないこともわかりました。このバランスは、人間の健康にとって良いものではありません。加工食品に含まれる大豆油と、アメリカのレストランで使われる植物油の両方を食べることで、私たちの健康は、飽和脂肪酸の影響よりもはるかに有害な影響を受ける恐れがあります。

マレーシア産のココナッツオイルやヤシ油（マレーシアはヤシの木と共存しているのです）などの熱帯地方の油は、健康的な栄養素がたくさん入った優れものです。それにどちらも飽和脂肪酸の割合が非常に高い。飽和脂肪酸は、放牧されて牧草をえさに有機的に育った家畜を原料とするものであれば、なんら心配はありません。

減量には、脂質多めの食事が効果的です——砂糖と炭水化物を少なめにするとさらにいい。炭水化物は、「脂肪蓄積ホルモン」と呼ばれるインスリン濃度を上げてしまいます。たんぱく質も、炭水化物ほどではないものの、インスリン濃度を引き上げます。インスリンに影響しない食べ物の一つが脂質なのです。おまけに、無害で健康的な原料に含まれる脂質は、ホルモンと脳のバランスを整える効果があります」

インなど。これらのお酒は、ほどほどの量なら問題はない。リキュール、甘いお酒、調合済みのカクテル、穀物ベースのアルコール飲料、グルテンの含まれるビールは控えよう。

お酒を割って飲むのが好きな人は、野菜やくだものの搾り汁、ソーダ水（私のお気に入り）、ライム、レモン、オレンジの搾り汁、ココナッツミルク、ココナッツウォーターで割って飲むといい。

ただし、飲酒すると意志力が低下して食べすぎる恐れがある——あなただって減らした贅肉を戻したくはないはず。まずは高たんぱく・低炭水化物の食事をとり、健康的なスナックを用意してからお酒を飲もう。これでジャンクフードに誘惑されなくなる。また、あらかじめ何杯飲むか決めておき、その杯数に達したら飲むのをやめること。

最後に、「1日おきルール」を実践しよう。お酒は二日連続で飲まず、休肝日には水やノンアルコールのカクテルを飲もう。これで水分は補給できるし、飲酒量も抑えられる。

《ここからは食べてもいい食品について》

まだこの本を読み続けてくれているだろうか？　だとしたらあなたは本気で痩せて健康になりたいに違いない。〈NG食品〉がわかったところで、これから3週間エンジョイできる食品の話をしよう。

まずは、私が慎重に選んで食べても良いと決めた食品の特徴を話そう。

◉炭水化物の含有量が少ない食品——炭水化物が少ないと、ブドウ糖が細胞にどっと押し寄せないため、体がケトーシス状態になる。つまり脂肪がどんどん燃焼されて、体重が減りやすくなるのだ。ブドウ糖が少ないのでインスリン抵抗性は起きにくい。つまり、メタボリック症候群の症状を改善できるということだ。脂肪が減ればレプチン抵抗性が起きにくくなるため、満腹なのに甘いものなどが無性に食べたくなることもなくなる。

しかも気分が良くなる。炭水化物の摂取量が減って血糖値が安定すると、私が「超・絶好調《ゾーン》」と呼ぶ状態になる。多くの人は、血糖値のせいでいろいろな問題があるのに、それに気づいていない。血糖値が安定した私の患者は、よく「こんな爽快感は久しぶりだ」と感嘆の声を上げる。

◉脂溶性が高い食品――前述したように、脂溶性が高い栄養素は肝臓に脂肪が沈着するのを防ぎ、脂肪の分解と代謝を助ける働きがある。特に、このダイエットで推奨される食品には、体にとって有力な脂溶性物質であるコリンが多く含まれている（余談だが、エフェドラ（麻黄《マオウ》）など今では禁止されたダイエット薬が減量に効いたのは、脂溶性によるものだ――もっとも、これらの不健康なドラッグと違って、私が推奨する脂溶性の高い食品は健康的に作用する）。

◉体や肌を美しくする脂質が含まれる食品――おそらくあなたは「脂肪は体に悪い」と何年も聞かされてきたことだろう。だが、それは昔の説だ。前に述べたように、過度に加工された種子油は体に悪い。だが健康的な脂質は代謝を上げるし、何よりも肌や髪にとって欠かせない要素だ。健康的な脂質を適度に食べれば、体重が落ち、髪はつややかになり、肌は輝きを取り戻し、小じわが消えてなくなる。ここで挙げる脂質を毎日食べれば、その成果に目を見張ることになるだろう。

ジュリーとメリーズについて

私の講演会に参加したとき、ジュリーは「この話には一理ある」と感じたという。私が炎症によって肥満が起きるメカニズムを話したとき、ジュリーは自分のことだと思った。というのも、彼女は何をやっても体重が減らず、ぽっちゃり体型のままだったからだ。

ジュリーがボーンブロスの旧バージョンを始めたところ、驚くべきことが起きた。「文字通り、体が縮んだんです」。体重が14キロ減って、「贅肉が溶けて消えたんです」。

さらに「よく人から訊かれるんです、『私はどんどん年を取っていくのに、どうしてあなたはどんどん若くなってるの？』って」

ボーンブロス・ダイエットを始める前、ジュリーは乾癬《かんせん》に悩まされていたそうだ。かわいらしい顔立ちと明るい性格にもかかわらず、写真を撮られるのを嫌い、人の注目を集めるのが嫌いだった。前に紹介した患者たちと同様に、彼女も目立たない存在だったのだ。

私のアドバイスに従って食生活を変えたところ、ジュリーの乾癬は7、8割ぐらい消えた。かつてないほどエネルギッシュにもなった。むくみは取れ、太ももの贅肉は落ち、赤ちゃんのようにぐっすり眠り、さわやかに目覚められるようになったという。

ジュリーの家族もいたく感銘を受け、早速自分たちも試すことにした。ジュリーの夫は20キロの減量に成功し、膝の痛みが消えて、再び運動ができるようになった。娘は9キロ減ったうえに、アレルギーと湿疹が消えてなくなった。21歳の息子も9キロ減って、にきびが消えたそうだ。

ジュリーと違って、私のもとへ相談に訪れたときのメリーズは減量する必要がなかった。彼女がやって来たのは自分の命を救うためだった。

メリーズはセリアック病という、腸に影響する自己免疫疾患を患っていた。セリアック病患者がグルテンを含む食物を食べると、免疫系が腸内管粘膜にある絨毛《じゅうもう》を攻撃する。その結果、下痢、便秘、腹痛、吐き気、うつ病などが起きる。

通常、セリアック病の治療ではグルテンを一切とらないようにする。メリーズは1年半グルテンをとらなかったが、効果はなかった。医師は、治療抵抗性セリアック病かもしれないと語った。これは命に関わる深刻な症状で、免疫を抑制する強いステロイド剤とハイリスクな薬で治療しなければならない。

メリーズは自分の体に合った治療法を探した。そしてある日テレビで、私が食べ物で炎症を治せると話しているのを見て、試してみることにした。

私の治療プログラムを始めてわずか4日目で、メリーズは頑固な下痢に悩まされなくなった。1カ月しないうちに、痛みとけいれんがなくなった。1〜2時間ですら連続で眠れなかったのに、一晩中ぐっすり眠れるようになった。

現在66歳のメリーズは「ティーンエイジャーになった気分よ」と言う。こと自己免疫疾患に関しては、誤った食生活は体を傷つけ、ときには死さえもたらすが、正しい食生活は体を癒やしてくれる——それは彼女を見れば一目瞭然だ。

◉**細胞から毒素を取り除く食品**――現時点で一般的な食事、すなわち炭水化物と砂糖まみれの食事をとっている人は、細胞外マトリックス――細胞が泳ぎまわる〝海〟のようなもの――がねばねばして酸性になっている。私がお勧めするクリーンで栄養豊富な食事には、抗酸化作用とデトックス効果のある栄養素が豊富に含まれており、細胞外マトリックスにたまった老廃物を排出してくれる。すると細胞が元気になって若返り、肌や髪も若々しくなるだろう。

◉**ホルモン・バランスを整える食品**――どの自然食品も、すべてのホルモンのバランス――インスリンだけではない――を整える働きがある。これらを食べることで、にきび、脂性肌、乾燥肌、月経前症候群、濃いヒゲ、疲労感、頭痛、性欲の低下、うつ病など、さまざまな症状が改善するだろう。

◉**炎症を軽減する食品**――このダイエットで推奨している健康的なたんぱく源、油、野菜、くだものには、抗炎症効果のある栄養素がたくさん含まれている。しわを消して、脂肪を落とすだけでなく、頭からつま先まであなたを癒やしてくれる。実際、患者たちが炎症性の食べ物を断ち、抗炎症効果のある食品を食べ始めたときの変化には、何度驚かされたことか。

以上だ。本書でお勧めする食品が脂肪を減らし、顔のしわを消し、若返った気持ちとエネルギーをくれる理由を挙げた。次はその食品を紹介する。心の準備はできているだろうか？　これがこれから3週間、週5日ペースで食べる食品のリストだ。

【脂肪の燃焼を促す〈OK食品〉一覧】

肉

牛
鶏
ラム
七面鳥
イノシシ

【注】可能な限り、放牧飼育された家畜の肉を買おう。
豚肉は、放牧豚以外はやめておこう。

魚

新鮮な魚、または魚の缶詰。できれば天然魚を買う。
缶詰は、水またはオリーブオイル漬けのものを買う。

卵

できれば平飼い卵、または有機卵を買おう。

臓物

オーガニックレバーを探そう。

亜硝酸塩とグルテンを含まない加工肉、ベーコン、ソーセージ

【注】原材料表示をよく読んで、砂糖や食品添加物が含まれていないことを確認する。

野菜

エイコーンスクワッシュ（どんぐり形のかぼちゃ）
アーティチョーク
ルッコラ
アスパラガス
ビーツ
パプリカ
チンゲン菜

野菜

ブロッコリー
ブロッコリーレーブ（ブロッコリーかぶ）
芽キャベツ
バターナッツかぼちゃ
にんじん
カリフラワー
セロリ
セロリアック
とうがらし
コリアンダー
きゅうり
ナス
にんにく
さやいんげん
キャベツ
葉たまねぎ
ハラペーニョ
クズイモ

ケール
コールラビ
ねぎ
レタス
マッシュルーム
白菜
たまねぎ
パースニップ
オオバコ
赤チコリ（ラディッキオ）
ラディッシュ
紫キャベツ
ルタバガ（スウェーデンカブ）
海藻
スナップエンドウ
さやえんどう
そうめんかぼちゃ
ほうれん草
もやし
ペポかぼちゃ

さつまいも、ヤムイモ
スイスチャード
トマト（トマト缶や天日干しドライトマトを含む）
かぶ
クレソン
ユカイモ（キャッサバ）
ズッキーニ

【注】さつまいも、栗かぼちゃ、かぼちゃなどのでんぷんを多く含む野菜は、ほんの時々食べるようにしよう。トレーニングの後や体がだるくて気分が落ち込むときなど、エネルギーが必要なときで、〈糖質ロス〉が原因ではないときのみとする（本章最後の「困った時の対処法」を参照のこと）。

できればオーガニック野菜を買う。

とうもろこしはボーンブロス・ダイエットでは承認していないため、このリストにはない。

くだもの

りんご
アップルソース（甘味料無添加のもの）
あんず
バナナ
ブラックベリー
ブルーベリー
カンタロープメロン
さくらんぼ
ナツメヤシ
イチジク
グレープフルーツ
ぶどう
グアバ
ハネデューメロン
キウイフルーツ
レモン
ライム
マンダリンオレンジ

くだもの

マンゴー
ネクタリン
オレンジ
パパイヤ
桃
西洋梨
パイナップル
プラム
ザクロ
かぼちゃ
ラズベリー
ルバーブ
いちご
みかん
アグリフルーツ
スイカ

【注】できるだけオーガニックなくだものを買う。他のくだものより糖質が少なめのベリー類がお勧めだ。ドライフルーツ、フルーツジュースは避けること。スムージーは、このダイエットで認められている食材だけで作ったもののみ可。

健康的な脂質

アボカド
アボカドオイル
ココナッツ
ココナッツミルク
ココナッツオイル
ギー（澄ましバター。作り方は170ページを参照）
ナッツ
オリーブ
オリーブオイル
牛脂やラードなどの獣脂

発酵食品

ココナッツケフィア
キムチ
ピクルス（低温殺菌されていない冷蔵保存のピクルス）
ザワークラウト

プロテイン入りシェイク（食事の代わりに）

シェイクは、以下のプロテインが入ったものを飲むこと。

コラーゲンプロテイン
エッグプロテイン
ハイドロ・ビーフ・プロテイン
エンドウ豆《ピー》プロテイン
（お勧めというほどではないが、可）

粉末食品、増粘剤

アーモンドフラワー
くず粉
ココナッツフラワー

調味料

ココアパウダー（甘味料無添加のもの）
ココナッツアミノ（しょうゆの代替品）
魚醤
ホットソース（グルテン無添加のもの）
マスタード（グルテン無添加のもの）
こしょう
ピクルス液（甘味料と亜硫酸塩を含まないもの）
サルサソース
ケルト海塩またはヒマラヤピンク岩塩（食卓塩の代替品）
スパイス
酢

飲み物

コーヒー
ミネラルウォーター
炭酸水
紅茶
【注】〈糖質ロス〉の症状が見られる人は、カフェイン入りのコーヒーや紅茶を飲みすぎないよう注意する。その症状を和らげるには、脂質を少し多めにとろう。

リストに挙げた食品を食べると、「派手な」食の時代のなかで忘れていた意外な真実を再発見するだろう――栄養豊富な本物の食べ物には強力な力があるということだ。本物の食べ物は、贅肉を落とし、しわを消し去り、体を癒やす。なぜなら人間を細胞レベルから変えてくれるからだ。本物の食べ物にはどんな薬よりも強力な治癒力が備わっている。

このリストにあるどの食品も、それぞれのやり方で脂肪の燃焼力を高め、肌を美しく滑らかにし、体を若返らせてくれる。以下にいくつか例を挙げよう。

■放牧牛の肉に含まれる共役《きょうやく》リノール酸（CLA）には、体脂肪を減らす働きがある（注17）。
■卵には、脂溶性が高いコリンと脂肪燃焼効果のある栄養素が豊富に含まれている。
■柑橘《かんきつ》類、にんにく、たまねぎ、アブラナ科の野菜（ブロッコリー、カリフラワー、ケールなど）は、肝臓の毒素排出を助け、体の浄化を促す。
■魚に含まれるオメガ3脂肪酸には二つの役割がある。炎症を軽減し、肌細胞をふっくらさせて、肌に弾力性をもたらす。
■ベーコン（そう、あのベーコンだ）には、脂肪燃焼効果のあるコリンが多く含まれる。

近道はないのかって？

〈OK食品〉と〈NG食品〉のリストに怖じ気づいた人のために、通常日の食事を手軽にする方法がある。1日3食の食事を、第6章と第7章で紹介したレシピから選んだ料理だけでまかなうのだ。あとは、間食としてボーンブロスを2杯飲む以外は何も口にしない（ただし、138ページの「困ったときの対処法」で取り上げた二つの例外ケースを除く）。料理をやりたくない人は、166ページの《料理はニガテって？ 心配ご無用！》を参照してほしい。サラダや丸鶏のあぶり焼きの買い方などを紹介している。136ページに、「食べ物の摂取量のめやす」を定めているので、それをきちんと守ってほしい。

キッチンで料理の腕を発揮したい人は、本書のレシピは気にせずに、独自に朝食、昼食、夕食を調理しよう。本章の〈OK食品〉に挙げた食材を使う限りは、気の向くままに料理して構わない。

■ココナッツの脂肪分とアボカドには、強力なしわ予防効果がある。これらに含まれる脂肪酸が細胞膜を強化してくれるからだ。また、ココナッツオイルに含まれるラウリン酸は減量に効果がある。
■キムチ、ザワークラウト、ココナッツケフィア、低温殺菌されていないピクルスなどの発酵食品はプロバイオティクス（体に良い影響を与える微生物を含む食品）で、腸の善玉菌のえさになる。食べ物の消化がスムースになり、リーキーガットを予防できる。
■アスパラガス、たまねぎ、にんにく、クズイモもプロバイオティクスだ。これらに含まれる水溶性食物繊維が、腸内細菌のために健康的な「土壌」を作ってくれる。
■魚と海藻に多く含まれるヨウ素は、甲状腺機能の向上を助けてくれる。
■ブルーベリーに含まれる栄養素は、コラーゲン繊維の形成を助け、しわや肌の欠点をカバーしてくれる。
■岩塩に含まれるミネラルは、肌細胞の水分を吸収して、目の下のたるみを目立たなくしてくれる。
■野菜に含まれる食物繊維は、減量をサポートしてくれる。たとえばある研究調査で、大人の被験者に食物繊維の摂取量を増やしてもらったところ、腸内で肥満を防ぐバクテロイデス門が増え、肥満の原因になるファーミキューテス門が減った。ファーミキューテス門よりもバクテロイデス門の割合の方が高くなると、ＢＭＩ値が低くなる傾向がある（注18）。

これらだけでなく、〈ＯＫ食品〉のリストにある食べ物はすべて脂肪燃焼効果と強力なアンチエイジング効果がある。さらにこれらは互いに作用し合い、それぞれの効果をさらに高める。だから〈ＯＫ食品〉をたくさん食べ、さらにボーンブロスの癒やしのパワーをプラスすると、贅肉としわが消え、若返った気持ちになり、何年も味わったことがないほど生き生きとするだろう。

さて、〝善食リスト〟のなかに、注意が必要な食品グループが一つある。読者のなかには、ナス科の野菜（パプリカ、ナス、とうがらし、トマトなど）と相性が合わない人もいるだろう。ボーンブロス・ダイエットを始めて１～２週間たっても消化の問題や炎症が続く場合は、ナス科の野菜を控えて、様子を見てみよう（本書のほとんどのレシピは、ナス科の野菜を除外しても問題はない）。

健康的な脂質は足りているだろうか？

デイヴ・アスプリー。著書に『シリコンバレー式自分を変える最強の食事』（ダイヤモンド社）がある。完全無欠コーヒーの考案者。ホームページは〈bulletproofexec.com〉

私が勧めるコーヒーはただ一つ、完全無欠コーヒーだけだ。通常のコーヒーはカビ毒が含まれがちだが、完全無欠コーヒーは検査を行なってパフォーマンスの低下を招く毒素を除外している。このコーヒーにグラスフェッドバターとＭＣＴオイル（中鎖脂肪酸油）を加えると――そう、デイヴはコーヒーに脂質をブレンドするのだ。しかもおいしいコーヒーになる――脳細胞が活性化されて、エネルギーが満ちてくる。これらの健康的な脂質にどんな効果があるのか、デイヴが解説してくれた。

「現在、肥満と病気と疲労感に悩まされる人が何百万人もいるのは、健康的な脂質が足りていないからだ。ホルモンは飽和脂肪酸でできているし、脳は脂肪でできている。細胞膜もすべて脂肪でできている。低脂肪の食事を取ると、体の主要なシステムが存分にパフォーマンスを発揮できなくなる。だから甘いものなどが無性に食べたくなったり、疲労感を覚えたりするのだ。

だからケリアンのアドバイスに従って、脂質を取ろう。重要なのは、質の高い脂質を取ることだ。植物油やピーナッツバターではだめだ。ココナッツオイルやグラスフェッドバターなどの飽和脂肪酸は、動脈硬化を引き起こしたりしない。それどころか体のパフォーマンスを上げ、見栄えも良くしてくれる。健康的な脂質たっぷりの食事を取ると、体は砂糖ではなく脂肪を燃やすようになり、太りにくくなる。血圧も安定する。みなぎるほどのエネルギーもわいてくる。満腹感が持続するので、甘いものなどを無性に食べたくなることもなくなる。

特に、体にはココナッツオイルなどに含まれる中鎖脂肪酸を安定的に供給する必要がある。中鎖脂肪酸は、もっともクリーンでダイレクトに体に届くエネルギー源だからだ。中鎖脂肪酸は、体の脂肪を取り除きこそすれ、増やすことはない。さらに、ひきしまった筋肉を形成してくれる。トップクラスのアスリートたちがＭＣＴオイルのサプリメントをとるのはそのためだ。

グラスフェッドバターも欠かせない。14グラムのグラスフェッドバターにはビタミンAが150μg（マイクログラム）含まれているし、カロテンの含有量はにんじんよりも多い。おまけにビタミンK_2、ビタミンD、ビタミンEもたくさん含まれている。さらにバターに含まれる酪酸塩と呼ばれる短鎖脂肪酸には、炎症を抑える働きがある。酪酸塩には精神疾患を予防する働き、エネルギーの消費量をアップする働き、体組成（体を形成する脂肪、筋肉、骨、水分の割合のこと。バランスが悪いと生活習慣病などにかかりやすくなる）を改善する働き、腸管壁の漏れ（リーキーガット）を改善する働きがあることが、動物実験からわかったという。

要するに、ココナッツオイルやバターに含まれる健康的な脂質は、強くてスリムで若々しい体を保ち、脳の健康を保つうえで、重要な要の一つなのである。アドバイスがほしいって？　半信半疑な人は、健康的な脂質をもっと取ってみよう――減らすのではなく！」

《ダイエットのもう一つの重要な要素――水について》

プチ断食日には、ボーンブロスから水分をたくさん補給できる（コーヒーや紅茶を飲む人はさらに）。それ以外の通常日には、できるだけたくさん水を飲むよう心がけよう。水は体内の毒素を排出してくれるし、空腹を抑えることができる。空腹だと思っていたら、脳が空腹信号を混同しただけで、実は喉がかわいているだけだったりするものだ。

十分に水分をとっているかどうかを調べるローテクな方法がある。尿をチェックするのだ。1日に6回はトイレに行くこと。尿はうすい黄色が望ましい。あまりトイレに行かない人や、濃い黄色の尿が出る人は、もっと水分を取った方がいい。

アドバイスを一つ。ダイエットの効果を高めたい人は、毎朝大きめのグラスにレモンの搾り汁と水を入れて飲もう。おもしろいことに、レモンは酸性なのに、レモン水を飲むと体はアルカリ性になりやすくなる（つまり体に良いということだ）。

《これも重要――食事の摂取量について》

ダイエットを始める前に、もう一つ重要なことがある――食べ物の摂取量をコントロールすることだ。

第2章で、カロリー数も炭水化物量も脂質量も計算しなくていいと書いた。このように摂取量を量ることは不自然だし、食べる楽しみがなくなる（楽しくなければ食事じゃないというのが私の信条だ）。何よりも、計算しながら減量する人はいつも失敗するではないか。

私はあなたに、今後ずっと自然に食べられるようになってほしいと思う。体が何をどれぐらいの量必要としているのか、本能的にわかるようになってほしい——人間は過去何百万年もそうやって生きてきたのだから。

しかし、自然に食べられるようになるには、自然な摂取量を知らなければならない。人間は生まれながらに自然な摂取量を知っている。赤ん坊や子どもが食べすぎることがめったにないのはそのためだ。しかしレストランで出される食事量——大抵の場合、必要な量より2〜3倍多い——に慣れている人は、体がどれだけの量の食事を必要としているかを本能的に把握するのは難しいかもしれない。

幸い、摂取量を「心のはかり」で簡単に量る方法がある。キッチンスケールも電卓もいらない。次のページに摂取量を量るための簡単な説明がある。さらに、151ページにある「一目でわかる摂取量のめやす」を見れば、食事のたびにどの〈OK食品〉をどれぐらい食べればいいか、簡単に計算できるようになる。

《食べ物の摂取量のめやす》
理想の栄養バランスとは

たんぱく質の摂取量

1回の食事での肉、魚の摂取量は、手のひらの大きさと厚みにすること。卵の摂取量は、片手でつかめる数とする(女性は2~3個、男性は3~4個ぐらい)。ただし、卵白だけなら、その2倍の数を食べても良い。食事には毎回たんぱく質を1食分取り入れること。

でんぷんを含まない野菜の摂取量

1回の食事で摂取する量は、ソフトボールサイズ以上とする。あまり多くは食べられないと思うが、最低でもソフトボール2~3個程度を皿に盛ろう。

でんぷんを多く含む野菜の摂取量

さつまいも、クズイモ、コールラビ、栗かぼちゃなどのでんぷんを多く含む野菜の摂取量は、女性は野球ボールぐらい、男性はソフトボールぐらいとする。

ただし、でんぷんを多く含む野菜を取るのは、トレーニングの後に疲労から回復するときや、体がだるくて気分が落ち込むときで、〈糖質ロス〉が原因ではないときのみとする(138ページの

「困ったときの対処法」を参照のこと）。

くだものの摂取量

くだものの1食の摂取量は、くだもの½個とする（たとえばりんご半分、オレンジ半分など）。ベリー類やぶどうやトロピカルフルーツはテニスボールぐらいとする（約½カップ）。こぶし1個分の量であり、さいの目に切ったフルーツで½カップ程度。1日につき2食以下とし、糖分の摂取を分散させるために、時間をおいて食べること。

脂質の摂取量

液体の脂質の摂取量は、ピンポン玉1個分ぐらいとする。つまり、スーパーボール1個か親指1～2本分程度だ（大さじ1程度）。

ナッツ、シード、ココナッツフレーク、オリーブは1食につきひとつかみ程度。

アボカドは、1食につき¼個～½個ぐらい。

缶詰のココナッツミルクは、1食につき⅓缶～½缶ぐらい。

食事には毎回脂質を1～2食分取り入れる。

《困ったときの対処法》

ボーンブロス・ダイエットは簡単で即効性のあるダイエットだが、思うようにいかないときもある。スムースに問題を解決する方法を紹介しておこう。

《問題その①――「おなかがすいて仕方がない！」》

このダイエットでは、体に必要なカロリーと栄養素をすべて摂取できる。とはいえ、以下の二つの理由からもっと食べ物がほしくなることがある。

一つめの理由は、第2章で説明した〈糖質ロス〉によるものだ（この問題は重要なので必ず読むこと。まだ読んでいない人は今すぐ目を通そう）。〈糖質ロス〉が原因かどうかは、時期と症状から判断できる。大抵の場合、この症状はダイエットを始めてから2～7日目に始まり、3～7日間ほど続く。前述したとおり、〈糖質ロス〉になると疲労感を覚えたり、怒りっぽくなったり、神経質になったり、いつもとは違う嫌な気分になったりする。

〈糖質ロス〉のせいでおなかがすく場合は、食事に少し脂質を足すと楽になる。甘味料無添加のココナッツチップス、オリーブ（塩分を洗い流すこと）、アボカド半個などを食べよう。この段階はとにかく乗り越えることが大事だ。幸い、長く続くわけではない。

〈糖質ロス〉段階をすぎても時折おなかがすく場合は、実際にエネルギーが少し足りないのかもしれない。その場合は、次の食事にでんぷんを多く含む野菜（これを私は「エナジー・ベジー」と呼んでいる）を少し加えよう。さつまいもを半分とか、クズイモを少しとか。私はよくクズイモを食べる。クズイモには腸内フローラのえさになる水溶性食物繊維が豊富に含まれ、マイクロバイオーム――微生物の集合体のこと――の健康を維持してくれる。

《問題その②――「体重が減らない！」》

ボーンブロス・ダイエットを始めて数日すると、体はケトーシス状態になってびっくりするほど脂肪を燃焼し始める。

しかし時折、私に電話をかけてきて「魔法が起きてくれない」と訴える患者がいる。そんな声が聞こえてくると、私はちょっとした問診を行なう。ほぼすべての状況において、問題点は以下の7つのいずれかに絞られる。

脂肪が減らない場合は、以下の7つの質問を自問してみてほしい。

◉くだものの食べすぎでは？――くだものには果糖が多く含まれる。少量のくだものは体に良いが、食べすぎるとインスリンが大量に分泌されてしまう。くだものの適量は、ベリー類やカットフルーツがひとつかみ程度、グレープフルーツやりんごなどの大ぶりのものが半個ぐらいだ――それを忘れないでほしい。

◉ナッツの食べすぎでは？――〈OK食品〉リストにあるものの、ナッツ類はほどほどの量にしておこう。ひとつかみ以上は食べないこと。

◉キッチンに〈NG食品〉があるのでは？――ポテトチップスやクッキーなどの炭水化物まみれの食品を食品棚や冷蔵庫などに置いていてはいけない。誘惑に負けてつい手を伸ばしてしまいがちだ。人にあげるか、できれば処分してしまおう。

◉脂質を避けているのでは？――重要なので繰り返そう。適量の脂質を食べると、脂肪を減らしやすくなる。脂質をとってみれば、それがわかるだろう。

◉健康的な脂質のとりすぎでは？――前述した通りに油の量をきちんと量れば、とりすぎることはない。

◉栄養分の摂取量を意識していないのでは？――151ページの「一日でわかる摂取量のめやす」を心にとどめておこう。たんぱく質をとりすぎてもいけないし、低炭水化物の野菜が少なすぎてもいけない。

◉まだ完全に断ち切れない食べ物がある？――その食べ物（または飲み物）を断ち切れずにいると、体がケトーシス状態にならず、痩せようという努力が無駄になってしまう。心を鬼にする――これを忘れてはいけない。

《きちんと食べよう》

ボーンブロスを飲むと、その満足感にびっくりするかもしれない。ボーンブロスはこの世でもっとも健康的で満腹感のあるデトックス料理だ。とはいえその努力を実らせるには、このダイエットの基本を充実に守ることだ——すなわち、毎回食事にたんぱく質、野菜、健康に良い脂質を取り入れることだ。手っ取り早く痩せようとすると、十分な満足感が得られず、「超・絶好調《ゾーン》」の状態にもなれない。脂質をとることは安全策でもあるのだ。脂質をとるのをやめれば、その違いを感じ取れるだろう。問題点が見つかったら、それを修正しよう。あとは体がやるべきことをやってくれるはずだと信じて耐えよう。食事を調整すれば、魔法は起きるはずだ。

正しい食生活を送ることは、世捨て人になることではない。健康的な生活を送りながら、人々と交流して強い絆を維持する方法はある。

《誘惑に負けても気にしない》

第2章で話した通り、たとえ誘惑に負けても自己嫌悪に陥る必要はない。「やっちゃったよ、ケリアン。オートミールを1杯食べちゃった（あるいはスパゲティを1皿、アイスクリームを1杯、ハイボールを1杯でも）」などとあなたが告白したとしても、全然問題ない。私はダイエット警察ではないし、私だっていつも完璧なわけではないのだから。

とはいえ、現実を無視するわけにはいかない。私は、21日間であなたの体を脂肪燃焼マシンに変えて、脂肪としわを減らすためにサポートすると約束した。約束を守るために、あなたには常に糖質制限《ローカーボ》を実践してもらわなくてはならない。
3週間の間にたとえ一度でも誘惑に負けると、体はケトーシス・モードを脱してしまう。つまり代謝が元に戻ってしまうということだ。体は再びブドウ糖を燃やしてエネルギーにし始め、もう一度脂肪燃焼モードに戻るまでには時間がかかる。しかも、それだけではない。そのままでは、炎症の悪循環をとめることも、腸を回復させることも、血糖値を安定させることもできない。

私が前述したことを思い出してほしい——禁断の食べ物につい手を出してしまっても、自分を責めないこと。3週間プログラムをリセットして、やり直そう。私の患者のなかには、2~3回誘惑に屈した後にようやく3週間やり遂げる人が何人もいる。私が「誘惑に負けても問題ないわよ」と言うと、彼らは驚く。だが、私が知る限り、大抵の人はやり遂げるのである。

第2部

レシピ、献立、作りおきのコツ

第5章

おいしいボーンブロスの作り方

ボーンブロス・ダイエットを始めるにあたって、十分な量を確保しなければならないものがある——ボーンブロスだ。アメリカの場合、大都市に住んでいて金銭的にもゆとりがある人は、しゃれたレストランでボーンブロスを買える。だがボーンブロスは調理が簡単なので、是非自分で作ってみてほしい。

第5章では、ボーンブロスの基本のレシピを二つと、ニューヨークやハリウッドレベルのおいしいグルメ向けのスープを紹介する。どちらのボーンブロスも栄養がたっぷりつまっていて、びっくりするほどおいしい（おまけに1杯に9ドルもかからない）。

プチ断食日には好きなボーンブロスを飲めるが、アドバイスが一つある——さまざまなレシピを試してみよう。そうすればボーンブロスに飽きにくくなるし、体に複数の栄養素を供給できる。

味と栄養素といえば、ボーンブロスの主役となる材料、すなわち骨について少し話そう。おいしくて栄養たっぷりのブロスを作るには、まずは適切な骨をそろえよう。どの骨を使えばおいしいブロスを作れるかについて、アドバイスする。

《精肉店と友だちになろう》

「ボーンブロスに使う骨はどうやって選べばいいの？」と人々からよく訊かれる。選ぶ基準はとてもシンプルなので、参考にしてほしい。

ここで重要なのは精肉店と親しくなることだ。私のチームは毎日料理をして新しいレシピを試しているが、私の行きつけの精肉店は、私の望み通りの骨を手に入れてくれる。店にない特別な骨も喜んで取り寄せてくれる。

骨を選ぶときは、できるだけ牧草を食べて育った《グラスフェッド》オーガニックな放牧動物の骨を探そう。これらの骨の方が栄養豊富だし、毒素の少ない環境で育った健康的な家畜の骨である場合が多い。骨は、軟骨を多く含むものを選ぼう。軟骨に含まれるコラーゲンは、じっくり煮込むことでゼラチンに分解されるからだ。前述したように、ゼラチンはヒーリングとアンチエイジングに効く強力な栄養素なのだ（繰り返し言うが、ゼラチンは「天然のボトックス注射」だ。常備しておこう）。

軟骨が豊富な豚足は、食材の味を損なわないので、安心してチキンボーンブロスに入れよう。さらに私は、ボーンブロスに骨付き肉も入れて煮込む。肉を入れると、味に深みが増すからだ。

チキン・ボーンブロスには、鶏ガラ、首骨、背骨、足を使おう。精肉店に行けば、どの骨も安価で手に入るはずだ。ゼラチンがもっとも多く含まれるのは鶏足《もみじ》だが、注文しなければ手に入らないかもしれない。豚足を加えてゼラチンを足すと良いだろう。私はいつもおいしく仕上げるために丸鶏1羽に骨付きもも肉、手羽先を加える。

魚の骨については、鮮魚店で「脂の少ない魚のアラがほしい」と伝えよう。つまり、鮭やマグロの骨は使わないということだ。カラスガレイ、ターボット（ヒラメの一種）、ティラピア（タイに似た淡水魚）、タラ、メバルなどの低脂肪な白身魚を使おう。良い店は、魚を丸ごと買って自分たちで捌き、アラを捨てる。頼んでおけば、喜んでアラを取っておいてくれるだろう。

魚の頭もお勧めだ。見た目に抵抗があるかもしれないが、魚の頭にはゼラチンが豊富に含まれている。さらに、フィッシュ・ボーンブロスにエビの殻を入れると、もっと多彩な味を出せる。魚の骨は鶏の骨よりもずっとやわらかくて繊細だ。調理するとすぐに煮くずれてしまうので、煮込みすぎないよう注意しよう。

日々の料理で出る残りものの骨を冷凍庫で保存しておき、ボーンブロスを作るときに冷凍庫から取り出せば、お金を節約できる。しかし、ボーンブロス向きの骨が十分にそろうまでには時間がかかるので、骨を買うことも計画に入れておこう。

≪料理のコツ≫

ボーンブロスの作り方は実に簡単だ。とはいえ、初めて作る人は以下の点に注意しておいていただきたい。

まず、できあがったボーンブロスは冷蔵庫で冷やすと、ゼラチンみたいにプルプルになる。冷やしてもゼラチン状にならない場合は、次の原因が考えられる。

◉ボーンブロス向きの骨を使ったか？——軟骨が豊富に含まれる骨を使うこと。なぜなら軟骨に含まれるコラーゲンが、加熱するとゼラチンになるからだ。前述した骨を使わないと、冷やしてもゼラチン状にはならないだろう。

ゼラチンの量をもっと増やすには、豚足や鶏足《もみじ》などの足を入れよう。そんなに気持ちの悪いものではない。一度調理すれば、すぐに慣れる。私が約束する！

◉水が多すぎるのでは？——水が多すぎるとブロスが薄まってしまう。ボーンブロスを作るときは、材料が隠れる程度に水を入れれば十分だ。

◉ブロスを煮立てたのでは？——骨を煮出すときは、沸騰しない程度の弱火で煮込むこと。また、鍋の大きさに合ったガスコンロを使おう。私がブロスを作るときは、大きな鍋を一番小さいガスコンロにかけて弱火で煮込む。鍋の大きさに対してガスコンロの火力が強すぎる場合は、スロークッカーを使うか、大きい鍋を買うか（一度にたくさん作れるようになる）、底の厚い鍋を買うか、調理中にふたを開けておくか、少しずらしておこう。

◉調理時間が長すぎ、または短すぎでは？——ボーンブロスの各レシピに記載している調理時間を守ろう。魚は火の通りがずっと早い。

それから、レシピに含まれる酢《ビネガー》には重要な働きがあることを覚えておいてほしい。酢には骨に含まれるたんぱく質を分解する働きがあるため、骨の栄養素がたっぷりと煮汁に溶け出すのだ。できあがったボーンブロスには酢の味は出ないので、ためらわずに入れてほしい。

ボーンブロスの基本をマスターしたら、実験してみよう（料理が楽しくなる）。創造力を発揮して、レシピにないハーブやスパイスを使ってみよう。タイムはチキンボーンブロスに合うし、にんにくもお勧めだ。基本のボーンブロスとお試しのスパイスをカップに入れて味見して、おいしかったら鍋で作ってみよう。

さて、重要なアドバイスがある。ブロスはいろんなレシピで使うので、鍋に塩を入れないでほしい。塩を入れるなら、飲む前にブロスに入れてほしい。

お手持ちのスロークッカーが小さい場合は（2.3リットル以下の容量）、レシピの材料を減らそう（ブロスを作るときは厳密に量る必要はない）。とはいえスロークッカーよりも、大型の鍋やスープ鍋をガスコンロにかける方が簡単に作れる。

さて、骨について少し話そう。

使う骨の量は、スロークッカーや大鍋の大きさによって異なる。水を入れる隙がないほど、骨をぎゅうぎゅうに鍋に詰め込みたいところだ。残りものの骨があれば、鍋に入れてしまおう。

精肉店で鶏の骨が手に入らない場合も、背骨や首骨なら手に入るかもしれない。これらの骨でもおいしいボーンブロスはできる。

鶏足を使う場合、黄色い外皮がついていたら、それを取り除く必要がある。沸騰したお湯に鶏足を

10〜20秒ほどつければ、外皮がむきやすくなる。20秒以上沸騰させると、皮が固くなってむけなくなるので注意しよう。また、骨を凍らせる前の方が皮をむきやすい。気になる人はかぎ爪も切り落としておこう。

基本のボーンブロスのレシピと

3週間プログラム お勧めメニューレシピ

このダイエットの中心となるボーンブロスの作り方と
3 週間プログラムでとるのに理想的な〈OK 食品〉を使ったレシピを紹介する。
献立は、次ページの「一目でわかる摂取量のめやす」で摂取量のめやすを提示した。
各メニューには、たんぱく質× 1 食、野菜× 1 皿、というように摂取量の
めやすを表示してあるので、このプランにのっとって、献立を組み立ててみよう。
277 ～ 279 ページには、本書で紹介するメニューを使った 3 週間の献立の例を
紹介しているので参考にしてほしい。

【一日でわかる摂取量のめやす】

	朝食	昼食	夕食	間食
1日目	たんぱく質×1食 脂質×1食 くだもの×1食	たんぱく質×1食 野菜×2皿 脂質×1食	たんぱく質×1食 野菜×2皿 脂質×1食	ボーンブロス＊
2日目(プチ断食日)	ボーンブロスを飲む コーヒー (ブラックのみ)、 紅茶、水も可	ボーンブロスを飲む コーヒー (ブラックのみ)、 紅茶、水も可	ボーンブロスを飲む コーヒー (ブラックのみ)、 紅茶、水も可	【第1プラン】 ボーンブロス 【第2プラン】 夜7時の間食、 または公認シェイク
3日目	たんぱく質×1食 脂質×1食 くだもの×1食	たんぱく質×1食 野菜×2皿 脂質×1食	たんぱく質×1食 野菜×2皿 脂質×1食	ボーンブロス＊
4日目	たんぱく質×1食 脂質×1食 くだもの×1食	たんぱく質×1食 野菜×2皿 脂質×1食	たんぱく質×1食 野菜×2皿 脂質×1食	ボーンブロス＊
5日目(プチ断食日)	ボーンブロスを飲む コーヒー (ブラックのみ)、 紅茶、水も可	ボーンブロスを飲む コーヒー (ブラックのみ)、 紅茶、水も可	ボーンブロスを飲む コーヒー (ブラックのみ)、 紅茶、水も可	【第1プラン】 ボーンブロス 【第2プラン】夜7時の間食、または公認シェイク
6日目	たんぱく質×1食 脂質×1食 くだもの×1食	たんぱく質×1食 野菜×2皿 脂質×1食	たんぱく質×1食 野菜×2皿 脂質×1食	ボーンブロス＊
7日目	たんぱく質×1食 脂質×1食 くだもの×1食	たんぱく質×1食 野菜×2皿 脂質×1食	たんぱく質×1食 野菜×2皿 脂質×1食	ボーンブロス＊

＊プチ断食日は、ボーンブロスを1日にマグカップ6杯まで飲める。
＊疲れているとき、気分が落ち込むとき、もっとエネルギーがほしいときは、
間食時にボーンブロスを1日にマグカップ2杯まで飲める。

ポイント▶▶　レシピに記載されている各栄養素の摂取量を参考に、食事量を計算しよう。

【メニュー目次】

【基本のボーンブロス】

【朝食】

【ランチまたはディナーのメインディッシュ】

チキン・ボーンブロス

準備時間：15分／調理時間：4〜6時間

【材料】
（ボーンブロス4.5ℓ分。分量は鍋の大きさによって異なる）
鶏の骨、鶏ガラ…1.3kg以上（鶏3〜4羽分）
鶏足…6〜8本。または豚足1本
丸鶏…1羽
ドラムスティック、骨付きもも肉、手羽先…4〜6本
アップルサイダービネガー（りんご酢）…¼〜½カップ。使用量は鍋の大きさによる
水（できれば浄水器を通したもの）…鍋に入れた骨と肉が隠れる程度の量
にんじん…2〜4本。皮をごしごし洗って、乱切りにする
オーガニックセロリ…3〜4本。葉も使う。適当な大きさに切る
たまねぎ…1個。くし形に切る
（お好みで）トマト…1個。くし形に切る
クローブ…1〜2個
黒こしょうの実…小さじ2
パセリ…1束

①スロークッカーか大鍋に骨と肉をすべて入れる。アップルサイダービネガー（りんご酢）を加え、材料の2〜3センチ上ぐらいまで水を入れて、ふたをする。
②水が沸騰するまで中火で加熱する。ブロスの表面に浮いてくるあくを、ていねいにすくい取る。スロークッカーで調理する場合は、水が温まってあくが出てくるまでに2時間ほどかかる。
③にんじん、セロリ、たまねぎ、クローブ、黒こしょうの実、（お好みで）トマトを加え、弱火にする。ブロスは沸騰しない程度の温度で煮込む。沸騰して2時間ぐらいまでは、何度かあくを取る。4〜6時間ほど煮込み、水が蒸発したら骨が隠れる程度まで水を足し、完成の1時間前にパセリを入れる（煮込み中に何度か水を足す必要がある）。
④煮込みが終わったら、スロークッカーのスイッチを切る、または鍋をガスコンロからおろす。トングか穴あきおたまを使って、鍋の中の骨と肉をすべて取り除く。鶏肉は取っておいて、別のレシピに使おう。目のこまかいざるでブロスを漉して、肉や野菜の残りを取り除く。
⑤ブロスを容器に入れて粗熱を取り、1時間以内に冷蔵庫に入れる。油分が気になる人は、ブロスが冷えてから取り除こう。冷えたブロスがゼラチン状になっていることを確認する。ブロスは冷蔵庫で5日間、冷凍庫なら3カ月程度もつ。

フィッシュ・ボーンブロス

準備時間：15分／調理時間：1時間15分

【材料】
（ボーンブロス4.5ℓ分。分量は鍋の大きさによって異なる）
魚の骨や頭…2.3～3.2kg。カラスガレイ、タラ、シタビラメ、メバル、
ターボット、ティラピアなど脂の少ない大きめの魚をたくさん使う（メモを参照）
ギー（澄ましバター）…大さじ2（170ページを参照）
にんじん…1～2本。皮を洗って適当な大きさに切る
オーガニックセロリ…2本。葉も使う。適当な大きさに切る
たまねぎ…2個。粗みじん切りにする
水（できれば浄水器を通したもの）…鍋に入れた骨と肉が隠れる程度の量
ローリエ…1枚
クローブ…1～2個
黒こしょうの実…小さじ2
ブーケガルニ…1本。またはフレッシュパセリひとつかみとタイム4～5本

①魚を洗い、はらわたを取り除く。
②大鍋にギーを入れて、弱めの中火か弱火で加熱する。にんじん、セロリ、たまねぎを加え、時々かきまぜながら20分ほど炒める。
③魚を入れ、材料の2～3センチ上ぐらいまで水を入れる。中火にして、水が沸騰する直前ぐらいまで加熱する。ブロスの水面に浮いてくるあくを、ていねいにすくい取る。ローリエ、クローブ、黒こしょうの実、ブーケガルニ（またはパセリとタイム）を加え、弱火にする。鍋のふたを外すかずらすなどして、沸騰しない程度の温度で50分ほど煮込む。あくが浮いてきたら、すくう。
④煮込みが終わったら、鍋をガスコンロからおろす。トングか穴あきおたまを使って、鍋のなかの骨と身をすべて取り除く。ブロスは目のこまかいざるで漉して、身や野菜の残りを取り除く。
⑤粗熱が取れたら、冷蔵庫で保存する。油分が気になる人は、ブロスが冷えてから取り除こう。冷えたブロスが、ゼラチン状になっていることを確認する。ブロスは冷蔵庫で5日間、冷凍庫なら3カ月程度もつ。

メモ▶▶
鮭などの脂っこい魚は、煮出すと嫌な臭いがするので、脂の少ない魚をたくさん使う。魚の骨に含まれる軟骨はゼラチン化するのが早いため、フィッシュ・ボーンブロスはガスコンロで調理することをお勧めする。

訳注：日本では1カップ＝200mlですが、アメリカでは1カップ＝236mlです。原書に1カップと表記されていたものは、本書ではそのまま1カップと訳していますが、気になる方は1カップ＝236mlで計量していただければ、レシピの味をより正確に再現できます

《チキン・ボーンブロス》を使ったレシピ

アジア風チキン・ボーンブロス

準備時間：５分／調理時間：５～10分

【材料】（４杯分）
チキン・ボーンブロス（154ページ）…４カップ
レモングラス…８㎝程度。2.5㎝幅に切る
にんにく…小１片。つぶしておく
しいたけ…ひとつかみ程度。薄切りにする
万能ねぎ…２本。１㎝幅に小口切りにする
ケルト海塩またはヒマラヤピンク岩塩…適量
黒こしょう…適量
コリアンダーの粗みじん切り…大さじ２

①鍋にボーンブロスを入れて中火で加熱する。レモングラス、にんにく、しいたけ、万能ねぎを加える。弱めの中火か弱火にして、煮立てないよう注意しながら５～10分ほど加熱する。野菜がやわらかくなったらできあがり。
②レモングラスとにんにくを取り除く。塩と黒こしょうで味を調え、最後にコリアンダーを散らす。

スパイスをたくさん使おう

ボーンブロスに含まれるハーブやスパイスは、味覚を刺激するだけではない。代謝をアップさせ、脂肪を燃焼させ、消化管の健康も促してくれる。いくつかのハーブとスパイスの効能を紹介しよう。

- しょうが（ジンジャー）――体を温めるこのスパイスには抗炎症効果がある。また、腸管を落ち着かせる働きもある。しょうがを食べると血行が良くなるため、代謝も上がると考えられる。
- にんにく（ガーリック）――にんにくは栄養豊富で、抗酸化物質がたっぷり含まれている。にんにくをつぶしたり、刻んだり、噛んだりすると、強力な抗酸化物質であるアリシンが生成される。さらににんにくは、LDL 悪玉コレステロール値を下げ、心臓病のリスクを減らしてくれる。遊離基《フリーラジカル》による酸化のダメージを抑えるため、アンチエイジングの効果もある。にんにくは何千年も前から薬として利用されてきた。西洋医学の父と呼ばれる古代ギリシャの医師ヒポクラテスは、さまざまな症状を治療するために、にんにくを処方した。
- ターメリック（ウコン）――ターメリックに含まれる有効成分はクルクミンだ。クルクミンは脂肪細胞の形成を遅らせるため、体脂肪率が下がり、体重をコントロールしやすくなる。抗炎症効果があり、インスリン抵抗性を緩和する働きもある。
- 黒こしょう――こしょうのぴりっとした辛みはピペリンという化合物によるものだ。ピペリンは、ターメリックの有効成分であるクルクミンの血中濃度や吸収を高め、クルクミンの科学的利用能（栄養素などが生体内に吸収されて利用される度合い）も高める。
- グラウンド・レッドペッパー（とうがらし）――とうがらしの辛み成分であるカプサイシンは、脂肪を分解し、血液中の脂質レベルを引き下げるとされている。カプサイシンによって体温が上がるため、一時的に脂肪の燃焼がアップすると考えられる。
- クミン――このハーブは消化を助け、エネルギーの生成を促す働きがある。
- カルダモン――食べると体が温まるこのスパイスは、代謝を上げ、脂肪の燃焼を促す働きがある。

ボーンブロスがないって？　心配ご無用！

スープやブロスは、店で買うよりも自分で作る方がずっと健康的だ。店の商品は、グルタミン酸ナトリウムや添加物が含まれている場合が多いからだ。とはいえ、多忙を極める日々の生活では、大鍋でボーンブロスを煮込んでいる時間がないときもある。幸い、今や粉末タイプのボーンブロスが手に入るようになった。体に悪いものや添加物は含まれておらず、栄養価も液体のボーンブロスに引けを取らない。

粉末タイプのボーンブロスのメリットの一つは、携帯できることだ。旅行するときも、軽い個包装なのでアメリカでは簡単に航空機内に持ち込める。液体と違って、チェックインで心配する必要もない。大抵のホテルや空港ではお湯が手に入るので、急場しのぎにボーンブロスをカップ一杯飲めば、食事の時間まで胃をもたせることができる。お湯を注いでかき混ぜるだけで、できあがりだ。

また、家族が突然病気になったときも、冷蔵庫にボーンブロスがなくても、粉末があればその場をしのげる。粉末のボーンブロスを買うときは、オーガニックのものにする。塩が含まれている場合は、岩塩か海塩使用のものを選ぼう。

忘れてはいけない。手に入れるのはボーンブロスであって、よくあるスープやだし汁ではない。ラベルに「ボーンブロス」と書かれているかを確かめよう。

《プチ断食日の夜7時の間食について》

第2章で、プチ断食日には二つの選択肢があると説明した。第1プランがいい人は、1日をボーンブロスだけで過ごそう。第2プランを選んだ人は、ボーンブロスの最後の1杯を飲む代わりに、夜7時頃に間食を食べられる。プチ断食日にはおなかがすいてたまらない人や、寝つきが悪くなる人は、第2プランを選ぶと良いだろう。

第2プランを選んだ人は、シンプルで栄養豊富な間食を心がけ、以下の栄養素を取り入れてほしい。

■ 質の良いたんぱく質（手のひらぐらいの量）
■ 炭水化物の少ない野菜（第4章を参照）（ソフトボール大かそれ以上の量）
■ オリーブオイル（小さじ1）、または第7章で紹介するドレッシングかソース（1食分）。ちなみに、サルサソース（264、266、268ページのいずれか）と「サンタフェソース」（267ページ）は好きなだけ使って構わない。

プチ断食日の間食用に、素早く簡単に用意できるメニューを用意した。どのメニューにもたんぱく質1食分、野菜1皿分、脂質1食分が含まれている。数分もあれば料理できるメニューばかりだ。

もっとコラーゲンをとりたいなら

しわの予防効果をアップさせたい方にお勧めなのは、牧草飼育牛肉《グラスフェッドビーフ》から抽出されたコラーゲンプロテインだ。私の一番のたんぱく源はグラスフェッドの食肉や平飼い卵だが、その次はコラーゲンプロテインだ。質の良いプロテイン入りシェイクやプロテインバーを探している人には、コラーゲンプロテインが一押しだ。食物アレルギーがある人や、体に合った手軽なたんぱく源が見つからない人は、是非試してみてほしい。私の場合は市販品のシェイクやプロテインバーは合わなかったが、ようやくコラーゲンプロテインにたどり着いた。

グラスフェッドのコラーゲンプロテインは実に優秀だ。腸や膝を癒やす効果としわを改善する効果は、ボーンブロスに含まれるコラーゲンに引けを取らない。

食事だけでは十分なコラーゲンを補えない。だからコラーゲンの構成要素がたくさん含まれるボーンブロスを飲み、手軽に栄養を補給できるプロテインパウダーやプロテインバーからもコラーゲンを摂取しよう。ただし、ラベルを読んで「グラスフェッド」で「酵素により加水分解されたコラーゲン」であるか確認すること。

【1】スモークサーモン（85〜110グラム）にスライスしたトマトとレタスを添え、オリーブオイル小さじ1かドレッシング（1食分）を振りかける。（※）

【2】調理済みの鶏の胸肉、ローストチキン（いずれも85〜110グラム程度）に蒸したブロッコリーを添え、オリーブオイルまたはギー小さじ1を振りかける。

【3】鶏肉のハンバーグ（85〜110グラム）をレタスの葉で包み、自家製マヨネーズ（259ペー

ジ）（＊）小さじ1をかける。

【4】牛肉のハンバーグ（85～110g）にお好みのサルサソースをかけ、レタスとトマトの小サラダを添える。サラダにはドレッシング（※）小さじ1、またはオリーブオイル小さじ1＋酢（またはレモン汁）を振りかける。

【5】「簡単ポットロースト」（197ページ）の残りもの（85～110グラム）にトマトのスライスを添え、オリーブオイル小さじ1を振りかける。

【6】卵2つとギー小さじ1で作ったスクランブルエッグに、ほうれん草のソテーを添える。

【7】「スコッチエッグのオーブン焼き」（173ページ）1個にきゅうりかトマトのスライスを添え、オリーブオイル小さじ1を振りかける。

※ドレッシングかマヨネーズと書かれている場合は、基本的に本書のレシピで紹介したものを指す。それ以外では、「プライマル・キッチン」のマヨネーズ（113ページ）なら使っても良い（小さじ1）。

【8】「ボーンブロスで作る卵スープ」（223ページ）（1食）。ガスコンロの火を止めた後に、オリーブオイルまたはギー小さじ1をスープに入れる。

【9】青野菜と第4章の〈野菜リスト〉の野菜を使ってミックスサラダ2～3カップを作り、その上に小缶入りのツナまたは鮭を載せ、「レモン・ヴィネグレットソース」（255ページ）小さじ1またはオリーブオイル小さじ1＋レモン汁を振りかける。

【10】青野菜と第4章の〈野菜リスト〉の野菜を使ってミックスサラダ（2～3カップ）を作り、そ

の上にゆで卵1個の薄切りを載せ、「クリーミー・アボカド・ソース」（252ページ）をかける。

【11】タラなどの白身魚（110～140グラム）をフライパンか網で焼き、オリーブオイルまたはギー小さじ1を振りかける。「白菜のコールスローサラダ」（243ページ）を付け合わせにする。

【12】大きめのエビ6尾をゆでるか蒸して火を通し、「カクテルソース」（257ページ）¼カップを添える。付け合わせに、蒸したさやいんげんにオリーブオイルまたはギー小さじ1を振りかける。

【13】シェイクを1杯（シェイクに関する詳細は127ページを参照）。

心臓を癒やすには

ジョエル・カーン。医師、『Dead Execs Don't Get Bonuses（死んだらボーナスはもらえない）』著者。ウェブサイトは〈drjoelkahn.com〉

　ジョエル・カーンは、循環器学の専門医として心臓病予防に取り組むと共に、〈ミシガン・ヘルスケア・プロフェッショナルズ〉のウェルネスプログラムのディレクターも務めている。心臓によく効く薬は自然食品だと主張するカーンに、その見解を語ってもらった。

「私が経営するハートクリニックでは常々患者に、食事は薬だ、食事は体を治してくれる、食事は慢性病を改善してくれるのだと、何度も繰り返しています。体に悪い加工食品を切り捨て、栄養豊富な自然食品を食べて心臓や動脈に栄養を行き渡らせることで、体を治して人生を変えた患者を何人も見てきました。

　ボーンブロス・ダイエットでも、体を癒やしながら、健康と活力を取り戻すことができます。この3週間ダイエットに挑戦することは、希望通りの人生を歩むための第一歩となるかもしれません。

　私は大勢の患者から『ドクター・ケリアンのおかげで健康でエネルギッシュになった』という声を聞いたこともあり、彼女の方法には疑問の余地はないと考えています。彼女は優れたプログラムを開発した、腕の良い医師《ヒーラー》です。大勢の患者を救ってきたドクター・ケリアンが主張することは、信頼できるでしょう」

第6章

通常日の脂肪燃焼パワーアップレシピ《メインディッシュ、スープ編》

「おいしいものを食べてはいけない。減量しなさい」とアドバイスする医師にうんざりしている人に朗報がある。医師たちの間違いを証明する絶好の機会が巡ってきたのだ。

第6章と第7章では、減量とおいしい食事は両立できることを私が証明しよう。牛肉、卵、アボカド、澄ましバター（170ページ）、ココナッツオイルなど、これまではタブーとされてきた食べ物に、再び舌鼓を打つときが来たのだ。実はこれらの食べ物には、インスリンの分泌量を低下させ、炎症を抑え、腸内環境を改善し、脂肪を燃やし、肌のハリやつやを取り戻す効果がある。

本章ではまず、おいしくて体に良いメインディッシュやスープやシチューをたくさん紹介する。豪華で満足感がありながらも、体重をしっかり減らしてくれる料理ばかりだ。次の第7章では、野菜を使った副菜、シェイク、デザートなどさまざまなレシピを紹介する。

注：　読者の手間を省くために、レシピごとに各栄養素の摂取量のめやすを記しておいた。また第8章には、3週間分の献立例と便利な買い物リストを載せている。

料理が好きな人もいれば、そうでない人もいるため、本書ではさまざまな人のニーズに対応するよう、レシピを豊富に取りそろえた。

■料理好きな人向けの、一手間かけたおいしい料理
■忙しい人向けの簡単料理
■簡単で満腹感のあるスープやシチュー
■作りおきおかずでできる時短料理
■スーパーで調理いらずの食品を買うときのアドバイス

さらに本章では脂肪燃焼、しわの撃退、活力の向上などに効く「対策別スープ」のレシピを紹介する（いわゆるパワーアップメニューだ）。

メモ▼▼　通常日には、間食としてボーンブロスを2杯飲める。

もちろん、自分で料理を考案しても構わない。自由に発想して作りたい人は、第4章のガイドラインに従って作ろう。料理なんて作りたくないという人は、このまま読み進めよう。

《料理はニガテって？　心配ご無用！》

本章のレシピは、料理の初心者でも楽しく簡単に作れるよう工夫した。といっても、読者のなかには料理する暇がないほど忙しい人や、料理が苦手な人もいるだろう。だとしても心配ご無用。このダイエットは、料理をしなくても簡単にできる。料理せずに（または最低限の料理で）健康的な食生活を送るアドバイスを以下に紹介する。

まず、スーパーの野菜売り場でレタスと葉物を買おう。できるだけフレッシュな野菜を扱っているスーパーに行くこと。カッテージチーズ、缶入りフルーツ、ドレッシングは素通りして、新鮮な野菜をすべて詰めよう。買ったサラダをすぐに食べたい人は、オイルと酢またはオイルとレモンをサラダに振りかけよう。オイルは小さじ1にとどめること。

あるいはスーパーのサラダバーで、ブロッコリー、カリフラワー、細切りにんじん、マッシュルーム、トマトなどのカット野菜を選び、その後、袋入りのカットレタス、ほうれん草、カットキャベツを買ってもいい。帰宅してから野菜を混ぜ合わせれば、サラダのできあがりだ。

カット野菜のなかには袋などに入っていて、レンジでチンするだけのものもある。だが、袋に入れたままチンするのはお勧めできない（何らかの化学物質が溶け出して野菜に付着する恐れがある）。

野菜はできるだけ鍋を火にかけて蒸すこと。

青果売り場では、ブルーベリーも買おう。ブルーベリーは一押しのフルーツだ。朝食のときにひとつかみほど食べよう。

野菜は、蒸したり焼いたりできる新鮮なものを選ぶのがベストだ。だが、調理する時間がない人は、冷凍野菜でも構わない。その場合は、バターソースを使っていない野菜を選ぶこと。

たんぱく源としては、卵をたくさん買おう。卵は調理が簡単で重宝する。場合によっては、ゆで卵を買ってもいい。それからスモークサーモン（できれば砂糖、ブドウ糖、亜硝酸塩を含まない天然鮭）もお勧めだ。水煮またはオリーブオイル漬けのツナ缶や鮭缶も良い。

惣菜販売店《デリカテッセン》で丸鶏のあぶり焼《ロティサリーチキン》きを買うときは、添加物が含まれていないか訊ねよう。入っていなければ、買いだ。健康志向の強い顧客が集まる店で買い物をすると、添加物を使っていない鶏肉が手に入りやすい。

それから、良質のエキストラバージン・オリーブオイルと、あなたの好きな酢を1種類以上買おう。取りそろえておけば手早くドレッシングが作れる。ただし、添加物を含まないものを選ぶこと。バルサミコ酢、白ワインビネガー、赤ワインビネガーがお勧めだ。

外食するときも、ダイエットルールは簡単に守れるのでご安心を。できれば健康志向の高い顧客向けのレストランを選ぼう。注文するときは具体的に指示すること。ホールスタッフにけげんな顔をさ

極上のメインディッシュになるサラダを作るには

「料理を作る気分じゃない」——そんなときの強い味方がボリュームたっぷりのサラダだ。ポイントは、食堂で出されるしなびたディナーサラダではなく、メインディッシュに匹敵しそうなほどおいしくて満足感のあるサラダを作ること。あなただって、食べごたえがあって脂肪の燃焼効果のあるサラダが食べたいのでは？ できれば良質のたんぱく質と野菜をふんだんに使い、活力を維持するのに十分な脂質が含まれたサラダがいい。以下に、極上のメインディッシュになるサラダを作るためのガイドラインを紹介する。

◉好きなたんぱく源を選ぶ

ステーキが食べたいのに、あえて白身魚を食べる必要はない。食事を楽しもうではないか。たんぱく質は野菜よりも消化に時間がかかるため、満腹感が数時間ほど続く。さらにたんぱく質は、野菜や健康的な脂質と一緒にとると脂肪の燃焼力がアップする。

◉青物野菜を取り入れて、シャキシャキ感をアップ

青物を取り入れると、サラダの新鮮さとさわやかさが増し、栄養価も上がる。新鮮な青物は豊かな栄養源であるだけでなく、種類も豊富にある——ロメインレタス、ビブレタス、リーフレタス、サニーレタス、オークリーフレタス、ほうれん草、ケール、キャベツ、ルッコラ、タンポポの若葉、メスクランサラダ（若葉を使ったグリーンサラダ）、クレソン、エンダイブなど、いくらでも挙げられる。詳しくは〈ＯＫ食品〉の野菜リスト（１２３～１２５ページ）を参照してほしい。青物は2～3つかみほど入れよう。

◉歯ごたえのある野菜を足す

歯ごたえのあるサラダを作ろう。パリッと音を立てて噛みくだく野菜を使おう。食感は大事だし、噛むと満足感も増す。人間は音をたてて噛むことを好む傾向があり、ジャンクフード業界が繁盛するのはこの理由によるものでもある。コンビニのお菓子売り場を歩くと、歯ごたえのあるお菓子がずらりと並んでいる。幸い、野菜にも歯ごたえはある。ラディッシュ、きゅうり、スナップエンドウ、ピーマン、湯がいて冷水にさらしたブロッコリーやカリフラワー、にんじん、万能ねぎなどだ。詳しくは〈OK食品〉の野菜リスト（123〜125ページ）を参照のこと。分量はソフトボール2個分ぐらいを目安としよう。

◉健康的な脂質を足して、味を引き立たせるためにドレッシングを使う

どの野菜もおいしいものの、良質のドレッシングをかけるとさらに味が引き立つ。さらに、ドレッシングをかけることで滑らかでクリーミーな脂質を足せる。歯ごたえが満足感をもたらすように、脂質は癒やしをもたらしてくれる。滑らかでクリーミーでコクがあり、食が進む。第7章でドレッシングのレシピを紹介している。ほとんどは作るのに5分とかからない。

れたら、愛想良く笑おう。肉か鶏肉か魚をグリルまたはローストしたシンプルな料理を注文しよう。ソースはかけない。ロールパンにも手をつけない。ハンバーガーは、バンズを取り除いて食べる。野菜の量を2倍にしてもらい、でんぷんを多く含む食品は頼まないこと。サラダを注文して、オイルと酢（またはレモン）を頼もう。実に簡単だ。

《料理好きな人のために。私のお気に入りレシピ一覧》

料理好きの人には、このダイエットではまさにお勧めだ。このダイエットでは、おいしくて満腹感がある本物の料理を作れるからだ。本章では、健康的な朝食メニューから、来客にも出せる手の込んだ夕食まで、さまざまなメインディッシュメニューを紹介している（さらに第7章では、おいしい副菜、調味料、デザート、主菜と合う付け合わせも載せている）。朝から晩まで、あなたの食のニーズを網羅しているのだ。

澄ましバター（ギー）の作り方

レシピの材料にバターがある場合は、澄ましバターを使おう。澄ましバターについて、一豆知識と作り方を説明しておこう。

バターから乳固形分を取り除くと、乳脂肪が残る。これが澄ましバターだ。澄ましバターは黄金色をしており、変色も分離もしない。通常のバターよりも熱に強い（だからシェフに愛される）。ボーンブロス・ダイエットでは、バターから乳成分を取り除いて、バターの純度を高めることが重要になる。

バターをゆっくり加熱し、脂肪と乳固形分が分離したら、固形分をスプーンで取り除く。これで澄ましバターのできあがりだ。澄ましバターは冷蔵庫で保存すれば3～6カ月ほど使える。

訳注：日本では１カップ＝200㎖ですが、アメリカでは１カップ＝236㎖です。原書に１カップと表記されているものは、本書ではそのまま１カップと訳していますが、気になる方は１カップ＝236㎖で計量していただければ、レシピの味をより正確に再現できます

アスパラガスとマッシュルームの皮なしキッシュ

準備時間：15分／調理時間：25～30分
摂取量のめやす：たんぱく質×１食、脂質×１食

【材料】（４人分）
ココナッツオイルまたはギー…大さじ１⅓を溶かしておく
アスパラガス…約700g。2.5㎝の長さに切る（約２カップ分）
マッシュルーム…１カップ。薄くスライスする
たまねぎ…½個。みじん切りにする
卵…８個
ギー…大さじ１⅓。溶かしておく
粒マスタード…小さじ１
イタリアン・ミックススパイスまたはお好みのハーブミックス…小さじ１
ガーリックパウダー…小さじ⅛
ケルト海塩またはヒマラヤピンク岩塩…小さじ１
黒こしょう…小さじ⅛～¼

①オーブンを190℃に予熱しておく。23㎝×23㎝の耐熱皿にココナッツオイルかギーをはけで塗る。
②耐熱皿にアスパラガス、マッシュルーム、たまねぎを置く。中サイズのボウルに卵、ギー、マスタード、イタリアン・ミックススパイス（またはハーブミックス）、ガーリックパウダー、塩、黒こしょうを入れ、泡立て器でかき混ぜ、耐熱皿の野菜の上に流し込む。フォークを使って野菜と溶き卵を均一に広げる。
③オーブンで25～30分ほど焼く。中心付近をナイフで刺して中身がくっつかなければ、キッシュの完成。キッシュは焼いている間はふくらむが、オーブンから取り出すとしぼむ。５～10分ほど冷ましてから切り分ける。

メモ▶▶
お好みで、サルサソースの「ピコ・デ・ガヨ」（264ページ）またはホットソースを添える。
作りおきする場合は、冷蔵庫で保存する。

マフィン型で作る卵焼き

準備時間：５分／調理時間：20 ～ 25 分
摂取量のめやす：たんぱく質×１食、脂質×１食

【材料】（４人分）
ココナッツオイル…大さじ１⅓を溶かしておく
万能ねぎ…２本。茎も葉も小口切りにする
ベビースピナッチ…２つかみほど。食べやすい大きさに刻む（約２カップ）
卵…８個
ケルト海塩またはヒマラヤピンク岩塩…小さじ½
黒こしょう…小さじ⅛
（お好みで）ナツメグパウダー…小さじ⅛

①オーブンは 180℃に予熱しておく。マフィン型プレートを用意し、８つのマフィン型にココナッツオイルをはけで塗る。
②マフィン型に、万能ねぎとベビースピナッチを分けて入れる。ベビースピナッチがマフィン型からはみ出ても、卵を入れれば収まりやすくなる。マフィン型に１個ずつ卵を割り入れる。上から塩、黒こしょう、（お好みで）少量のナツメグを入れる。（スクランブルエッグにしたい場合は、ボウルに卵、塩、コショウ、ナツメグを入れて、泡立て器で混ぜ合わせてから、マフィン型に流し入れる）
③スクランブルエッグの場合は 20 分、卵を割り入れた場合は 23 ～ 25 分ほどオーブンで焼く。焼き上がったら、プレートから取り出して皿に盛りつける。

メモ▶▶
ナツメグを入れると、卵とベビースピナッチの味が引き立つ。ホットソースかサルサソース（264、266、268 ページのいずれか）を添えるとおいしい。作りおきする場合は、冷蔵庫で保存する。

オプション▶▶
①薄くスライスしたマッシュルームをひとつかみほど付け加える。
②赤身の牛挽き肉 220g を炒めて、油分をよく拭き取り、卵の入ったマフィン型に分け入れてからオーブンで焼く。
③スモーキーな味付けにしたい場合は、マフィンカップにスモークパプリカ・パウダーを少量散らす。
④お好みのハーブまたはガーリックパウダーをひとつまみ加える。
⑤ピリ辛にしたい場合は、少量のホットソースまたはグラウンド・レッドペッパーをボウルに加えてかき混ぜる。

スコッチエッグのオーブン焼き

準備時間：20分／調理時間：25～30分
摂取量のめやす：たんぱく質×1食、脂質×1食

【材料】（4人分）
ココナッツオイル…適量
イタリアン・ミックススパイスまたはお好みのハーブ…小さじ1½
ケルト海塩またはヒマラヤピンク岩塩…小さじ1
黒こしょう…小さじ⅛～¼
（お好みで）グラウンド・レッドペッパー…少々
鶏挽き肉…450g
卵…4個。ゆでて殻をむく

①オーブンは190℃に予熱する。マフィン型プレートを用意し、4つのマフィン型にココナッツオイルを塗る。
②大きめのボウルに鶏挽き肉、ハーブスパイス、塩、黒こしょう、（お好みで）レッドペッパーを入れて混ぜ合わせた後、4等分に分ける。
③ラップを大きめに切って、調理台に置く。②の肉1人前をラップの真ん中に置く。肉が1㎝程度の厚みになるまで丸く広げる。
④広げた肉の真ん中にゆで卵を置き、ラップを持ち上げてゆで卵を肉でくるみ、卵を肉で覆い隠してからミートボール状に形を整える。ラップを外して、肉で覆った卵をマフィン型に入れる。残りの卵3個も同じようにする。
⑤オーブンで25～30分程度焼く。5分ほど冷ましてから盛り付ける。温かくても、冷たくしてもおいしい。

メモ▶▶
チリソースなどのホットソースをかけるとおいしい。
作りおきする場合は、冷蔵庫で保存する。

おいしいゆで卵の作り方

①中サイズの鍋に卵を入れ、5㎝ぐらいの高さまで常温の水を入れる。
②ケルト海塩またはヒマラヤピンク岩塩を小さじ1杯入れる。鍋を強火にかけ、沸騰するまで加熱する。
③火を止め、鍋にふたをして13分間置く。
④13分経ったところで、卵を取り出して、冷水を入れたボウルに入れて冷やす。
⑤慎重に卵の殻を割る。流水で流しながら殻をむく。

牛肉と卵とマッシュルームの炒め物

準備時間：15分／調理時間：15分
摂取量のめやす：たんぱく質×1食、脂質×1食

【材料】（4人分）
ココナッツオイル…適量
たまねぎ…1個。みじん切りにする
マッシュルーム…1パック（約230～300g）。スライスする（2カップ程度）
赤身の牛挽き肉…450g
ガーリックソルト…少々
フレッシュタイムまたはマジョラム…小さじ1（ドライタイプを使う場合は小さじ⅓～½）
ココナッツアミノ（あれば）…小さじ2
ケルト海塩またはヒマラヤピンク岩塩…小さじ1
黒こしょう…少々
卵…4個

①フライパンにココナッツオイルをたっぷり引く。
②たまねぎとマッシュルームは、きつね色に変わり始めるまで中火で炒める。牛肉、ガーリックソルト、タイム（またはマジョラム）、ココナッツアミノ、塩、黒こしょうを加えて、牛肉に火が通るまで8～10分程度炒める。
③ココナッツオイルを塗った別のフライパンに溶き卵を流し込み、中火で加熱して火が通るまでへらでかき混ぜる。②に加える。

メモ▶▶
作りおきする場合は、冷蔵庫で保存する。ただしその場合は、料理を再加熱してから卵を添える。

イタリア風エッグマフィン

準備時間：10 分／調理時間：20 分
摂取量のめやす：たんぱく質×1食、脂質×1食

【材料】（４人分）
ココナッツオイルまたはギー…小さじ２
たまねぎ（小）…½個。みじん切りにする
鶏挽き肉…225g
イタリアン・ミックススパイス…小さじ１
ケルト海塩またはヒマラヤピンク岩塩…小さじ½
黒こしょう…小さじ⅛〜¼
卵…８個
プラムトマト…２個。種を取り除いて一口サイズに切る

①オーブンは 180℃に予熱しておく。フライパンとマフィン型プレート（８個）を用意し、はけでオイルまたはギーを塗る。
②中火でフライパンを加熱する。たまねぎを入れて、やわらかくなるまで３〜５分ほど炒める。鶏挽き肉、イタリアン・ミックススパイス、塩、黒こしょうを加え、肉に火が通るまで、10 分ほど炒める。
③中サイズのボウルに卵を入れて、溶き卵を作る。②とカットしたトマトをマフィン型プレートに同量ずつ入れて、上に溶き卵を流し込む。卵が固まるまで、オーブンで 20 分ほど焼く。

メモ▶▶
作りおきする場合は、冷蔵庫で冷やす。

オプション▶▶
挽き肉にホットソース、またはグラウンド・レッドペッパーを少量入れて、ピリ辛風味にしても良い。

フライパンで卵&トマト

準備時間：10分／調理時間：15分
摂取量のめやす：たんぱく質×1食、脂質×1食

【材料】（4人分）
ココナッツオイルまたはギー…大さじ1⅓杯
たまねぎ…1個。みじん切りにする
ピーマンまたは赤ピーマン…1個。みじん切りにする
トマト缶（カットトマト）…2缶（約800g）
トマトペースト…大さじ2
バルサミコ酢…小さじ¼
イタリアン・ミックススパイスまたはお好みのハーブ…小さじ1
ガーリックパウダー…少々
ケルト海塩またはヒマラヤピンク岩塩…小さじ¾
黒こしょう…小さじ⅛〜¼
卵…8個

①直径25㎝のフライパン*にココナッツオイルかギーを入れて、中火で加熱する。油が熱くなったらたまねぎとピーマンを加え、やわらかくなるまで5分ほど炒める。
②カットトマト、トマトペースト、バルサミコ酢、ミックススパイス、ガーリックパウダー、塩、黒こしょうを加えて、ふつふつと泡立つまで加熱する。ある程度熱いことを確認してから、卵を割り入れる。隙間ができるよう、ずらしてふたをする。白身が白く固まり黄身が半熟の状態になるまで、5分ほど煮込む。黄身が固い方が好きな人は、火が通るまでもう少し加熱する。
できるだけ早く食べること。

メモ▶▶
お好みで、レッドペッパーかホットソースをかけても良い。
トマトと野菜類は、先に炒めて冷蔵庫で冷やしておいても良い。その場合は、食卓に出す直前に、フライパンで料理を温め直してから、卵を割り入れること。
＊25㎝以上のフライパンだと、トマトソースが広がって卵が蒸しにくくなる。

地中海風スクランブルエッグ

準備時間：10分／調理時間：15～20分
摂取量のめやす：たんぱく質×1食、脂質×1食

【材料】（4人分）
ココナッツオイルまたはギー…大さじ1⅓
マッシュルーム…230g。スライスする（1½～2カップ）
ミニトマトまたはグレープトマト…1カップ。半分に切る
エシャロット…1個（または小たまねぎ½個）。みじん切りにする
カラマタオリーブ…1個。こまかく刻む
ベビースピナッチ…2カップ
卵…8個
イタリアン・ミックススパイス…小さじ1
（お好みで）ガーリックパウダー…少々
ケルト海塩またはヒマラヤピンク岩塩…小さじ1

①フライパンにギーまたはココナッツオイルを引いて、やや強めの中火にかける。マッシュルームを加えて3～5分ほど、やわらかくなるまで炒める。トマト、エシャロット（またはたまねぎ）、オリーブを加えて、火が通るまで3分ほど炒める。中火に弱めてベビースピナッチを散らす。
②中サイズのボウルに卵、ミックススパイス、（お好みで）ガーリックパウダー、塩を入れてかき混ぜる。溶き卵を①のフライパンに流し込む。へらで卵と野菜を混ぜ合わせ、卵がお好みの固さになるまで加熱する。

メモ▶▶
作りおきする場合は、冷蔵庫で保存する。

ポーク＆エッグ

準備時間：10分／調理時間：10分
摂取量のめやす：たんぱく質×１食、脂質×１食、くだもの×１食

【材料】（４人分）
ココナッツオイル…適量
たまねぎ…１個。みじん切りにする
赤ピーマン…１個。みじん切りにする
りんご（小）…２個。こまかく刻む
調理済みの豚ロース肉…450g
（205ページの「バルサミコ風味のローストポーク」の残り）。角切りにする
ガーリックパウダー…少々
ケルト海塩またはヒマラヤピンク岩塩…小さじ½
（お好みで）シナモンパウダー…小さじ⅛
卵…４個

①フライパンにココナッツオイルを引く。たまねぎ、赤ピーマン、りんごを入れて、やわらかくなるまで、強めの中火で５分ほど炒める。豚肉、ガーリックパウダー、塩、（お好みで）シナモンパウダーを入れて、火が通るまで５分ほど炒める。
②その間に、ポーチドエッグまたは目玉焼きを作る。①を皿に盛り、その上に卵を１個ずつ載せる。

メモ▶▶
お好みでホットソースを添える。
スモーキーな風味が好きな人は、スモークパプリカ・パウダーを振る。
あらかじめ作りおきして冷蔵庫で冷やしても良い。ただし、卵は作りおきせずに食べる直前に調理する。

スモークサーモン＆卵

準備時間：５分
摂取量のめやす：たんぱく質×１食、脂質×１食

【材料】（４人分）
スモークサーモン（できれば砂糖、ブドウ糖、亜硝酸塩、グルテンを含まないもの）…340g
卵…４個。ゆでてスライスする
トマト…大２個。スライスする
きゅうり…½本。薄切りにする
紫たまねぎ…１個。薄切りにする
（お好みで）レモン…１個。薄切りにする

スモークサーモンは薄くスライスする。皿にサーモン、卵、トマト、きゅうり、たまねぎを盛り、お好みでレモンを添える。

オプション▶▶
サーモンは、オーブンで焼いたものや水煮缶でもいいし、ツナの水煮缶で代用しても構わない。

サウスウェスト・スクランブルエッグ

準備時間：10分／調理時間：15分
摂取量のめやす：たんぱく質×1食、脂質×1食

【材料】（4人分）
ギーまたはココナッツオイル…大さじ1⅓
パプリカ（何色でも可）…小2個、または大1個。こまかく刻む
たまねぎ…½個。みじん切りにする
ローマトマト…2個。種を取ってこまかく刻む
卵…8個
フレッシュコリアンダー…大さじ2。粗みじん切りにする
ケルト海塩またはヒマラヤピンク岩塩…小さじ1
黒こしょう…小さじ⅛
グラウンド・レッドペッパー…少々
（お好みで）クミンパウダー…小さじ⅛
（お好みで）ガーリックパウダー…少々

①フライパンにギーまたはココナッツオイルを入れて、強めの中火で加熱する。パプリカとたまねぎを加えて、やわらかくなるまで4～5分ほど炒める。トマトを加えて、火が通るまで2分ほど加熱する。
②中サイズのボウルに卵、コリアンダー、塩、黒こしょう、レッドペッパー、（お好みで）クミンパウダーとガーリックパウダーを加えてかき混ぜる。できあがった溶き卵を①に流し入れる。卵がお好みの固さになるまで、へらで混ぜながら炒める。

メモ▶▶
「サンタフェソース」（267ページ）またはサルサソース（264、266、268ページのいずれか）を添える。
作りおきする場合は、冷蔵庫で冷やす。

野菜たっぷりフリッタータ

準備時間：15分／調理時間：30分
摂取量のめやす：たんぱく質×1食、脂質×1食

【材料】（4人分）
ココナッツオイルまたはギー…大さじ1⅓
ローマトマト…4個。種を取ってこまかく刻む
ブロッコリー…2カップ。小房に分ける、またはざっくり切る
万能ねぎ…4本。小口切りする
卵…12個
イタリアン・ミックススパイスまたはお好みのハーブ…小さじ1～2
ガーリックパウダー…少々
ケルト海塩またはヒマラヤピンク岩塩…小さじ1～1½
黒こしょう…小さじ¼

①オーブンラックをオーブンの中段に置く。オーブンを180℃に予熱する。
②直径30㎝以上のオーブン対応のフライパン（鋳鉄製など）を用意する。フライパンにココナッツオイルまたはギーを入れ、強めの中火で加熱する。トマト、ブロッコリー、万能ねぎを入れて、火が通るまで5～10分ほど炒める。
③大きめのボウルに、卵、ミックススパイス、ガーリックパウダー、塩、黒こしょうを入れて混ぜる。できあがった溶き卵を②に流し入れ、フォークを使って具が均一になるよう広げる。卵が固まり始めるまで、1～2分ほど加熱する。
④フライパンをオーブンに入れ、卵の真ん中がふっくらするまで20～30分ほど焼く。ナイフで刺して中身がくっつかなければ、フリッタータの完成。切り分けて皿に盛る。

メモ▶▶
オーブン対応のフライパンがない人は、パイ生地なしのキッシュを作るときと同じ要領で、材料をすべてオーブン皿に入れて30分焼く。
このフリッタータはいろんな野菜を使って自由にアレンジできるが、このレシピが私のお気に入りだ。
作りおきする場合は、冷蔵庫で保存する。

ズッキーニのパンケーキ

準備時間：10分／調理時間：6分
摂取量のめやす：たんぱく質×1食、脂質×1食

【材料】（4人分）
ココナッツオイルまたはギー…大さじ1⅓
卵…8個
ズッキーニ…1本。すり下ろして、水気をよくきる
にんじん…大2本。みじん切りにする
たまねぎ…½個。みじん切りにする
にんにく…1片。みじん切りにする（または少量のガーリックパウダーで代用）
タイム（ドライタイプ）…小さじ1
ケルト海塩またはヒマラヤピンク岩塩…小さじ1
黒こしょう…小さじ⅛
（お好みで）ナツメグパウダー…小さじ⅛

①フッ素樹脂加工のフライパンにココナッツオイルかギーを入れて、強めの中火で熱する。
②大きめのボウルに卵を割り入れ、泡立て器でかき混ぜる。ズッキーニ、にんじん、たまねぎ、にんにく、タイム、塩、黒こしょう、（お好みで）ナツメグを加える。フライパンが熱くなったら、おたまで溶き卵をまわし入れて、直径10㎝程度の円形に形作る。へらの裏側でならして、生地を平らにする。火力を中火に弱めて、2～3分加熱する。ひっくり返してさらに2～3分加熱する。
③できあがったパンケーキを取り出して、キッチンペーパーの上に載せて油を取る。熱いうちに食べても、冷たくしてもおいしい。

メモ▶▶
ズッキーニには水分が多く含まれるため、水気を良くきると、よりおいしいパンケーキになる。すり下ろしたズッキーニをざるに入れ、清潔なキッチンタオルかペーパーで水気がなくなるまで押しつぶす。または、ズッキーニを清潔なキッチンタオルかガーゼにくるんで、水気がなくなるまで絞っても良い。
「クリーミー・アボカド・ソース」（252ページ）を添えるとおいしい。
この料理は作りおきして冷蔵庫で保存できる。

その認識は間違ってます

ボーンブロス・ダイエットの説明をすると、人々からよく二つの質問を受ける。ここではその疑問にお答えしよう。

【1】たくさん卵を食べると体に悪いのでは?

とんでもない。実際、卵は週に1、2個までと制限したのは、〝専門家〟のアドバイスのなかで最悪なものだった。卵はコレステロール値を大幅に上げると考えられていたせいで、この誤ったアドバイスがなされていたが、それは根拠のない誤解だと証明された。この誤解のせいで、何世代にもわたって人々は卵という世界でも有数のスーパーフードを制限してきたのだ。

幸いにも米国政府当局は、あらゆる研究結果を精査した結果、最近になって方針を改め、卵の摂取制限を正式に解除した。『米国人のための食生活指針』の最新の報告書には、「コレステロールは過剰摂取を懸念する必要のない栄養素である」(注1)と書かれている。つまり卵を多めに食べても大丈夫だということだ。

【2】赤身肉に含まれる飽和脂肪酸は、心血管系に良くないのでは?

科学はこの説も誤りだと証明しようとしている。最新の研究結果を見てみよう。

2014年に発表された研究結果の精査報告書によると(注2)、70以上の研究結果を分析した結果、飽和脂肪酸と心血管疾患との間に関連性は見つからなかったという。そして「心血管系に関するガイドラインでは、多価不飽和脂肪酸を多く摂取し、飽和脂肪酸の摂取量を控えることが推奨されているが、最近の研究結果はこれを裏付けるものではない」との結論を下した。

その他にも、2014年のある調査では、148人の男女を対象に低炭水化物ダイエットと低脂質ダイエットの比較を行なった（注3）。低炭水化物ダイエットの実践者は、1日のカロリーのうち平均13％を飽和脂肪酸から摂取することがわかった。この割合はアメリカ心臓協会が推奨する摂取量よりも2倍以上高い。ところが、科学者たちは次のような判断を下した。「低脂質ダイエットよりも、低炭水化物ダイエットのほうが減量と心血管疾患のリスク軽減に対する効果が高い」

　といっても、飽和脂肪酸をたくさん摂取しなさいというわけではない（実際、飽和脂肪酸をとりすぎると、減量というゴールから遠ざかってしまう）。だが、本書に記した食事量のめやすを守れば、健康的な食生活を維持できるだろう。

《鶏肉》

メインディッシュとなるさまざまなレシピを紹介しよう。
単品で十分な料理もあれば、第7章で紹介する野菜料理や
ソース類を添えるとよりおいしい料理、サラダと合う料理もある。

クリーミー・チキンカレー

準備時間：20分／調理時間：4〜6時間
摂取量のめやす：たんぱく質×1食、野菜×1皿、脂質×½食

【材料】（4人分）
さつまいもまたはヤムイモ…2個。皮をむいて、5㎝角に切る
鶏の胸肉…450g。皮をはぐ
トマト缶（カットトマト）…1缶（約400g）
トマトペースト…¼カップ
チキン・ボーンブロス…½カップ（154ページを参照）
たまねぎ…1個。みじん切りにする
赤または黄色のパプリカ…2個。みじん切りにする
にんにく…2片。こまかく刻む
チリパウダー…小さじ2
クミンパウダー…小さじ2
カレー粉…小さじ1
ケルト海塩またはヒマラヤピンク岩塩…小さじ¾
黒こしょう…小さじ⅛
缶入りのココナッツミルク（脂肪分が多いもの）…⅔カップ

スロークッカーに、さつまいも（またはヤムイモ）、鶏肉、トマト、トマトペースト、ボーンブロス、たまねぎ、パプリカ、にんにく、チリパウダー、クミンパウダー、カレー粉、塩、黒こしょうを入れる。弱火で6時間、または強で4時間加熱する。鶏肉をフォークでさき、ココナッツミルクを入れて加熱してから、皿に盛る。

メモ▶▶
作りおきしてもおいしく食べられるので、レシピの分量を2倍にして作っても良い。分量を2倍にする場合は、ハーブとスパイスは2倍にしないこと。ハーブ、スパイス、塩、黒こしょうの量はレシピの1.5倍にとどめる。その他の材料は2倍にしても大丈夫だ。

オプション▶▶
胸肉とチキンレッグを組み合わせると、より健康的なカレーができあがる。
カレーの煮込み中に、カリフラワーかブロッコリーの房を1〜2カップ程度入れてもおいしい。強で調理する場合は煮込み終了の30分前、弱で調理する場合は45分前に入れよう。
「カリフラワーライス」（241ページ）にカレーをかけ、その上から粗みじん切りしたコリアンダーを散らしてもおいしい。

鶏胸肉のロースト

準備時間：５分／調理時間：40 分
摂取量のめやす：たんぱく質×１食

【材料】（４人分）
ギーまたはココナッツオイル…小さじ４。
手のひらサイズの鶏の胸肉…４枚。皮をはぐ（全部で 450g 程度）
ケルト海塩またはヒマラヤピンク岩塩…適量
黒こしょう…適量
（お好みで）ガーリックパウダー…小さじ⅛～¼
（お好みで）ハーブ

①オーブンラックをオーブンの中段に置く。オーブンを 200℃に予熱する。オーブン対応の耐熱皿の内側にクッキングシートを敷いて、四隅までしっかりと覆って型を取る。
②耐熱皿の底に、ギー（またはココナッツオイル）小さじ２をふりかけてよくのばす。型を取ったクッキングシートの内側にもギー小さじ１をすりこむ。
③鶏肉をキッチンペーパーでくるんで水分を取り、残りのギーを鶏肉にかけてもみこむ。塩、黒こしょう、（お好みで）ガーリックパウダーまたはハーブで味付けする。鶏肉どうしがくっつかないよう、間を置いて耐熱皿に並べる。
④クッキングシートはオイルを塗った面を下にして鶏肉にかぶせて押さえる。クッキングシートで鶏肉を完全に覆い、なおかつ耐熱皿の四隅の内側までしっかり覆う。
⑤オーブンで 30 ～ 40 分ほど加熱する、または鶏肉の分厚い部分に温度計を挿してみて、温度計が 74℃を示して、透明な肉汁が流れたらできあがり。

メモ▶▶
これは蒸し焼きと呼ばれる手法で、鶏肉を調理するのに水分も油分も追加せずに済む。しっとりとジューシーな肉に仕上がるため、蒸し焼きは低脂肪の肉を調理するのに最適だ。レシピどおりに作れば、絶品料理ができるはず。アルミホイルではなく、必ずクッキングシートを使うこと。
お好みのハーブやスパイスだけでなく、鶏肉の味を引き立たせるためにレモンスライスを添えても良い。
鶏の胸肉の枚数を増減することもできる。鶏肉１枚につき、オイル小さじ１杯で計算しよう。また、耐熱皿に鶏肉を詰め込みすぎないこと。

簡単ローストチキン

準備時間：10分／調理時間：鶏肉の大きさによる
摂取量のめやす：たんぱく質×1食
（骨と皮を取り除いた手のひらサイズの肉）

【材料】（鶏1羽分）
レモンの皮のみじん切り…大さじ1
ローズマリー…大さじ1＋（お好みで）鶏の中に詰めるフィリングとして2～3本
（お好みで）フレッシュタイム…小さじ1
にんにく…1片。みじん切りにする
ケルト海塩またはヒマラヤピンク岩塩…小さじ½
黒こしょう…小さじ¼
鶏…1羽
ギーまたはココナッツオイル…適量
レモン…1個。輪切りにする

①オーブンラックをオーブンの中段に置く。オーブンを230℃に予熱する。
②小さいボウルにレモンの皮、ローズマリーを大さじ1、（お好みで）タイム、にんにく、塩、黒こしょうを入れ混ぜ合わせる。
③丸鶏の胸と脚のまわりの皮をやさしく引きはがし、その皮の下に②をすり込む。鶏のなかにレモンの輪切りと（お好みで）ローズマリーを詰め込む。ギーまたはココナッツオイルを鶏全体に軽くすり込む、またはスプレーする。
④ 230℃のオーブンで10～15分ほど焼く。その後温度を175℃に下げ、鶏肉450gにつき20分加熱するか、胸に温度計を挿し込んで、温度計が82℃を示して透明な肉汁が出てきたらできあがり。
⑤鶏肉をオーブンから取り出し、アルミホイルで覆って10～15分おいてからナイフで切り分ける。

チキンのオレンジソース添え

準備時間：10分／調理時間：15分
摂取量のめやす：たんぱく質×1食、脂質×½食

【材料】（8人分）
皮なしの鶏の胸肉…1kg（大きいもので4枚、中サイズで6枚）。
肉たたきで1.3㎝程度の薄さにし、10センチ程度の大きさに切るか、そぎ切りにする
ケルト海塩またはヒマラヤピンク岩塩…小さじ1～1½
黒こしょう…小さじ¼
ココナッツオイルまたはギー…小さじ1
フレッシュオレンジジュース…1カップ（大きめのオレンジ2個分）
フレッシュローズマリー…小さじ1。こまかく刻む。またはドライタイプで小さじ½
粒マスタード…小さじ1
ギー…大さじ1

①鶏肉はキッチンペーパーにくるんで水気を取り、両面に軽く塩、黒こしょうを振る。フッ素樹脂加工の大きめのフライパンに、ココナッツオイルかギーを入れる。
②フライパンを強めの中火で加熱する。フライパンが熱くなったら、重ならないように鶏肉をフライパンに並べる。場合によっては2回に分けて調理する。
③鶏肉を3分焼いたら、ひっくり返してもう3分加熱する。または、きつね色に焼けて、透明な肉汁が流れるまで加熱する。フライパンから取り出して皿に盛る。
④小さいボウルに、オレンジジュースとローズマリーとマスタードを入れて混ぜ合わせる。それを熱したフライパンに流し込んで、½カップの分量になるまで煮詰める。フライパンを傾けてギーを入れ、ギーが溶けるまで混ぜ合わせる。
⑤④のソースを鶏肉にかければできあがり。

メモ▶▶
作りおきする場合は、冷蔵庫で保存する。

バルサミコ風味のチキンサラダ

準備時間：10分
摂取量のめやす：たんぱく質×１食、野菜×２皿、脂質×１食

【材料】（４人分）
調理済みの鶏胸肉…２等分にしたものを４枚（１枚につき85～115g程度）。角切りにする
にんじん…中１個。こまかく刻む（½カップ）
ビーツ…中１個。こまかく刻む（⅓カップ）
キャベツまたは紫キャベツ…大¼個、または小½個。千切りにする
（または袋入りのキャベツの千切り1½～２袋）
「バルサミコ風味のヴィネグレットソース」（253ページ）…大さじ２⅔
またはお好みのドレッシング（252～256ページ）、
あるいはオリーブオイル（１人につき小さじ１で計算）＋バルサミコ酢
ケルト海塩またはヒマラヤピンク岩塩…少々
黒こしょう…少々

大きめのボウルに鶏肉、にんじん、ビーツ、キャベツ、ドレッシングを入れて、軽く混ぜる（角切りにした鶏肉は、ドレッシングであえて15分以上おいてから野菜と混ぜる）。塩、黒こしょうで味を調える。冷やしてから食べる。

メモ▶▶
こまかく刻んだ青りんごをサラダに加えると良いアクセントになる。その場合は、青りんごをその日の分のフルーツとしてカウントすること。

鶏肉の野菜炒め

準備時間：20分／調理時間：15分
摂取量のめやす：たんぱく質×1食、野菜×2皿、脂質×1食

【材料】（4人分）
［漬け汁］
ココナッツオイル…大さじ1。溶かしておく
フレッシュライムジュース…大さじ3
ココナッツアミノ…¼カップ＋大さじ2。別々に使う
しょうが…大さじ2。みじん切りにする
にんにく…2～3片。こまかく刻む
クミンパウダー…小さじ1
ハラペーニョ…½本。種を取ってみじん切りにする（ビニール手袋をはめて扱う）
フレッシュコリアンダー…¼カップ。みじん切りにする
パプリカパウダー…小さじ¼
ホワイトペッパー…小さじ¼
［炒め物］
ココナッツオイル…小さじ1。溶かしておく
鶏胸肉…2等分に切ったものを4枚（1枚につき115～140g程度）。1.5㎝幅のそぎ切りにする
ブロッコリー…1個。小房に分ける（茎を使う場合は、包丁で皮をむく）
チンゲン菜…1株。またはベビーパクチョイ3～4株
赤パプリカ…1個。細切りにする
さやえんどう…220g（およそ2カップ）
万能ねぎ…6本。4㎝の長さに切る
マッシュルーム…1パック（225～280g。または1½～2カップ）
ウォーターチェスナッツ（レンコンに似た食感の根菜）…1缶（約230g）。水きりする
フレッシュバジル…½カップ
フレッシュコリアンダー…½カップ

①漬け汁を作る。中サイズのボウルにココナッツオイル、ライムジュース、ココナッツアミノ¼カップ、しょうが、にんにく、クミンパウダー、ハラペーニョ、コリアンダー、パプリカパウダー、ホワイトペッパーを入れ混ぜ合わせる。できあがった漬け汁を二つに分ける（¼カップずつにする）。一方を鶏肉の漬け汁用に取っておく。
②もう一方の漬け汁にココナッツアミノ（大さじ2）を入れて混ぜ合わせ、冷蔵庫で冷やす（こちらは食卓に出す直前に使う）。
③金属製以外のボウル、または大きめの保存袋に鶏肉を入れ、鶏肉用の漬け汁を流し入れる。よく混ぜ合わせてボウルを覆い（または保存袋のファスナーを閉めて）、冷蔵庫で1～2時間置く。
④大きめのフライパン（または中華鍋）を強火で加熱し、オイルを引く。何回かに分けて鶏肉や野菜を炒めるときは、毎回油を引き直してから食材を入れる。

⑤鶏肉を１切れ入れてみて、すぐにじゅうと音を立てたら準備ＯＫ。そうでない場合は、もう少し待ってから調理を始めよう。フライパンが熱くなったら、鶏肉の半分を入れ、トングまたは木べらで動かしながら３～４分炒める。鶏肉がきつね色になり、内側がピンク色でなくなったら、フライパンから取り出して皿に取る。残りの鶏肉も同じように炒める。鶏肉の漬け汁は捨てる。
⑥熱したフライパン（または中華鍋）に、ブロッコリーを入れて２～３分炒める。やわらかくなりすぎない程度に火が通ったら、フライパンから取り出す。チンゲン菜とパプリカを入れて、１～２分ほど火を通す程度に炒める。さやえんどう、万能ねぎ、マッシュルームも同じように炒める。ウォーターチェスナッツを加え、火が通るまで１分ほど加熱する。鶏肉と野菜を混ぜ合わせ、冷蔵庫で冷やしておいたココナッツアミノ入りの漬け汁で和える。上からバジルとコリアンダーを散らす。

メモ▶▶

その他の好きな野菜を組み合わせて作ってもいい。炒めてもシャキシャキ感が残る野菜を使おう。

１～２人分を作る場合は、大きめのフライパンか中華鍋を使えば、１回目に肉を炒め、２回目に野菜を炒めることができる。

おいしい炒め物を作る秘訣は、高温で調理することと、フライパン（または中華鍋）に具材を入れすぎないことだ。そう聞いて不安を抱く必要はない。一見難しそうに思えても、実際には高温に熱したフライパンで少量の食材を炒めるだけだ。少量なら、肉と野菜が蒸し焼きにならず、歯ごたえを残せる。

レシピの２倍の量を作って、作りおきすると良いだろう。野菜類のシャキシャキ感は時間の経過と共に失われていくが、それでもおいしいことに変わりない。

「カリフラワーライス」（241 ページ）を添えて食卓に出そう。

この料理は、作りおきして冷蔵庫で保存できる。

オプション▶▶

鶏肉の代わりに、赤身の牛肉 450g か中～大サイズのエビ 48 ～ 52 尾（背ワタを取って殻をむく）を使っても良い。牛肉の調理時間は鶏肉の場合と同じ。エビは２分ほど加熱し、色が変わったら完了。牛肉は一晩漬けておくこともできる。鶏肉とエビは、１～２時間漬けておけば味がしみ込む。

鶏肉と野菜の蒸し煮

準備時間：15分／調理時間：25分
摂取量のめやす：たんぱく質×1食、脂質×1食

【材料】（4人分）
ギー…大さじ1＋小さじ1
鶏もも肉…4枚。脂肪を取り除く
ケルト海塩またはヒマラヤピンク岩塩…小さじ1
黒こしょう…小さじ⅛〜¼
ねぎ…2本。小口切りにする
マッシュルーム…1パック（約230〜300g）。スライスする（1½〜2カップ）
にんにく…1〜2片。こまかく刻む
チキン・ボーンブロス（154ページ）…½カップ。必要に応じて量を足す

①大きめのフライパンにギー小さじ1を入れる。鶏肉に小さじ½の塩と黒こしょうを振り、片面につき3〜4分ほど強めの中火で加熱する。きつね色に焼けたら、フライパンから取り出して皿に取る。
②熱したフライパンにねぎ、マッシュルーム、ギー大さじ1を加えて、野菜に軽く焼き色がつくまで、5分ほど炒める。塩小さじ½で味付けする。
③②ににんにくを入れて炒め、野菜の上に鶏肉を載せる。ボーンブロスを入れてふたをし、火力を弱めて中火または弱めの中火で加熱する。そのまま25分ほど煮詰めるか、肉の分厚い部分に温度計を挿して、74℃を示したらできあがり。

メモ▶▶
お客さまにも出せる華やかな料理だが、簡単に作れる。食材を2倍にして、作りおきすることもできる。
「マッシュポテト風カリフラワー」（241ページ）または「カリフラワーライス」（241ページ）と一緒に食べるとおいしい。
作りおきする場合は、冷蔵庫で保存する。

シャキシャキ食感のチキンサラダ

準備時間：10分
摂取量のめやす：たんぱく質×１食、野菜×２皿、脂質×１食

【材料】（４人分）
調理済みの鶏胸肉…２等分にしたものを４枚（１枚につき85〜115g程度）。
角切りにする（加熱調理した鶏胸肉の残り物を使う）
セロリ…４本。こまかく刻む
赤または黄色のパプリカ…１個。こまかく刻む
にんじん…１本。５㎜程度に細切りにする、またはシュレッドする
（お好みで）紫たまねぎ…小１個。みじん切りにする
（お好みで）クズイモ…小１個。皮をむいてこまかく刻む
「バルサミコ風味のヴィネグレットソース」（253ページ）…大さじ２⅔
またはお好みのドレッシング（252〜256ページ）…大さじ２⅔
またはオリーブオイル小さじ１×人数分＋酢少々（またはレモン汁）
ケルト海塩またはヒマラヤピンク岩塩…適量
黒こしょう…適量
ロメインレタス…大１個、または小２個。食べやすい大きさに切る（約８カップ）

大きめのボウルに、鶏肉、セロリ、パプリカ、にんじん、（お好みで）紫たまねぎとクズイモを入れて混ぜる。ドレッシングであえて、塩と黒こしょうで味を調える。レタスの上に盛り付ける。

メモ▶▶
クズイモを入れるとサラダのシャキシャキ感が増す。このジューシーな根菜をまだ試したことがない人は、きっと気に入るだろう。あらかじめ作って冷蔵庫で保存しておいても良い。

オプション▶▶
このサラダにタラゴンを入れ、「フレンチ・ヴィネグレットソース」（254ページ）をかけて食べるのが私のお気に入り。

オレンジ&ローズマリー風味のチキンサラダ

準備時間：10分
摂取量のめやす：たんぱく質×1食、野菜×1皿、脂質×1食

【材料】（4人分）
加熱調理済みの鶏胸肉…2等分したものを4枚（1枚につき85～115グラム程度）
1.5cm程度にそぎ切りする（188ページの「チキンのオレンジソース添え」の残りを使っても良い。メモを参照）
スナップエンドウ…1カップ
きゅうり…1本。薄切りにする
紫たまねぎ…小½個。スライスする
「オレンジ・ヴィネグレットソース」（256ページ）…大さじ2⅔
または「クリーミー・オレンジ・ドレッシング」（256ページ）大さじ4、
お好みのドレッシング（252～256ページ）、
またはオリーブオイル小さじ1×人数分＋酢（またはレモン汁）
お好みのレタス…約8カップ

中サイズのボウルに鶏肉、エンドウ、きゅうり、たまねぎを入れてドレッシングで和える。先にレタスをしいて、その上にサラダを盛り付ける。

メモ▶▶
「チキンのオレンジソース添え」の余りものを使う場合、この料理にはすでに脂質が含まれているため、ドレッシングの量を半分に減らすこと。

オプション▶▶
フルーティなサラダにしたい場合はブルーベリーをひとつかみ入れ、シャキシャキ感を出したい場合はラディッシュをひとつかみ入れる。

鶏そぼろ（または鶏ハンバーグ）

準備時間：５分／調理時間：10 分
摂取量のめやす：たんぱく質×１食

【材料】（４人分）
ココナッツオイル…少々
鶏挽き肉…570g
お好みのハーブミックス…小さじ1½
ガーリックパウダー…ひとつまみ。またはにんにく１片をみじん切りにする
ケルト海塩またはヒマラヤピンク岩塩…小さじ１
黒こしょう…小さじ⅛〜¼

フライパンにココナッツオイルを引く。挽き肉、ハーブミックス、ガーリックパウダー、塩、黒こしょうを入れ、強めの中火で肉に火が通るまで 10 分ほど炒める。
【鶏ハンバーグの作り方】ボウルに材料を入れてよく混ぜ合わせ、４等分してうすいハンバーグ状に成形し、ココナッツオイルを引いたフライパンまたはグリルで片面につき５分加熱する。肉の中心部に温度計を差してみて、温度計が 74℃を示し、肉がきつね色に焼けたらできあがり。

［イタリアン鶏そぼろの作り方］
作り方は上記の鶏そぼろと同じ。挽き肉を炒める時、ハーブミックスの代わりにイタリアン・ミックススパイス小さじ1½を加え、ガーリックパウダー少々、塩小さじ１、黒こしょう少々、（お好みで）フェンネルシードひとつまみと粗びきとうがらし少々も加えて炒める。または同様のスパイスを加えた肉だねを上記の【鶏ハンバーグの作り方】と同様に調理する。

［ピリ辛鶏そぼろの作り方］
作り方は上記の鶏そぼろと同じ。挽き肉を炒める時、アップルサイダービネガー（りんご酢）大さじ１〜２、粗挽きとうがらし大さじ１〜２、塩大さじ½、ガーリックパウダー・オニオンパウダー各小さじ１、クミンパウダー・ドライオレガノ各小さじ½、黒こしょう少々を加えて炒める。または同様のスパイスを加えた肉だねを上記の【鶏ハンバーグの作り方】と同様に調理する。

簡単ビーフハンバーグ

準備時間：5分／調理時間：10分
摂取量のめやす：たんぱく質×1食

【材料】（4人分）
ココナッツオイル…少々
赤身の牛肉またはサーロインの挽き肉…450g
（お好みで）たまねぎ…¼カップ。みじん切りにする
ガーリックパウダー…小さじ½
ケルト海塩またはヒマラヤピンク岩塩…小さじ½
黒こしょう…小さじ⅛〜¼

①フライパン（またはグリルパン）にココナッツオイルを引く。
②ボウルに挽き肉、ガーリックパウダー、塩、黒こしょう、（お好みで）たまねぎを入れて混ぜ合わせる。ハンバーグのたねを4枚作る。フライパン（またはグリルパン）を強めの中火で加熱し、ハンバーグを片面につき4分ほど焼く（加熱時間は肉の厚みによる）。あるいは、肉の中心部に温度計を挿してみて、温度計が71℃を示し、肉がきつね色に焼けたらできあがり。

メモ▶▶
この料理はグリルで焼いてもおいしい。グリルで調理する場合は、網をきれいにし、ハンバーグにココナッツオイルを塗ってから焼く。
ハンバーグのトッピングには、「クリーミー・アボカド・ソース」（252ページ）、「自家製ケチャップ」（260ページ）、「自家製マヨネーズ」（259ページ）、または「ロースト・オニオン」（245ページ）がお勧め。または、「ジャンボ・マッシュルームのロースト」（245ページ）ではさんで食べてもおいしい。
作りおきする場合は、冷蔵庫で保存する。

簡単ポットロースト

準備時間：15分／調理時間：３～８時間（調理方法による）
摂取量のめやす：（手のひらサイズの肉で）たんぱく質×１食

【材料】（６人分以上）
ココナッツオイル…適量
牛ブロック肉…1.2～1.4kg（メモを参照）
ケルト海塩またはヒマラヤピンク岩塩…小さじ１
黒こしょう…小さじ½
にんにく…２片。つぶしておく
ローリエ…１枚
フレッシュタイム…２、３枝。または乾燥タイムを小さじ¼
（お好みで）フレッシュローズマリー…１枝。
または乾燥ローズマリーを小さじ¼
たまねぎ…１個。くし形に切る
にんじん…２本。５㎝幅にスライスする
セロリ…２本。５㎝幅に切る
チキン・ボーンブロス（154ページ）…１カップ

①大きめのフライパンにココナッツオイルを引き、強めの中火で加熱する。フライパンが熱くなったら牛肉を入れて、牛肉の表面に焼き色がつくまで４～７分ほど焼く。
②スロークッカーを使う場合――①と他の材料をすべてスロークッカーに入れ、ふたをして弱で６～８時間加熱する。
オーブンを使う場合――オーブンを150℃に予熱しておく。①と他の材料をすべて天板に載せる、またはオーブン対応のダッチオーブン（分厚い鋳物の鍋）に入れてふたをする。1.3kgの肉で３時間以上、1.8～2.3kgの肉で４時間以上焼く。フォークで簡単に切れるぐらいやわらかくなればできあがり。
③火力を90℃に弱める。肉を取り出してフォークで肉を切り裂き、それを再び天板（またはダッチオーブン）に戻して肉汁に漬ける。オーブンで20分ほど焼き、ローリエを取り出してから食卓に出す。

メモ▶▶
一番脂肪が少ない肉はサーロインだ。あとは肩ロース、外もも肉、肩バラ肉など。ポットローストに使われる肉は、他の部位の肉よりも固いものが多いため、低温で長時間加熱しよう。繊維が壊れて、肉がやわらかくなる。

料理にまつわる時短テクニック 20技

リアン・エリー。栄養士、『Part-Time Paleo（お手軽パレオダイエット）』著者。
ウェブサイトは〈SavingDinner.com〉

健康的な料理を短時間で作るエキスパートと言えば、リアンに勝る人はいない。キッチンでの作業を手っ取り早く終えるための秘策をいくつか紹介してもらった。

【1】調味料は作りおきする

料理の準備中にスパイスの量を量るのをやめて、あらかじめ作りおきしておく。それを食事のたびに人数分を量って使おう。たとえばイタリアン・ミックススパイスなど。

イタリアン・ミックススパイスの作り方

（1カップ）
ドライオレガノ…½カップ＋大さじ2
ドライバジル…¼カップ
ドライマジョラム…大さじ1
ガーリックパウダー…大さじ1

小型のボウルに、オレガノ、バジル、マジョラム、ガーリックパウダーを入れて混ぜ合わせる。小さめの密封袋に入れて封をし、袋に「イタリアン・ミックススパイス」と書いて日付も記入しておく。ソース2カップにつき、このスパイスを大さじ1使う。

他にも、メキシコ風スパイス、インディアンスパイス、チキンスープ用スパイスなども作りおきできる。数分もあればまとめて作れるし、夕食の準備時間を節約できる。

【2】エッグスライサーを使う

マッシュルームやいちごなどのやわらかい食べ物は、エッグスライサーで切ってしまおう！

【3】スープの素を作る

余っただし汁をマフィン型プレートに入れて、冷凍庫に入れて凍らせる。凍っただし汁はフリーザーバッグに入れ、後で溶かして使う。

【4】じょうごの代用品

砂糖や粉などの乾燥した食材を口の狭い容器に注ぐときは、コーヒーフィルターの先端をハサミで切ってじょうご代わりに使おう。これなら中身が容器からこぼれないし、プラスチックのじょうごを探しまわる必要もない。

【5】丸鶏のあぶり焼き《ロティサリーチキン》

スーパーでロティサリーチキンの値段をチェックしておけば、かなり節約できる。私はいつも、値段が安いときに2羽購入する。チキンはその日の夕食で使い、残りものを2カップ分ずつ小分けにして冷凍する。手早く調理したいときに重宝する。

【6】レモンの皮と搾り汁

時間に余裕があれば、レモンの皮を数個分まとめてすりおろし、いつか使うときのために凍らせておこう。ついでにレモン汁も作っておく。数日以内に使う場合は、冷蔵庫に入れておく。数日以内に使わない場合は、凍らせた方がいいだろう。

【7】ハーブオリーブオイルを作りおきする

新鮮なハーブとオリーブオイルを製氷皿に入れて凍らせる。澄ましバターは、溶かしてから製氷機に入れる。ハーブとオイルで何かを炒めたいときは、製氷皿から取り出せばすぐに調理できる。

【8】しょうがのすりおろし

しょうがをすりおろすのは面倒なもの。だから私は一度にまとめて何個か皮をむき、フードプロセッサーにかける。レシピでは、しょうがは大さじ1程度で使う場合が多いので、パラフィン紙か製氷皿に分け入れて凍らせよう。凍ったらフリーザーバッグに入れて保存しよう。

【9】スムージーパックを作る

毎日同じスムージーを飲む人は、1週間分のスムージーをまとめて作ってはどうだろう? フリーザーバッグ7枚と1週間分の材料さえあればできる。ベリー類、青物野菜類、プロテインパウダーなどをフリーザーバッグに入れて、冷蔵庫か冷凍庫に保存する。飲みたくなったら、パックの中身と水をミキサーに入れて、スイッチを押すだけだ。

【10】キッチンばさみを使う

ハーブはナイフよりも、キッチンばさみを使う方が手っ取り早く切れる。キッチンばさみはいろんなものを切れるが、肉用のはさみとその他用のはさみは別々にして使い分けよう。

【11】卵をすばやく温めるには

卵をすばやく室温に戻すには、ボウルにぬるま湯を張って卵を入れる。

【12】オイルの量は先に量る

料理をする際に、オイルと粘り気のある食材を使う場合は、先にオイルの量を計量カップで量ること。その後に粘り気のある材料を量れば、出すときにカップから滑り落ちてくる。

【13】トマトペーストを凍らせる

大抵の料理では、トマトペーストは大さじ1程度しか使わない。缶の残りが無駄にならないよう、トマトペーストを大さじ1杯ずつパラフィン紙か製氷皿に分け入れて凍らせよう。凍ったトマトペーストをフリーザーバッグに入れて、必要なときに取り出して使う。

【14】カリカリベーコン

カリカリベーコンほどおいしいものはない! カリカリベーコンを作るには、天板にクッキングシートを敷き、その上にベーコンを並べて黒こしょうを散らし、180℃のオーブンで加熱するだけだ。10~15分ほどかかるが、その間に他の作業ができる（フライパンで調理する時間を節約できる）。

【15】ワッフルメーカーの応用術

ワッフルメーカーを持っている人は、それでオムレツを作ってみよう！

【16】卵黄と卵白の分け方

卵をたくさん割って卵黄と卵白を分ける場合、卵白のなかに卵黄が少しでも入ってしまうと台無しになってしまう。私は卵を1個割るたびに小さなココット皿に入れて、それを大きなボウルに移し替える。この方法なら、もし卵黄が混ざったとしても、大量の卵白が無駄になることはない。殻を使って卵黄と卵白を分けるのが苦手な人は、指を使おう。手のひらに卵黄を残し、指の隙間から卵白をボウルに落とすのだ。

【17】パプリカの切り方

パプリカを手早く切る方法を紹介する。最初にパプリカのヘタを切り落とし、芯と種を取る。そこへナイフを入れて内側からスライスする（外側はすべりやすいため）。

【18】瓶に入れてかき混ぜる

ドレッシング、ソース、マリネの漬け汁は、瓶に入れて混ぜ合わせよう。材料を量って瓶に入れてしまえば、後はふたをして振って注ぐだけ。泡立て器でかき混ぜる手間が省ける。

【19】油の取り除き方

スープや煮出し汁に浮かぶ油を取り除くときは、スプーンですくい取るのではなく、角氷を数個鍋に入れよう。油が固まって取り除きやすくなる。

【20】凍らせてから切る

鶏の胸肉や厚切り肉をスライスするときは、肉を少し凍らせておいた方が切りやすい。

パーティにぴったり、ビーフファヒータ

準備時間：15分／調理時間：15分
摂取量のめやす：たんぱく質×1食、野菜×1皿、脂質×½食

【材料】（8人分）
オレンジの搾り汁…⅔〜1カップ
アップルサイダービネガー（りんご酢）…⅓カップ
にんにく…2片。こまかく刻む。またはガーリックパウダー小さじ1½
ドライオレガノ…小さじ1½〜2
ケルト海塩またはヒマラヤピンク岩塩…小さじ1
クミンパウダー…小さじ¾
黒こしょう…小さじ½
赤身の牛肉…900g。1.5㎝幅に細切りにする
（ハラミ、脇腹肉、もも肉、サーロインがお勧め。メモを参照）
ココナッツオイル…大さじ1⅓
赤パプリカ…4個。細切りにする
黄色パプリカ、またはオレンジパプリカ…4個。細切りにする
たまねぎ…2個。薄切りにする

①中サイズのボウルまたは保存袋に、オレンジの搾り汁、アップルサイダービネガー、にんにく、オレガノ、塩、クミンパウダー、黒こしょうを入れて混ぜ合わせる。牛肉を入れて、冷蔵庫で2時間以上寝かせる（味をしっかりしみこませたい場合は、一晩漬けおきする）。
②フッ素樹脂加工のフライパンにココナッツオイルを少量引き、強めの中火で加熱する。パプリカとたまねぎを軽く炒める。少しやわらかくなったら、フライパンから取り出して皿に取る。フライパンの大きさによっては、2回に分けて炒める（野菜や肉を複数回に分けて炒めるときは、毎回フライパンにオイルを引き直す）。
③牛肉の漬け汁を捨てる。同じフライパンで、牛肉に火が通るまで4〜6分ほど炒める。牛肉を手早く均等に炒めるために、一度に肉を入れすぎないようにする。フライパンの大きさによっては、2回に分けて炒める。野菜類をフライパンに戻し入れて、肉と混ぜ合わせて加熱する。

メモ▶▶
もも肉を使う場合は、一晩漬けると肉がやわらかくなる。
このファヒータも私のお気に入りレシピだ。材料を2倍にし、残った分を翌日のランチにすることもできる。
このレシピを作りおきする場合は、冷蔵庫で保存する。

オプション▶▶
牛肉が冷めたら、レタスで包んで食卓に出そう。ビブレタスやロメインレタスと相性抜群だ。
鶏肉を使えば、チキンファヒータができる。鶏肉の場合は漬け汁に1〜2時間漬ける。

《 牛肉 》

ギリシャ風ビーフバーガー

準備時間：15分／調理時間：10分
摂取量のめやす：たんぱく質×1食、脂質×1食

【材料】（8人分）
サーロインまたは赤身の牛挽き肉（できれば放牧牛）…900g
にんにく…2～3片。こまかく刻む
たまねぎ…½個。みじん切りにする
ドライマジョラム…小さじ1
ドライオレガノ…小さじ1
イタリアンパセリ…¼カップ。適当な大きさに刻む
オリーブ…½カップ。種を取って切る
ロースト・レッドペッパー…1瓶（約280g）。
キッチンペーパーで水気をよく拭き取ってから切る
卵…1個
ケルト海塩またはヒマラヤピンク岩塩…小さじ1
黒こしょう…小さじ½
ココナッツオイル…適量

①大きめのボウルに挽き肉、にんにく、たまねぎ、マジョラム、オレガノ、パセリ、オリーブ、レッドペッパー、卵、塩、黒こしょうを入れて混ぜ合わせる。ハンバーグのたねを8枚作る。ハンバーグは中心部を薄めに、外側を厚めに成型する（ハンバーグは加熱すると真ん中がふくらむため、真ん中を薄くしておくと均等に火が通る）。
②ココナッツオイルをグリルパンまたはグリルラックに塗って、高温で加熱する。グリルパン（または網）が熱くなったら、ハンバーグを並べる。片面を4～5分ほど焼き一度だけひっくり返して、反対側も同じように焼く。中心部に温度計を挿してみて、71℃を表示し、肉がきつね色に焼けたらできあがり。

メモ▶▶
ハンバーグはグリルパンやグリルラックでなくても焼ける。フライパンで焼いてもいいし、オーブンであぶり焼きにしてもいい。調理時間はレシピに準じる。

オプション▶▶
ハンバーガーにする場合は、「ジャンボ・マッシュルームのロースト」（245ページ）ではさむか、レタスで巻いて食卓に出そう。

ポークテンダーロイン

準備時間：15分／調理時間：30分
摂取量のめやす：たんぱく質×1食、くだもの×1食

【材料】（4人分）
ガーリックパウダー…小さじ1
ドライマジョラム…小さじ1
クミンパウダー…小さじ1
コリアンダー（粉末）…小さじ1
ドライタイム…小さじ1
ケルト海塩またはヒマラヤピンク岩塩…小さじ½
黒こしょう…小さじ¼
豚ヒレ肉…大ひとかたまり（約450g）
たまねぎ…大1個。薄切りにする
青りんご…2個。皮をむいて芯と種を取り、スライスする
シナモンパウダー…少々
ココナッツオイル…少々

①オーブンは220℃に予熱しておく。
②小型のボウルにガーリックパウダー、マジョラム、クミンパウダー、コリアンダー、タイム、塩、黒こしょうを入れ、よく混ぜ合わせて下味の調味料を作る。これをヒレ肉にまんべんなく振りかけ、ヒレ肉を覆うように全体にもみ込む。
③フッ素樹脂加工の大きめのフライパンにココナッツオイルを引いて、強めの中火で加熱する。フライパンが熱くなったら豚肉を入れ、外側にまんべんなく焼き色がつくまで5〜8分ほど加熱する。豚肉を天板に移し替えてオーブンに入れ、15〜20分ほど焼く。肉の中心部に温度計を挿してみて、温度計が63℃を示し、肉汁が透明ならできあがり。
④その間、豚肉を焼いたフライパンにたまねぎとりんごを入れて、中火で5分ほど炒める。きつね色になったら火を止めて、塩、こしょう、シナモンで味付けする。
⑤豚肉が焼けたら、大皿に移してアルミホイルでテントのように覆う。5分ほどおいてからナイフで切り分ける。豚肉は4㎝幅にスライスする。盛り付ける際に、りんごとたまねぎの炒め物を添える。

バルサミコ風味のローストポーク

準備時間：10分／調理時間：60～80分
摂取量のめやす：たんぱく質×1食（約85～110gの手のひらサイズ）、脂質×1食

【材料】（何人分かは肉の大きさによる）
豚ロース…1.1～1.4kg
にんにく…4～6片。こまかく刻む
バルサミコ酢…¼カップ
粒マスタード…大さじ1
ケルト海塩またはヒマラヤピンク岩塩…小さじ½
黒こしょう…小さじ½
フレッシュローズマリー、タイム、またはタラゴン…大さじ2。
茎を取り除いてこまかく刻む
（ドライタイプのハーブを使う場合は小さじ2）
ココナッツオイル…少々

①豚肉は、キッチンペーパーで水分を取る。小型のボウルににんにく、バルサミコ酢、マスタード、塩、黒こしょう、ハーブ類を入れて、混ぜ合わせる（またはフードプロセッサーにかける）。これを豚肉全体にもみ込む。または、豚肉と一緒に密封袋に入れて振り、豚肉に下味をまんべんなくつける。豚肉に味がなじむまで、常温で15～20分ほどおくか、封をして冷蔵庫で数時間または一晩漬けおく。
②オーブンは180℃に予熱しておく。
③大きめのフライパンにココナッツオイルを多めに入れて、強めの中火で加熱する。フライパンが熱くなったら、豚肉を入れて、外側にまんべんなく焼き色がつくまで3～4分ほど加熱する。豚肉を天板に移し替え、オーブンに入れて45～60分ほど焼く。肉の中心部に温度計を挿して、温度計が63℃を示し、肉汁が透明ならできあがり。5分ほどおいてから切り分ける。

メモ▶▶
ローストポークは調理が簡単だし、作りおきしても使い勝手が良い。残った肉で「ポーク&エッグ」（178ページ）を作ろう。
オーブンを使うついでに、野菜もローストしてはどうだろうか。第7章の「野菜のオーブン焼きと野菜炒めの作り方」（238～240ページ）を参照。

グレモラータ風味のローストサーモン

準備時間：５分／調理時間：25 分
摂取量のめやす：たんぱく質×１食、脂質×１食

【材料】（４人分）
鮭の切り身…450g
ココナッツオイルまたはギー…大さじ１⅓。溶かしておく
ケルト海塩またはヒマラヤピンク岩塩…適量
黒こしょう…適量
レモン汁…⅓〜½カップ
イタリアンパセリ…½カップ。適当な大きさに切る

①オーブンは 220℃に予熱しておく。天板にクッキングシートを敷く。
②鮭の両面にココナッツオイル（またはギー）を塗り、天板に並べる（皮つきの鮭の場合は、皮を下にして並べる）。
③切り身に軽く塩と黒こしょうを振り、レモン汁をかけ、パセリを散らす。魚に火が通るまでオーブンで 20 〜 25 分ほど焼く。

メモ▶▶
きちんと火が通った魚の身はさくっと割れて、内側の色が変わっている。火が通っていない魚は、身が割れにくくて、内側が半透明なピンク色をしている。
魚の焼き加減を確認するには、一番肉厚な部分に斜め 45 度からフォークを刺して、やさしく肉片を引き上げてみよう。身が簡単に割れて、内側の色が変わっていれば、火が通っている。フォークを刺してもなかなか身が割れず、内側がまだ半透明なら、火の通りが不十分だ。その場合は、火が通るまで加熱しよう。ただし、魚は火の通りが早いので、加熱時間が１分と３分とではできあがりが全く違うことを覚えておこう。

ホタテのソテー

準備時間：15 分／調理時間：15 分
摂取量のめやす：たんぱく質×１食、脂質×１食

【材料】（４人分）
ホタテ貝…450g
ギーまたはココナッツオイル…大さじ1⅓（メモを参照）
ケルト海塩またはヒマラヤピンク岩塩…適量
黒こしょう…適量
にんにく…小１片。こまかく刻む（小さじ約¼）
（お好みで）パセリ…適量。付け合わせ用に刻む
（お好みで）レモン…付け合わせ用にくし形に切る

①ホタテ貝はよく洗う。キッチンペーパーで水気をしっかり拭き取る。念のため、もう一回拭き取る。ホタテ貝は水分が多いと蒸し焼きになってしまう。焼き色をつけるには、できるだけ水分を取り除く必要がある。
②フッ素樹脂加工の大きめのフライパンを、１～２分ほど強めの中火で加熱する。ギーまたはココナッツオイルを入れて、さらに加熱する。ホタテ貝を重ならないよう注意してフライパンに並べる（４人分を調理する場合は２回に分けて炒めよう。入れすぎると焼き色がつきにくくなる）。塩と黒こしょうで味を調え、焼き色がつくまで２～４分ほど放置する。フライパンのホタテ貝は、動かさずにおくこと。トングを使って、ホタテ貝の端っこを少しだけ持ち上げて、色づきを確認する。焼き色がついていたら、トングでひっくり返して２～４分ほど炒める。焼き色がついて、身が引き締まったらできあがり。ホタテ貝は、フライパンから取り出した後も予熱で加熱されるため、真ん中がやや透明でも構わない。フライパンに油を残したまま、トングでホタテ貝だけを皿に盛る。
③油の残るフライパンににんにくを入れ、弱めの中火にして、にんにくがやわらかくなるまで１、２分ほど炒める。できあがったオイルソースを、皿に盛ったホタテ貝にかける。（お好みで）上からパセリを散らし、くし形に切ったレモンを添える。

メモ▶▶
濃厚な味わいにするには、ギーを使おう。ギーには乳固形分が含まれていないため、高温で調理できる。

ピリ辛風味の鮭ハンバーグ

準備時間：15 分／調理時間：10 分
摂取量のめやす：たんぱく質×１食、脂質×½食

【材料】（４人分）
紅鮭…１缶（約 420g）。または調理済みの鮭フレーク 450g 弱
紫たまねぎ…¼カップ。みじん切りにする
セロリ…¼カップ。みじん切りにする
パセリ…粗みじん切りにしたもの¼カップ
ココナッツオイル…小さじ２。溶かしておく
卵１個＋卵黄１個分…軽く混ぜ合わせる
パプリカパウダー…小さじ１
マスタードパウダー…小さじ½
黒こしょう…小さじ¼
グラウンド・レッドペッパー…小さじ⅛
レモン…１個。くし形に切る

フッ素樹脂加工の大きめのフライパンにココナッツオイルを引く。中サイズのボウルに鮭、たまねぎ、セロリ、パセリ、ココナッツオイル、卵、卵黄、パプリカパウダー、マスタード、黒こしょう、レッドペッパーを入れて、しっかり混ぜ合わせる。ハンバーグのたねを４枚作る。フライパンを強めの中火で加熱し、ハンバーグがきつね色に焼けるまで片面につき４～５分加熱する。レモンを添えて盛り付ける。

メモ▶▶
「白菜のコールスローサラダ」（243 ページ）を添えて食卓に出そう。
作りおきする場合は冷蔵庫で保存する。

ツナ詰めトマト

準備時間：10 分
摂取量のめやす：たんぱく質×１食、野菜×２皿、脂質×１食

【材料】（４人分）
ツナの水煮缶…４缶（１缶につき 110 ～ 140g）。
できればホワイトチャンクかびんながまぐろのツナ缶。水分をよく切る
セロリのみじん切り…⅓カップ
赤たまねぎ…¼カップ
「クリーミー・アボカド・ソース」（252 ページ）…⅓カップ
トマト…大４個
レタス…４～８枚
ケルト海塩またはヒマラヤピンク岩塩…適量
黒こしょう…適量

中サイズのボウルにツナを入れてフォークでくだき、セロリ、たまねぎ、ソースを加えてよく混ぜ合わせる。トマトはすべて、８等分のくし形に切り込みを入れる。切り落とさないよう注意する。皿にレタスを敷き、その上にトマトを１つ載せて切り込みを開き、そこにツナサラダを詰め込む。塩と黒こしょうで味を調える。

オプション▶▶
あぶり焼きした赤ピーマンのみじん切り（¾カップ）をボウルに加える。

《時短料理》

急いでいるって？　そんなときのために、わずか数分でパパッとできる超時短料理を紹介する。ほとんどの料理は、メインディッシュで紹介したレシピの残りものでできる。

◉「ピリ辛風味の鮭ハンバーグ」の時短アレンジ料理（たんぱく質×1食、野菜×2皿、脂質×1食）

皿に大きめのレタスの葉を1、2枚敷いて、その上に「ピリ辛風味の鮭ハンバーグ」（208ページ）の残りものを置く。その上にアボカド½個、ドレッシング（252～256ページ）のいずれかをかける。「白菜のコールスローサラダ」（243ページ）または「レモン風味のきゅうりサラダ」（242ページ）のいずれかを添える。くし形に切ったレモンと、シャキシャキする野菜を一～二つかみほど添える。

◉アボカドと卵の時短サラダ（たんぱく質×1食、脂質×1食、くだもの×1食）

ゆで卵2～3個を半分に切る。卵黄をスプーンで取り出して小さいボウルに入れ、「クリーミー・アボカド・ソース」（252ページ）またはアボカドと混ぜ合わせて、卵に戻し入れる。お好みで少量のパプリカパウダー、塩、こしょうを振る。ひとつかみ程度のベリー類を添える。

◉時短卵&スモークサーモン（たんぱく質×1食、脂質×1食、くだもの×1食）

卵1～2個でスクランブルエッグを作る。ほぼ火が通ったところで、手のひらぐらいの量のスモークサーモン（砂糖、亜硝酸塩、ブドウ糖を含まないもの）を適当にカットして入れて軽く混ぜ合わせる。ひとつかみ程度のベリー類を添える。

◉時短チキン・ア・ラ・カルト（たんぱく質×1食、野菜×2皿、脂質×1食）

チキン料理の残りものを一人前用意する。アボカド½個、「クリーミー・アボカド・ソース」（252ページ）⅓カップ、「自家製マヨネーズ」（259ページ）小さじ1、「ロースト・パプリカソース」（265ページ）¼カップ、または「ペストソース」（264ページ）¼カップのうちいずれかを添える。前菜として、シャキシャキするサラダを二つかみほど添えよう。

◉時短卵スープ（たんぱく質×1食、野菜×2皿、脂質×1食）

チキン・ボーンブロス（154ページ）3カップをとろ火で煮る。ボウルに卵2～3個、ケルト海塩またはヒマラヤピンク岩塩小さじ½を入れて、泡立て器でかき混ぜる。できあがった溶き卵をゆっくりとボーンブロスに流し込み、おたまでかき混ぜる。ベビースピナッチを入れ、（お好みで）チリオイルを2～3滴たらす。彩りを良くするために、こまかく刻んだアボカド½個を入れる。

◉時短サラダ（たんぱく質×1食、野菜×2皿、脂質×1食）

お好みのカット野菜二～三つかみ程度（よく洗う）にミニトマトひとつかみと、たんぱく質の豊富なものを一つ組み合わせる。たとえば――

■鶏の胸肉

■ビーフハンバーグ
■ローストチキンのスライス…110グラム（砂糖、亜硝酸塩、ブドウ糖、グルテンを含まないもの）
■ツナまたは鮭の水煮缶…140〜170グラム
■スモークサーモン…110グラム（砂糖、亜硝酸塩、ブドウ糖を含まないもの）
■ゆで卵…2、3個

お好みのドレッシング（252〜256ページ）1人分、またはオリーブオイル小さじ1＋酢（またはレモン汁）で味付けする。

◉アレンジ

レタスの葉にたんぱく質多めの料理（1人分）とアボカドを盛り付け、お好みのドレッシング、またはオリーブオイル小さじ1＋酢少々（またはレモン汁）で味付けする。具材をレタス巻きにする。

サラダやレタス巻きを作るときは、第4章の〈OK食品〉（123〜128ページ）にある野菜を自由に使おう。

◉ボーンブロスの時短アレンジ料理（たんぱく質×1食、野菜×2皿、脂質×1食）

ボーンブロス（3カップ）を沸騰させ、その中に調理済みの肉（1食分）とほうれん草または冷蔵庫の野菜（二、三つかみ）とギー小さじ1を入れる（このスープは作りおきもできる。オーブンで焼いた野菜の余りがあれば、それを入れよう)。

◉ツナか鮭を使った時短サラダ(たんぱく質×1食、野菜×2皿、脂質×1食)

ツナまたは鮭の水煮缶(140~170グラム)に食べやすく切ったレタスまたはキャベツ(二、三つかみ程度)を添える。オードブルに、プチトマトまたはグレープトマト(ひとつかみ。または普通のトマトをスライスしたもの)、シャキシャキ感のある新鮮な野菜(二つかみ)を足す。お好みのドレッシングかソース(252~256ページ)、またはアボカド½を盛り付ける、または「自家製マヨネーズ」(259ページ)小さじ1をかけて食べる。

◉時短バーガー(たんぱく質×1食、野菜×2皿、脂質×1食)

レタスの葉(2枚以上)に作りおきのハンバーグを乗せ、その上にたまねぎのスライス(大1枚)、アボカド(½個)を載せ、「自家製ケチャップ」(260ページ)か粒マスタード、またはその両方をかける。さらに、お好みのドレッシングまたはソースをその上からかける。シャキシャキ感のあるサラダ(二つかみ)を用意して、それにドレッシングを使っても良い(ちなみに、ビーフハンバーグは「クリーミーなチミチュリソース」(263ページ)とも合う。チミチュリソース¼カップで、脂質½食に相当)

◉ビーフファヒータの時短アレンジ料理(たんぱく質×1食、野菜×1皿、脂質×1食)

レタスの葉(レタス、サニーレタス、ビブレタスなど。8~12枚)に、「パーティにぴったり、ビーフファヒータ」(202ページ)の残り物(4人分)を載せる。アボカド(¼個)のスライスも載せて、ブリトーのように具を巻く。ちなみに、この料理は第7章で紹介するどのサルサソース（264、266、268ページ）とも合う。ファヒータを温め直してからレタスで巻いても良い。

◉その他のお勧め作りおきレシピ

「マフィン型で作る卵焼き」（172ページ）

「イタリア風エッグマフィン」（175ページ）

◉できるだけ簡単に時短メニューを作るには

■食べ物をそろえておく。冷蔵庫には常に赤身の肉とたくさんの新鮮な野菜を用意しておく。

■カット野菜を買う。または、あらかじめ野菜をカットして容器かビニール袋に入れて冷蔵庫に保存し、すぐに使えるようにしておく。

■ツナ缶、鮭缶、スモークサーモンを常備しておく。

■本書のレシピのなかから気に入ったドレッシングを作り、小さめの密封容器に入れて冷蔵庫に保存しておく。

■冷蔵庫にベリー類を常備する。りんごも切らさないようにする。アボカドを常備しておく。

■残りものはそれぞれプラスチックの容器に保存し、すぐに使えるようにしておく。

■冷蔵庫にゆで卵を常備しておく。

■料理するときは、多めに作って残ったものを冷凍庫か冷蔵庫に保存する。作りおきにお勧めなのはハンバーグ、ミートローフ、チキン、チリコンカンなど。食べ物は1人分サイズの容器に入れて保存する。

■週に1度は、ローストチキンを作る。あるいは、皮を取り除いた鶏の胸肉を6枚以上、フライパンかオーブンかグリルで調理する。

■新鮮な卵を常備しておく。

■野菜ストッカーにヤムイモかさつまいもを1〜2個常備しておく。

■ギー（またはグラスフェッドバター）、ココナッツオイル、オリーブオイルを常備しておく。

ボーンブロスに肉、鶏肉、シーフード、さまざまな野菜を入れて、鍋いっぱいにスープを作る。

調理方法について

料理なんてほとんどしたことがないって？　料理初心者のために、調理方法を簡単に説明しよう。

加熱調理は2種類に分類できる——乾式加熱と湿式加熱だ。

乾式加熱とは、焼いたり、ローストしたり、グリルしたり、炒めたりすることだ（油で揚げる方法も含まれるが、このダイエットではやらない）。炒めることが乾式加熱と見なされるのは、水を使わず油を使うからだ。

乾式加熱の場合、食材に直接熱が伝わる——たとえば、オーブンの熱風やフライパンから伝わる熱など。野菜に含まれる脂質はごく微量か、ときにはゼロなので、水なしで加熱調理するときは少量の油を加えることが多い。

乾式加熱する方法には以下の3つがある。

◉**ガスコンロを使う場合**——フライパンで炒めるときは、油を入れて高温で加熱してから——通常は強めの中火——肉や野菜を投入する。高温で調理するため、野菜にはすぐに火が通る。シンプルで手早い調理法だ。

◉**オーブンを使う場合**——肉はオーブンで調理するのがお勧めだ。肉には脂肪が含まれるため、油を足す必要はない。野菜に少量の油をからめれば、水分を足さなくてもオーブンで高温調理できる。ただし、耐熱皿に野菜を詰め込みすぎたり、重ねたりしないよう注意しよう。野菜から蒸発する水分で、水っぽくなるからだ。野菜は一層に並べて、２００〜２３０℃の高温で焼く。

◉**グリルで焼く場合**——肉の調理にはグリルが欠かせない。グリル焼きが好きな人は、どんどん焼こう。グリルラックから落ちない程度の野菜なら、直接ラックに載せてしまおう。小さい野菜は串で刺すか、グリルバスケットを使って焼こう。ここでも少量の油を使うと調理しやすい。

湿式加熱では、水、だし汁、ワインなどの水分を使って調理する。水の温度は100℃の沸点以上にはならないため、乾式加熱よりも温度が低くなる。

湿式加熱には、煮る、ゆでる、蒸し煮する、蒸すなどの方法がある――250ページで説明するが、蒸す方法は3種類ある。

蒸し煮とは、フライパンか鍋で材料を軽く炒めた後、水分を入れてふたをし、材料を煮つめたり蒸し上げたりする方法。

ポットローストなどの硬い肉を調理するときは、蒸し煮がベストだ。蒸し煮することで、結合した組織がゼラチン化し、肉がやわらかくなって、煮汁のとろみが増す。蒸し煮は、ケールやコラードグリーンなどの繊維の多い野菜を調理するのにも適している。

スロークッカーは、水分を低温で加熱して調理する。通常はフライパンなどで肉を焼いてからスロークッカーに入れ、水かだし汁を入れて時間をかけて加熱調理する。先に肉を焼いてからスロークッカーで仕上げる方法は、蒸し煮に似ている。

カレー風味のココナッツ・チキンスープ

準備時間：15分／調理時間：40分
摂取量のめやす：たんぱく質×½食、でんぷんを多く含む野菜×少量、脂質×½食

【材料】（８杯分。１杯につき１～１½カップ）
チキン・ボーンブロス（154ページ）…全部で８～10カップ
たまねぎ…大１個。適当な大きさに切る
しょうが…大さじ１½。みじん切りにする
にんにく…２片。こまかく刻む
調理済みの鶏肉…450g。小さく切る
バターナッツかぼちゃ…１½カップ。種を取って、適当な大きさに切る
フレッシュコリアンダー…½カップ。みじん切りにする
ココナッツミルク…1⅓カップ
トマトペースト…大さじ３
カレー粉…小さじ１½
コリアンダー（粉末）…小さじ½
グラウンド・レッドペッパー…小さじ¼
ナツメグ…小さじ¼
（お好みで）フェヌグリーク…ひとつまみ
ケルト海塩またはヒマラヤピンク岩塩…適量
黒こしょう…適量

①大きめの鍋にボーンブロス½カップを入れ、中火で加熱する。たまねぎ、しょうが、にんにくを入れ、たまねぎがやわらかくなるまで煮込む。チキン、かぼちゃ、コリアンダーを入れてかきまぜる。ボーンブロス４カップ、ココナッツミルク、トマトペースト、カレー粉、コリアンダー、グラウンド・レッドペッパー、ナツメグ、（お好みで）フェヌグリークを加える。沸騰したら、すぐに弱火にする。かぼちゃがやわらかくなるまで20～30分煮込む。
②鍋をガスコンロから下ろす。ハンドブレンダーかフードプロセッサーにかけてピューレ状にする。滑らかになったら鍋に戻す。残りのボーンブロス（３½～５½カップ）を、好みの濃度になるまで鍋に入れて、５～10分煮込む。塩、黒こしょうで味を調える。

＊１杯分の分量は、ボーンブロスの使用量によって多少増減する。

マッシュルームのクリームスープ

準備時間：10分／調理時間：45分
摂取量のめやす：野菜×1皿、脂質×½食

【材料】（8杯分。1杯につき1カップ）
ギー…小さじ2
たまねぎのみじん切り…1カップ
セロリのざく切り…½カップ
グラウンド・レッドペッパー…小さじ¼
にんにく…大1片
しいたけ…170g。ふいて汚れをとる
クレミニマッシュルーム…260g。汚れをふいて2等分に切る
ホワイトマッシュルーム…170g。ふく
フレッシュタイム…小さじ2。またはドライタイム小さじ1
ケルト海塩またはヒマラヤピンク岩塩…小さじ1
黒こしょう…小さじ½
チキン・ボーンブロス（154ページ）…6カップ。
ココナッツミルク…⅔カップ

①大きめの鍋にギーを入れ、強めの中火で加熱する。たまねぎ、セロリ、グラウンド・レッドペッパーを入れ、よくかき混ぜながら4分ほど炒める。野菜がやわらかくなったら、にんにくを入れてさらに30秒炒める。しいたけ、クレミニマッシュルーム170g、ホワイトマッシュルーム、タイム、塩、黒こしょうを加える。マッシュルームから水分が出て茶色くなり始めるまで、かき混ぜながら7〜10分ほど炒める。
②ボーンブロスを加え、沸騰したらすぐに弱めの中火にし、ふたをせずに時々かきまぜながら、15分ほど煮込む。しいたけとマッシュルームがやわらかくなったか確認する。
③鍋をガスコンロから下ろす。ココナッツミルクと残りのクレミニマッシュルームを加える。ハンドブレンダーかフードプロセッサーを使って、ピューレ状にする。なめらかになったら鍋に戻し入れて、10分煮込む。塩、黒こしょうで味を調えてから、盛り付ける。

ギリシャ風レモン・チキンスープ

準備時間：15分／調理時間：35分
摂取量のめやす：たんぱく質×1食、野菜×1皿

【材料】（8杯分。1杯につき1½カップ）
ココナッツオイル…少々
にんにく…3片。こまかく刻む
たまねぎ…大1個。みじん切りにする
にんじん…2本。適当な大きさに切る
ねぎ…1本。輪切りにする
パセリのみじん切り…大さじ1
刻んだタイム…小さじ1。またはドライタイプを小さじ½
レモンの皮のみじん切り…小さじ1
ローリエ…1枚
チキン・ボーンブロス（154ページ）…9カップ
調理済みの鶏肉…450g。適当な大きさに切る
卵…4個
レモン汁…½カップ
ケルト海塩またはヒマラヤピンク岩塩…小さじ1
黒こしょう…小さじ¼

①大きめの鍋にココナッツオイルを引く。にんにく、たまねぎ、にんじん、ねぎを入れて、強めの中火で炒める。野菜がやわらかくなって焼き色がつき始めたら、パセリ、タイム、レモンの皮、ローリエを入れて、1、2分炒める。ボーンブロスを加えて、沸騰したらすぐに弱めの中火にして、20～25分煮込む。鶏肉を加え、弱火にしてさらに5分間煮る。鍋をガスコンロから下ろして、ローリエを取り除く。
②小型のボウルに卵を割り入れて泡立て器でかき混ぜ、泡立ったらレモン汁を入れてさらに攪拌する。鍋のスープを1カップ分ほどおたまですくい取り、少しさましてから溶き卵が入ったボウルに半分を流し込んで泡立て器でかき混ぜ、さらにもう半分も流し込んでよくかき混ぜる。
③（鍋のスープが冷めているのを確認してから）ボウルの中身を鍋に戻し入れ、スープをゆっくりと温める。塩、黒こしょうで味を整える。溶き卵を流し入れた後は沸騰させないこと。このスープは冷凍できない。温め直すときは、卵がダマにならないよう注意する。冷蔵庫で2～3日保存できるが、作りたてが一番おいしい。

ハーブ入りチキンスープ

準備時間：20分／調理時間：50分
摂取量のめやす：たんぱく質×1食、野菜×½皿

【材料】（8杯分。1杯につき1½カップ）
ココナッツオイル…適量
鶏胸肉またはもも肉…450g。4㎝幅に角切りにする
「鶏そぼろ」（195ページ）…450g
たまねぎ…1個。適当な大きさに切る
赤パプリカ…1個。適当な大きさに切る
セロリ…1本。適当な大きさに切る
にんにく…3片。こまかく刻む
チキン・ボーンブロス（154ページ）…12カップ
トマトペースト…大さじ2
オレガノのみじん切り…小さじ1。またはドライタイプを小さじ½
ローズマリーのみじん切り…小さじ½。またはドライタイプ小さじ¼を砕く
タイムのみじん切り…小さじ½。またはドライタイプ小さじ¼
ケルト海塩またはヒマラヤピンク岩塩…小さじ1
黒こしょう…小さじ¼
ベビースピナッチ…3カップ

①大きめの鍋を強めの中火にかける。ココナッツオイルを軽く引いて、鶏肉とそぼろに焼き色がつくまで8～10分炒める。
②たまねぎ、パプリカ、セロリ、にんにくを入れて、やわらかくなるまで炒める。
③ボーンブロス、トマトペースト、オレガノ、ローズマリー、タイム、塩、黒こしょうを入れて加熱する。沸騰したらすぐに火を弱め、ふたをして弱めの中火で30分煮込む。
④ベビースピナッチを加えて、やわらかくなるまで5～10分ほど煮込む。

ポルトガル風ケールとさつまいものスープ

準備時間：25分／調理時間：45分
摂取量のめやす：たんぱく質×½食、でんぷんを多く含む野菜×½皿、脂質×1食

【材料】（8杯分。1杯につき1½カップ）
ココナッツオイル…大さじ1⅓
「ピリ辛鶏そぼろ」（195ページ）の肉だね…570g
たまねぎ…大1個。みじん切りにする
にんにく…2片。こまかく刻む
チキン・ボーンブロス（154ページ）…12カップ
ケール…1束。洗って茎を取り除き、1.5㎝幅に切る
ケルト海塩またはヒマラヤピンク岩塩…小さじ1
黒こしょう…小さじ¼
さつまいも…2個。4センチ幅に角切りにする（450g以下）

①大きめの鍋を強めの中火で加熱する。ココナッツオイル、ピリ辛鶏そぼろの肉だね、たまねぎ、にんにくを入れ、肉だねを崩しながら8～10分ほど炒める。
②ボーンブロス、ケール、塩、黒こしょうを加える。ふたをして、ケールがやわらかくなるまで5分ほど煮込む。
③さつまいもを加える。ふたをして、20～30分ほど煮込む。さつまいもがやわらかくなったらできあがり。

メモ▶▶
ケールとさつまいもを煮込むと、煮汁を多く吸収するので、必要に応じてボーンブロスをつぎ足そう。

ボーンブロスで作る卵スープ

準備時間：15分／調理時間：15分
摂取量のめやす：たんぱく質×1食、脂質×1食

【材料】（8杯分）
チキン・ボーンブロス（154ページ）…12カップ
ベビースピナッチ…6カップ以上
卵…8個
ケルト海塩またはヒマラヤピンク岩塩…小さじ1
白こしょう…小さじ⅛
万能ねぎ…2、3本。小口切りにする
ギー…大さじ1
（お好みで）チリオイル…4～6滴（メモを参照）

①大きめの鍋にボーンブロスを入れ、強めの中火で煮込む。火力を中火に弱め、ベビースピナッチを入れて1～2分加熱する。
②中サイズのボウルに卵、塩、白こしょうを入れて、泡立て器でかき混ぜる。できあがった溶き卵をかき混ぜながらゆっくりと鍋に流し入れる。
③鍋をガスコンロから下ろし、万能ねぎとギーを（お好みでチリオイルも）入れる。
④ふたをして、卵に火が通るまで1～2分ほどおく。

メモ▶▶
チリオイルを使う場合は、原材料にオリーブオイル、赤とうがらし、にんにく以外のものが含まれていないことを確認する。
しょうゆ風味が好きな人は、ココナッツアミノを数滴垂らす。
作りおきする場合は、冷蔵庫で保存する。

メキシコ風チキンスープ

準備時間：15分／調理時間：60分
摂取量のめやす：たんぱく質×1食、野菜×1皿、脂質×1食

【材料】（8杯分。1杯につき1½カップ）
ココナッツオイル…大さじ1⅓
鶏の胸肉…900g。皮を取り除いて、適当な大きさに切る
にんじんの輪切り…1½カップ
セロリのみじん切り…1½カップ
たまねぎのみじん切り…1½カップ
ハラペーニョ…1本。種を取って、輪切りにする（扱う際にはビニール手袋をはめる）
にんにく…4片。こまかく刻む
チリパウダー…小さじ1
クミンパウダー…小さじ1
ケルト海塩またはヒマラヤピンク岩塩…小さじ1
黒こしょう…小さじ1
グラウンド・レッドペッパー…小さじ¼
ドライオレガノ…小さじ¼
チキン・ボーンブロス（154ページ）…8カップ
トマト缶（カットトマト）…1缶（400g）

①大きめの鍋を強めの中火で加熱する。ココナッツオイルが熱くなったら、鶏肉を入れて8分ほど炒める。肉に焼き色がついて、肉汁が透明になるまで炒める。
②にんじん、セロリ、たまねぎ、ハラペーニョ、黒こしょう、にんにくを入れて5分ほど加熱する。チリパウダー、クミンパウダー、塩、黒こしょう、レッドペッパー、オレガノを入れ、かき混ぜてよくなじませる。
③ボーンブロスとカットトマトを入れて、加熱する。沸騰したらすぐに弱火にして、1時間ほど煮込む。

メモ▶▶
適当な大きさに切ったアボカド（1個）と、刻んだコリアンダー（⅓カップ）を入れて、彩りをよくする。

トマトスープ

準備時間：30分／調理時間：30分
摂取量のめやす：たんぱく質×1食、野菜×1皿、脂質×½食

【材料】（8杯分。1杯につき1½カップ）
「イタリアン鶏そぼろ」（195ページ）の肉だね…900g
にんじん…5本。皮をむいて、こまかく刻む
たまねぎ…大1個。みじん切りにする
トマト缶（ホールトマト）…4缶（1600g）。
サン・マルツァーノ・トマトを原料とするものがベスト。メモを参照
チキン・ボーンブロス（154ページ）…4カップ
バジルの細切り…½カップ
ココナッツミルク…1カップ
ケルト海塩またはヒマラヤピンク岩塩…小さじ1
黒こしょう…小さじ½
バジルの細切り…¼カップ（仕上げ用）
ココナッツオイル…適量

①オーブンは180℃に予熱しておく。天板にクッキングシートを敷く。
②イタリアン鶏そぼろの肉だねをミートボール状に成形する。ただし、ハーブミックスの使用量を大さじ1に増やして作る。大きめのビー玉ぐらいのミートボールを作り、重ならないように天板に並べる。20～25分ほど、肉がきつね色になるまでオーブンで焼く。
③ミートボールを焼く間に、大きめの鍋にココナッツオイルを軽く引く。にんじんとたまねぎを入れて、やわらかくなるまで中火で10分ほど炒める。ホールトマト、ボーンブロス、バジル（½カップ）を入れて加熱する。沸騰したら火力を弱めの中火にし、ふたをして20分ほど煮込む。
④鍋をガスコンロから下ろす。ハンドブレンダーかフードプロセッサーを使って、ピューレ状にする。滑らかになったら鍋に戻す。ココナッツミルクとミートボールを入れてガスコンロに戻し、中火で加熱する。火が通ったら塩と黒こしょうで味を調える。細切りにしたバジル（¼カップ）を散らし、温かいうちに食卓に出す。

メモ▶▶
サン・マルツァーノ・トマトは、ローマトマトよりも身が細いが、より肉厚で種も少ない。そのうえ味が濃くて甘く、酸味も少ない。

トスカーナ風シーフードスープ

準備時間：20分／調理時間：60分
摂取量のめやす：たんぱく質×1食、野菜×½皿、脂質×1食

【材料】（8杯分。1杯につき1¾〜2カップ）
ギー…大さじ1⅓
たまねぎ…小1個。みじん切りにする
ねぎ…1本。小口切りにする
ピーマン…1個。みじん切りにする
にんじん…2本。こまかく刻む
にんにく…3片。こまかく刻む
フィッシュ・ボーンブロス（155ページ）…8カップ
トマト缶（カットトマト）…2缶（800g）
フレッシュオレガノ…小さじ2。またはドライタイプ小さじ1
フレッシュバジル…小さじ2。またはドライタイプ小さじ1
フレッシュタイム…小さじ1。またはドライタイプ小さじ½
ローリエ…1枚
（お好みで）グラウンド・レッドペッパー…ひとつまみ
アサリ…700g
白身魚（カラスガレイ、タラ、フエダイなど）…450g。2〜3センチ角に切る
大きめのエビ…230g。殻と背わたを取る（6〜8尾）
ホタテ貝…110g（6〜8個）
ロブスターまたはカニ肉…110g
パセリのみじん切り…大さじ3
ケルト海塩またはヒマラヤピンク岩塩…小さじ1
黒こしょう…小さじ½

①大きめの鍋にギーを引いて、中火で加熱する。たまねぎ、ねぎ、ピーマンを入れてやわらかくなるまで5分ほど炒める。にんじんとにんにくを加え、さらに3分加熱する。
②ボーンブロス、カットトマト、オレガノ、バジル、タイム、ローリエ（お好みで）レッドペッパーを入れて加熱する。沸騰したら弱めの中火にし、ふたをして30〜40分ほど煮込む。
③アサリを入れてふたをし、アサリが開くまで10分ほど加熱する。白身魚、エビ、ホタテ貝、ロブスター、パセリをそっと入れる（ロブスターは、スープに1尾をまるまる入れ、火が通ったら取り出し殻をむいて2〜3㎝角に切るか、はじめから殻から身を取り出して角切りにし、それを鍋に入れて調理する）。
④ふたをして5〜10分ほど煮込む。フォークで魚の肉を割って火の通りを確認し、塩、黒こしょうで味を調え、エビの色が変わったら完成。

メモ▶▶
このレシピの材料はほんの一例であり、好きなシーフードを組み合わせて作って構わない。シーフードは1人につき約140g（貝殻を除く）で計算する。

ボーンブロスは家計にやさしい

ダイアン・サンフィリッポ。公認栄養コンサルタント。〈BALANCED BITES〉の創業者にして経営者。『ニューヨーク・タイムズ』紙のベストセラーに選ばれた『Practical Paleo（実践パレオダイエット）』と『The 21-Day Sugar Detox（シュガーデトックス　21日間プログラム）』の著者。ウェブサイトは〈balancedbites.com〉

私の友人ダイアン・サンフィリッポが、食生活にボーンブロスを取り入れることのメリットをもう一つ指摘してくれた。食品の値段がどんどん上がるこの時代でも、ボーンブロスは安く作れるのだ（工夫次第では無料で作れる）。

「ボーンブロスには、健康的なメリットがたくさんあるだけではありません。しばしば見落とされがちですが、自宅で作れば食費を節約できるというメリットもあります。実際に、廃棄しようと思っていた食材でボーンブロスを作れるのです――たとえば、骨付き肉の残りものです。ご存じのように、骨付き肉をローストしてからゆでれば、濃厚なスープやだし汁が作れます。ですが、食べ残しでもおいしいブロスが作れるのです。

本来捨てるはずの食材からボーンブロスを作るには、まず、残った骨を冷凍庫に入れておきましょう（ついでに、にんじんのへた、セロリの葉、たまねぎの切りくずなどの野菜くずも）。骨が余るたびにビニール袋や保存容器に入れてゆき、たくさんたまったら、水を張った鍋に入れて煮込んでボーンブロスを作るのです。ボーンブロスはこの本のレシピ通りに作ってもいいし、手元の材料でもできます。家族が食べ残した手羽先の骨や、ローストチキンの余り物を取っておけば、それがゆくゆくはボーンブロスの材料になるのです」

今頃あなたは脂肪をどんどん燃焼し、しわも減っていっていることだろう。その効果をもっと高めたければ、これから紹介する栄養満点の強力なスープを試してみてほしい。健康や体型にまつわる問題ごとに、対策用レシピを作った。スープに肉を入れれば立派なメインディッシュになるし、肉を入れなくても健康的な副菜として活躍すること間違いなしだ。

◉ セルライト対策に

メアリーの自家製酸辣湯（サンラータン）

準備時間：30分／調理時間：15分
摂取量のめやす：たんぱく質×1食、野菜×½皿、脂質×½食

【材料】（8杯分。1杯につき2カップ：野菜1カップ＋ボーンブロス1カップ）
にんじん…大1本。皮をむいて千切りにする
タケノコの水煮…230g。水気を切って細切りにする
さやえんどう…1カップ。細切りにする
赤パプリカ…小1個または大½個。細切りにする
チンゲン菜…2株。刻む、または細切りにする
チキン・ボーンブロス（154ページ）…8カップ
しょうがのスライス…6枚以上
にんにく…6片。こまかく刻む
ハラペーニョ…1〜2本。種を取って適当に切る（扱う際にはビニール手袋をはめる）
調理済みの鶏肉…900g。適当な大きさに切る
クレミニマッシュルーム…約280g。3等分に切る
ココナッツビネガーまたは白ワインビネガー…¼カップ
ココナッツアミノ…¼カップ
塩…小さじ½
白こしょう…小さじ¼
万能ねぎ…8本。小口切りにする
コリアンダー…1カップ。適当な大きさに切る
（お好みで）焙煎ごま油
（お好みで）チリオイル

①大きめのボウルににんじん、タケノコ、さやえんどう、パプリカ、チンゲン菜を入れておく。
②大きめの鍋にボーンブロスを入れて強火で加熱する。しょうが、にんにく、ハラペーニョを入れて加熱する。沸騰したら、火を弱めて10分ほど煮込む。
③②に鶏肉、マッシュルーム、ビネガー、ココナッツアミノを入れて、5分ほど加熱する。
④①の野菜をスープボウルに1人分ずつ入れてから、ボーンブロスを注ぐ。この方法なら、野菜のシャキシャキ感を損なわずに済む。
⑤最後に万能ねぎとコリアンダーを散らす。（お好みで）ごま油とチリオイルを1、2滴たらす。塩、白こしょうで味を調える。

◉ヒーリングに

しいたけスープ

準備時間：15分／調理時間：30分
摂取量のめやす：野菜×½皿

【材料】（8杯分。1杯につき1カップ）
干ししいたけ…30g
わかめ…¼カップ
熱い緑茶…3カップ
たまねぎ…1個。4等分に切って、薄切りにする
にんにく…3片。こまかく刻む
しょうがのみじん切り…大さじ2
ターメリックパウダー…小さじ½
またはフレッシュターメリックのみじん切り小さじ1
チキン・ボーンブロス（154ページ）…4カップ
ダルス（海藻）…大さじ1
ココナッツアミノ…大さじ1
ココナッツビネガーまたは白ワインビネガー…大さじ½
白菜の薄切り…2カップ
万能ねぎの小口切り…¼カップ

①干ししいたけとわかめを洗う。小型のボウルにわかめとしいたけと緑茶を入れ、具材がやわらかくなるまで15～20分漬けておく。
②その間に、ボウルの緑茶大さじ2を大きめの鍋に入れて加熱する。たまねぎ、にんにく、しょうが、ターメリックを入れ、やわらかくなるまで加熱する（焦げそうな場合は緑茶を足す）。
③ボーンブロスとダルスを②の鍋に入れる。
④しいたけの軸を切り取り、かさを細切りにする。しいたけ、わかめ、わかめのもどし汁を鍋に入れて、高温で加熱する。
⑤沸騰したら、すぐに中火にする。ココナッツアミノ、ビネガー、白菜を入れて10分ほど煮込む。
⑥仕上げに万能ねぎを散らす。

メモ▶▶
しいたけのおかげで、深くて森林のようなにおいと風味のあるスープができあがる。わかめはスープに合うものの、ぬるっとした食感にはなじめないかもしれない。わかめを省いてダルスだけを入れても良い。

◉ ホルモン・バランスを整える

赤パプリカスープ

準備時間：25 分／調理時間：65 分
摂取量のめやす：野菜×½皿、脂質×1食

【材料】（10 杯分。1杯につき1カップ）
ギー…大さじ1⅔
赤パプリカ…6個。種を取って適当な大きさに切る
にんじん…2本。皮をむいて、適当な大きさに切る
たまねぎ…大1個。適当な大きさに切る
セロリ…2本。適当に切る
にんにく…4片。こまかく刻む
チキン・ボーンブロス（154 ページ）…6カップ
フレッシュタイム…大さじ2またはドライタイプ大さじ1
ターメリックパウダー…小さじ½またはフレッシュターメリックのみじん切り小さじ1
グラウンド・レッドペッパー…ひとつまみ
粗挽きとうがらし…ひとつまみ
ケルト海塩またはヒマラヤピンク岩塩…小さじ1
黒こしょう…小さじ½
アボカド…2個半。皮をむいて種を取る

①大きめの鍋にギーを入れて、強めの中火で加熱する。パプリカ、にんじん、たまねぎ、セロリ、にんにくを入れて、時々かきまぜながら 10 分ほど炒める。
②ボーンブロス、タイム、ターメリック、レッドペッパー、粗挽きとうがらし、塩、黒こしょうを入れて加熱する。沸騰したら火力を弱めてふたをし、野菜に火が通るまで 15 分ほど煮込む。
③鍋をガスコンロから下ろして、30 分ほどおいて粗熱を取る。
④③にアボカドを入れて、ハンドブレンダーかフードプロセッサーで滑らかなピューレ状にする。
⑤鍋をガスレンジにかけ、5～10 分ほど加熱してからスープボウルに盛り付ける。

◉ 健康的な肌を保つために

アボカドとかぼちゃの冷製スープ

準備時間：15 分
摂取量のめやす：でんぷんを多く含む野菜×½皿、脂質×１食

【材料】（10 杯分。１杯につき１カップ）
チキン・ボーンブロス（154 ページ）…８カップ。２等分する
熱い緑茶…１カップ
熟した固めのアボカド…４～５個。皮をむいて種を取って切る
パンプキンピューレ…１缶（約 425g）
ココナッツミルク…½カップ
ライムの搾り汁…¼カップ（ライム３個分）
ハラペーニョ…小１個。種を取って切る（扱う際にはビニール手袋をはめる）
万能ねぎ…４本。小口切りにする
フレッシュコリアンダー…¼カップ。適当な大きさに刻む
にんにく…１片。適当な大きさに切る
粗挽きとうがらし…小さじ½～１（アンチョチリ、ニューメキシコチリ、
またはカリフォルニアチリを使用。チリパウダーは使わない）
クミンパウダー…小さじ½～１
ケルト海塩またはヒマラヤピンク岩塩…小さじ１
黒こしょう…小さじ¼
赤パプリカ…１個。こまかく刻む

①ボーンブロス（４カップ）、緑茶、アボカド、パンプキンピューレ、ココナッツミルク、ライムの搾り汁、ハラペーニョ、万能ねぎ、コリアンダー、にんにく、粗挽きとうがらし、塩、黒こしょうをフードプロセッサーまたはハンドブレンダーでかき混ぜる。滑らかでクリーミーに仕上がったら、大きめのボウルに入れる。
②そのボウルに、ボーンブロスの残り（４カップ）を少しずつ加えながら、泡立て器でかき混ぜる。クミンパウダーで味を調える。
③ラップをかけて冷蔵庫に入れ、味がなじむのを待つ。食卓に出す前に、もう一度泡立て器でかき混ぜる。
④スープの濃度を調整する場合は、ボーンブロスを少しずつ足して調整する。
⑤スープボウルに注いだら、上からパプリカを散らす。

メモ▶▶
冷製スープなので、加熱しないこと。

◉ 減量に効果的

クレソンスープ

準備時間：5分／調理時間：10～20分
摂取量のめやす：なし。ボーンブロスと同じ。野菜×少量

【材料】（8杯分。1杯につき1カップ）
チキン・ボーンブロス（154ページ）…8カップ
しょうが…1片。皮をむいて、こまかく刻む
にんにく…2片。適当に切る
ターメリックパウダー…小さじ½
またはフレッシュターメリックのみじん切り小さじ1
カルダモン…ひとつまみ
グラウンド・レッドペッパー…ひとつまみ
クミンパウダー…ひとつまみ
ケルト海塩またはヒマラヤピンク岩塩…適量
ベビースピナッチ…2カップ
クレソン…2カップ。適当な大きさに切る
パセリ…½カップ。適当な大きさに切る
（お好みで）万能ねぎ…2～3本。小口切りにする
（お好みで）チリオイルまたは焙煎ごま油…1～2滴（メモを参照）

①大きめの鍋にボーンブロス、しょうが、にんにく、ターメリックパウダー、カルダモン、レッドペッパー、クミンパウダー、塩を入れて強めの中火で加熱する。
②沸騰したらすぐに弱めの中火にし、10～20分ほど煮込む。
③ベビースピナッチ、クレソン、パセリ、（お好みで）万能ねぎを②に入れる。
④火を止めて、（お好みで）チリオイルを垂らしてスープボウルに盛り付ける。

メモ▶▶
チリオイルを使う場合は、原材料にオリーブオイル、赤とうがらし、にんにく以外のものが含まれていないことを確認する。
しょうゆ風味が好きな人は、ココナッツアミノを数滴垂らす。

オプション▶▶
調理済みの鶏肉を1カップ分加える。これで1人分につき、たんぱく質¼食を補える。
卵を6個加えても良い。中サイズのボウルに卵を割り入れてかき混ぜる。鍋にベビースピナッチ、クレソン、パセリを入れた後、かき混ぜながら溶き卵をゆっくりと鍋に入れる。火を止めて万能ねぎとチリオイルを加え、ふたをして1～2分ほどおき、卵に火が通るのを待つ。これで1人分につきたんぱく質½食弱を補える。

◉ 脳の健康を維持するために

鮭とねぎのチャウダー

準備時間：20分／調理時間：20分
摂取量のめやす：たんぱく質×1食、野菜×½皿、脂質×1食

【材料】（8杯分。1杯につき1½カップ）
ココナッツオイル…少々
たまねぎ…½個。みじん切りにする
にんじん…1本。皮をむいてこまかく刻む
セロリ…1本。こまかく刻む
ピーマン…½個。こまかく刻む
ねぎ…2本。小口切りにする
にんにく…2片。こまかく刻む
フィッシュ・ボーンブロス（155ページ）またはチキン・ボーンブロス（154ページ）…6カップ
トマトペースト…大さじ2
グラウンド・レッドペッパー…小さじ¼
ケルト海塩またはヒマラヤピンク岩塩…小さじ1
黒こしょう…小さじ¼
アドボソース…小さじ1～2。チポトレチリ缶のアドボソースを使う
鮭…900g。1.5㎝角に切る
ベビースピナッチ…1袋（140g）。刻む
ココナッツミルク…2⅔カップ
（お好みで）ディル…¼カップ。みじん切りにする
（お好みで）レモン…1個。くし形に切る

①大きめの鍋にココナッツオイルを引いて、強めの中火で加熱する。
②たまねぎ、にんじん、セロリ、ピーマン、ねぎ、にんにくを入れ、やわらかくなるまで炒める。
③ボーンブロス、トマトペースト、レッドペッパー、塩、黒こしょうを加える。
④アドボソースを一度に小さじ½ずつ加える。加えるたびに、味見してスープの味を調整する。お好みの味になったら加熱する。
⑤沸騰したら、火を弱めて鮭を入れる。ゆっくりかき混ぜながら、5分煮込む。
⑥ベビースピナッチとココナッツミルクを入れてかき混ぜ、5～10分ほど煮込む。
⑦（お好みで）ディルを散らすか、レモンを入れて盛り付ける。

肌が喜ぶ食べ物5つ

ドクター・トレヴァー・ケイツ。自然療法医。ウェブサイトは〈drtrevorcates.com〉

ドクター・トレヴァー・ケイツは、カリフォルニア州で自然療法医の免許を取得した最初の女性だ。元カリフォルニア州知事アーノルド・シュワルツェネッガーに任命されて、同州の自然療法事務局の諮問委員を務めた。「スパ・ドクター」としても知られるドクター・ケイツは、世界的に有名な温泉地や、ユタ州パークシティにある自身の診療所で患者の診察にあたる。専門はアンチエイジング、ホルモン・バランス、美肌再生。ポッドキャストで『The Spa Dr. Secrets to Smart, Sexy, & Strong（スパ・ドクターの美の秘訣）』という番組を配信し、オンラインで『Glowing Skin Summit（つや肌サミット）』を主催し、さらに電子書籍『Glowing Skin from Within（内側から美しくなる）』の著者でもある。さあ、ドクター・ケイツに肌が喜ぶスーパーフードについて語ってもらおう。

「肌がかさつく、くすんでいる、ハリがない人――もっと悪い場合は、にきび、湿疹、酒《しゅ》さ（顔面に生じる慢性炎症性疾患）、年齢の割にしわが多い人――は、体のどこかのバランスが崩れている可能性があります。大抵の場合、偏った食事が原因です。

食事は肌の質に影響しないとの説が誤りだと証明する研究結果が次々と発表されています。たとえば、ＧＩ値の高い食品（パスタやパンなど）を食べると、血糖値とインスリンレベルが上昇することがわかっています。さらに、インスリンレベルが高いと、皮脂の分泌が促され、アンドロゲンという男性ホルモンの分泌が活発になるため、にきびができやすくなります。しかし、その反対に、内側から肌を整える栄養素や食べ物もたくさんあります。

美肌効果のあるお勧めの食べ物を5つ紹介しましょう」

【1】**アボカド**

アボカドには一価不飽和脂肪酸と抗酸化物質が含まれます。抗酸化物質には、肌の老化を早める酸化ダメージを軽減する働きがあります。健康的な脂質は細胞に栄養を与えてくれるため、どちらも肌の健康に欠かせない栄養素なのです。

【2】**天然鮭**

天然鮭には抗炎症効果の高いオメガ3脂肪酸がたくさん含まれています。肌の問題は炎症が原因で起きるため、この栄養素は肌の健康にとても重要です。鮭の肉がピンク色なのは、アスタキサンチンが含まれているからです。アスタキサンチンには、太陽光から肌を守る働きがあります。

【3】**ココナッツ**

ココナッツに含まれるラウリン酸には、免疫力を高める働きと抗菌作用があり、肌の健康に効果があります。ココナッツ水、ココナッツミルク、果肉、ココナッツオイルはどれもお勧めです。おまけにココナッツは食べ物として理想的なだけではありません。肌を落ち着かせて保湿したいときにも使いましょう。

【4】**ケール**

ケールはアブラナ科の野菜で、肝臓の解毒作用を促す働きがあると言われています（ジインドリルメタンとインドール－3－カルビノールが含まれるため）。アブラナ科の野菜には、がんのリスクを減らすとされる植物性化学物質がその他の野菜よりも多く含まれています。

【5】**ボーンブロス**

ボーンブロスには、肌の健康と肌の老化予防に欠かせないコラーゲンを作り出す栄養素が豊富に含まれています。できるだけオーガニックな骨を使ってレシピ通りに作りましょう。

ボーンブロスは肌に効く

　ボーンブロスのメリットのなかで私の一番のお気に入りは、肌がやわらかさを取り戻し、みずみずしく健康になることだ。私が診療してきた患者は何千人にも及ぶが、そのうちの一人か私を見れば、納得していただけると思う。

　ボーンブロスの若返り効果には、目を見張るばかりだ。重ねた歳月を消して、よりセクシーに生まれ変わることができる。

「成熟する」につれて（あるいは「進化する」と言ってもいい）、肌がやせて、弾力性がなくなることにお気づきだろうか？　だが、ボーンブロスに含まれるたんぱく質、健康に良い脂質、ミネラル、コラーゲン成分のおかげで、肌はふっくらして滑らかになる。そう、ヒアルロン酸注射と同じ効果が期待できるのだ。

　要するに、肌の欠点を補う方法はヒアルロン酸やボトックス注射だけではないということだ。ボーンブロスの栄養素は、体内のコラーゲンを補充してくれるのだ。

　しかも、ボトックス注射では治せないことがある——長年の間に肌からコラーゲンが失われたためにできたしわを改善することだ。ボトックス注射は、局所的に筋肉を麻痺させることはできても、コラーゲンを補うことはできない。だから滑らかで、若々しくて、弾力のある肌にはならないのだ。

　結論。顔に注射するかどうかは別として、ふっくらと引き締まった肌を維持するにはコラーゲンを補うしかない。そしてその最良の「治療薬」がボーンブロスなのである。

第7章 通常日の脂肪燃焼パワーアップレシピ《副菜、ドレッシング、デザート編》

さて、第6章ではたくさんのメインディッシュとスープのレシピを紹介した。次はそのサポートスタッフを紹介しよう。本章では野菜たっぷりの副菜、調味料、ドレッシング、シェイク、デザートのおいしいレシピを紹介する。さらに、若返りの効果をアップさせるためにゼラチンを使った料理も紹介しよう。

メインディッシュのお供に何を食べようかと考えるときに、思い出してほしいことがある――「炭水化物の少ない野菜をたっぷり盛ろう」ということだ。これらの野菜は満足感があるし、炎症に効く栄養素がたくさんつまっているし、腸の回復をサポートしてくれる（おまけに美味だ）。食事のたびに、皿の隅にたっぷり盛るよう心がけよう。

さらに、もう一つアドバイスがある。〈シュガーデーモン〉に惑わされそうになったら、本章の後半にあるシェイクやデザートのレシピを見てほしい。どのレシピも甘いもの好きのあなたを満足させてくれるだろうし、罪悪感なしで食べられる。

では、そろそろレシピを紹介しよう。思わず感嘆の声が上がるカリフラワーライスから、極上のクリーミー・アボカド・ソースと、何でもそろっている。是非お試しあれ！

ポイント▼▼ レシピに記載している各栄養素の摂取量のめやすを参考に、食事量を計算しよう。

野菜のオーブン焼きと野菜炒めの作り方

オーブンやフライパンで焼いた野菜は、単品でもおいしい副菜になるし、卵を加えて朝食にしたり、サラダに足したりもできる。本書の〈ＯＫ食品〉から好きな野菜を選んで、どんどんオーブンやフライパンで加熱調理しよう。

ただし、マッシュルームなどのやわらかい野菜は、ブロッコリーなどの固い野菜よりも火の通りが早いので注意が必要だ。さまざまな野菜を一度に調理する場合、たとえばオーブンで焼く場合は、固い野菜を10分ほど焼いてから、やわらかい野菜を入れる。フライパンで炒めるときも、固さの同じ野菜を先に炒め、数分してからやわらかい野菜を加えよう。野菜を別々に炒めることもできるが、そこまで手間をかける必要はないだろう。「まとめて料理する日」に野菜を一気に調理してしまえば、数日は野菜に事欠かずに済む。肉やシーフードと合わせておいしい時短料理もできる。

オーブンかフライパンで野菜を調理するときに準備したい基本的な材料は左の4つだ。

■本書の〈ＯＫ食品〉から選んだ野菜や調味料
■ココナッツオイル…小さじ1〜2杯。溶かしておく
■ケルト海塩またはヒマラヤピンク岩塩と黒こしょう…味を調えるため
■お好みのハーブ（フレッシュまたはドライタイプ）

その他の材料例を紹介しよう。
■ココナッツオイル…小さじ1〜2。溶かしておく
■スイートオニオン…大1個。輪切りまたはくし形に切る
■パプリカ…1個。何色でもＯＫ。細切りまたは乱切りにする
■アスパラガス…1束。５センチ幅にぶつ切りにする
■ズッキーニ…1本。輪切りにする
■ガーリックパウダー…小さじ1
■ケルト海塩またはヒマラヤピンク岩塩…小さじ½
■黒こしょう…小さじ¼
■（お好みで）ドライハーブまたはフレッシュハーブ…小さじ2以上

【野菜のオーブン焼きの作り方】

①オーブンは２２０℃に予熱しておく。使う野菜の量に応じて、天板1〜2枚にクッキングシートを敷く。シートにココナッツオイルを軽くぬっても良い。

②大きめのボウルに野菜と調理料をすべて入れ、混ぜ合わせる。溶かしたココナッツオイル（小さじ1〜2）を加えてよく混ぜ合わせる。天板に野菜を均一に並べて、10〜15分ほどオーブンで焼く。野菜が多すぎると水

分が出て蒸し焼きになってしまうので、入れすぎに注意する。

③野菜をオーブンから取り出して、トングかへらで軽くかき混ぜる。もう一度オーブンに戻して、お好みのやわらかさになるまで10～20分ほど焼く。

【野菜炒めの作り方】

①フライパンを強めの中火で加熱する。ココナッツオイルを入れ、オイルが熱くなるまで1分ほど待つ。入れすぎに注意しながら野菜を入れる（野菜が多すぎると、野菜の水分で蒸し焼きになるため）。

②野菜は火の通りが早いため、炒める間はガスコンロから離れないこと。トングを使って野菜をひっくり返し、むらなく火を通す。お好みの固さに焼けたら、皿に盛りつける。

【摂取量のめやすについて】

オーブンやフライパンで調理する場合、野菜の使用量は次のめやすで量ろう――でんぷんの少ない野菜は、手のひら1杯分またはソフトボール1個ぐらいの量で1皿分と数える。ココナッツオイルやギーは、小さじ1が脂質1食分に相当する。

野菜のオーブン焼きを4人分作る場合は、野菜を手のひら8杯分（＝8皿）と、ココナッツオイル小さじ4を入れる。食事は1人につき野菜×2皿と脂質×1食とする。実にシンプルではないか。

カリフラワーライス

準備時間：10分／調理時間：15分
摂取量のめやす：野菜×1皿

【材料】（4人分）
カリフラワー…大1個
たまねぎ…½個。みじん切りにする
にんにく…1片。こまかく刻む
ケルト海塩またはヒマラヤピンク岩塩…少々
黒こしょう…少々
ココナッツオイル…少々

①カリフラワーは、茎を取り除いて小房に分ける。小房をフードプロセッサーかミキサーに入れて、カリフラワーが米粒大になるまで瞬間作動スイッチを10～15回操作してみじん切りにする。カリフラワーが大きい場合は、この工程を2回に分けて行なう。
②フッ素樹脂加工のフライパンにココナッツオイルを引いて、中火にかける。フライパンが熱くなったら、たまねぎとにんにくを入れて、たまねぎが半透明になるまで7分ほど炒める。
③②のフライパンにカリフラワーを入れて、やわらかくなるまで5～7分ほど炒める。塩と黒こしょうで味付けする。

メモ▶▶
この料理は、作りおきして冷蔵庫で保存できる。

マッシュポテト風カリフラワー

準備時間：15分／調理時間：15分
摂取量のめやす：野菜×1皿

【材料】（4人分）
カリフラワー…大1個。小房に分ける
にんにく…2片。ローストする
（無糖の）アーモンドミルクまたはココナッツミルク…¼カップ
ケルト海塩またはヒマラヤピンク岩塩…小さじ¼
黒こしょう…小さじ⅛
（お好みで）パセリ…¼カップ。刻む

①鍋にカリフラワーを入れて、やわらかくなるまで10～12分ほど蒸す。ざるに取って水気を切る。
②カリフラワーを鍋に戻し、にんにく、アーモンドミルク（またはココナッツミルク）、塩、黒こしょうを入れる。
③ポテトマッシャーでつぶす、またはフードプロセッサーにかけてピューレ状にする。（お好みで）仕上げにパセリを散らす。

レモン風味のローストアスパラガス

準備時間：5分／調理時間：20分
摂取量のめやす：野菜×1皿、脂質×½食

【材料】（4人分）
アスパラガス…450g。茎の固い部分を切り落とす
にんにく…1片。こまかく刻む
レモンの皮のみじん切り…小さじ2〜3
ココナッツオイル…小さじ2。溶かしておく
ケルト海塩またはヒマラヤピンク岩塩…少々
黒こしょう…少々
（お好みで）レモン汁…1カップ

①オーブンは220℃に予熱しておく。天板にクッキングシートを敷く。
②天板に重ならないようにしてアスパラガスを並べる。にんにくとレモンの皮を散らした後、ココナッツオイルと塩と黒こしょうで味を調える。15〜20分ほどオーブンで焼く。
③アスパラガスが焼けたら、オーブンから取り出して、（お好みで）レモン汁を振りかける。

メモ▶▶
材料を2倍に増やして調理しよう。簡単で手間いらずだし、残ったアスパラガスは卵と一緒に調理してもいいし、サラダに加えてもいい。

レモン風味のきゅうりサラダ

準備時間：5分
摂取量のめやす：野菜×1皿、脂質×1食

【材料】（4人分）
きゅうり…2本。輪切りにする
紫たまねぎ…½個。薄くスライスする
ミントまたはフレッシュコリアンダー…大さじ2。粗みじん切りにする
ケルト海塩またはヒマラヤピンク岩塩…小さじ⅛
「レモン・ヴィネグレットソース」（255ページ）…大さじ2⅔
または「クリーミー・レモン・ドレッシング」（255ページ）大さじ3
または「クリーミー・レモン・ドレッシング」大さじ1
＋オリーブオイル（小さじ1）＋レモン汁（またはライムの搾り汁）大さじ1

大きめのボウルにきゅうり、たまねぎ、ミント（またはコリアンダー）、塩、ドレッシングを入れて、軽く混ぜ合わせる。

メモ▶▶
この料理は、作りおきして冷蔵庫で保存できる。

白菜のコールスローサラダ

準備時間：10分
摂取量のめやす：野菜×2皿、脂質×1食

【材料】（4人分。1人分につき1¼〜1½カップ）
白菜…5カップ（約1個）。千切りにする
さやえんどう…約1カップ。筋を取って、斜めに細く切る
万能ねぎ…4本。小口切りにする
ラディッシュ…½カップ。薄くスライスする
（お好みで）コリアンダー…¼〜½カップ。粗みじん切りにする
「クリーミー・ジンジャー・ドレッシング」（253ページ）…⅓カップ＋大さじ2
ケルト海塩またはヒマラヤピンク岩塩…少々
黒こしょう…少々

大きめのボウルに、白菜、さやえんどう、万能ねぎ、ラディッシュ、ドレッシング、（お好みで）コリアンダーを入れて軽くかき混ぜる。塩と黒こしょうで味付けする。冷蔵庫で冷やしてから盛りつける。

メモ▶▶
このサラダは時間をおいて味をなじませる方がおいしい。冷蔵庫で冷やす間に、白菜がドレッシングを吸ってしんなりして、かさが小さくなる。

地中海風農家のサラダ

準備時間：10分
摂取量のめやす：野菜×1皿、脂質×1食

【材料】（4人分）
プチトマトまたはグレープトマト…2カップ。
半分に切る。在来種のトマトを使う場合は、トマト2個をくし形に切る
きゅうり…1本。種を取って、みじん切りにする
たまねぎ…½個。みじん切りにする
バジル…大さじ2〜3。適当な大きさに切る
ケルト海塩またはヒマラヤピンク岩塩…小さじ½
黒こしょう…小さじ⅛
オリーブオイル…大さじ1⅓
赤ワインビネガー…小さじ2

大きめのボウルにトマト、きゅうり、たまねぎ、バジルを入れて混ぜ合わせる。塩と黒こしょうで味を調える。オリーブオイルとビネガーを振りかけ、軽くかき混ぜる。

メモ▶▶
このサラダは漬け置く方がおいしくなるため、食べる2、3時間前に作ろう。1晩置いて、翌日の昼食のサラダにしてもいい。オーブンで焼いた鶏の胸肉を、1人につき1ピース（手のひらサイズ）ずつ食べやすく切って、サラダに添えて食べよう。

カレー味のローストカリフラワー

準備時間：10分／調理時間：35分
摂取量のめやす：野菜×1皿、脂質×1食

【材料】（8人分）
ココナッツオイル…大さじ1⅓を溶かしておく
オレンジの搾り汁…¼カップ
オレンジの皮…小さじ1
コリアンダー（粉末）…小さじ½
クミンパウダー…小さじ½
カレー粉…小さじ2
パプリカパウダー…大さじ1
ケルト海塩またはヒマラヤピンク岩塩…小さじ1
黒こしょう…小さじ¼
カリフラワー…約1kg分。茎を取り除いて、小房に分ける
たまねぎ…大1個
（お好みで）フレッシュコリアンダー…適量

①オーブンを230℃に予熱する。2枚の天板にクッキングシートを敷く。
②大きめのボウルまたはビニール袋に、ココナッツオイル、オレンジの搾り汁、オレンジの皮、コリアンダー、クミンパウダー、カレー粉、パプリカパウダー、塩、黒こしょうを入れてよく混ぜ合わせる。調味料の入ったボウルまたはビニール袋に、カリフラワーとたまねぎを加え、よくあえて味をなじませる。
③天板に野菜を重ならないようにして並べ、時々野菜を動かしながら、35分ほどオーブンで焼く。やわらかめの食感が好きな人は、焼き時間を延ばす。
④（お好みで）コリアンダーを散らす。温かいうちに、または常温で食卓に出す。

メモ▶▶
スパイスの香りを強くするには、小型のフライパンにスパイスを入れて、弱火で3〜5分ほどから煎りする。いい香りがして、フライパンからかすかに煙が立ったら、火を止めてレシピ通りに調理する。

ロースト・オニオン

準備時間：10分／調理時間：45～60分
摂取量のめやす：野菜×１皿、脂質×½食

【材料】（４人分）
たまねぎ…大３～４個。薄い輪切りにする
ケルト海塩またはヒマラヤピンク岩塩…適量
黒こしょう…適量
ココナッツオイルまたはギー…小さじ２。溶かしておく

①オーブンは180℃に予熱しておく。２枚の天板にクッキングシートを敷く。
②輪切りにしたたまねぎを、重ならないように天板に並べる。たまねぎが多いと、蒸し焼きになって焼き色がつかないため、入れすぎないようにする。塩と黒こしょうを振り、ココナッツオイルまたはギーを振りかける。
③オーブンで20～25分ほど焼く。10分したところで、たまねぎの上部に焼き色がついたら、ひっくり返す。

メモ▶▶
肉をオーブンで焼くときに、ついでにたまねぎの輪切りも入れれば簡単に作れる。

ジャンボ・マッシュルームのロースト

準備時間：５分／調理時間：10分
摂取量のめやす：野菜×１皿

【材料】（４人分）
ジャンボマッシュルーム…４個

①オーブンは180℃に予熱しておく。天板にクッキングシートを敷く。
②マッシュルームのかさをやさしくふいて汚れを落とす。別の料理に使えるよう、軸を取って保存する。スプーンでマッシュルームの内側のひだをえぐり出す。天板にマッシュルームを並べて、片面につき５～７分ほどオーブンで焼く。やわらかくなったらできあがり。

メモ▶▶
マッシュルームのかさは、グリルでも焼ける。グリルの場合は、かさにココナッツオイルを振りかけてから焼く。

ラタトゥイユ

準備時間：15 分／調理時間：45 分
摂取量のめやす：野菜×１皿、脂質×少量

【材料】（８杯分以上。１杯につき１カップ）
ココナッツオイル…小さじ２
たまねぎ…大½個。みじん切りにする
トマト缶（カットトマト）…１缶（800g）
トマトペースト…１缶（170g）
ナス…１個。こまかく刻む
ズッキーニ…２本。こまかく刻む
マッシュルーム…１パック（230g）。３等分に切る
にんにく…２～３片。こまかく刻む
バルサミコ酢…大さじ１
フレッシュタイム…小さじ１。またはドライタイプ小さじ½
ケルト海塩またはヒマラヤピンク岩塩…小さじ１
黒こしょう…小さじ¼
フレッシュバジル…１カップ。細切りにする
パセリのみじん切り…¼カップ

①大きめのフライパンか鍋にココナッツオイルを引いて、強めの中火で加熱する。
②たまねぎを入れて、やわらかくなるまで炒める。カットトマト、トマトペースト、ナス、ズッキーニ、マッシュルーム、にんにく、バルサミコ酢、タイム、塩、黒こしょうを入れる。
③弱火にして 45 分ほど煮込む。火を止めてバジルとパセリを入れてかき混ぜ、塩と黒こしょうで味を調える。

メモ▶▶
野菜は２㎝ぐらいに刻む。
ラタトゥイユは一晩おいた方が、味がなじんでおいしくなる。温かいままでも、常温でも、冷やしてもおいしい。

パスタ風ズッキーニの炒め物

準備時間：５分／調理時間：５分
摂取量のめやす：野菜×１皿

【材料】（４杯分。１杯につき１カップ）
ズッキーニ…４〜６本
ココナッツオイル…少々
ケルト海塩またはヒマラヤピンク岩塩…適量
黒こしょう…適量

①ズッキーニはピーラーを使って幅広の長い薄切りにする（メモを参照)。フッ素樹脂加工のフライパンを強めの中火で加熱し、ココナッツオイルを引く。
②ズッキーニを入れて、火が通ってやわらかくなるまで２〜３分ほど炒める。フライパンの大きさによっては、１〜２分長めに炒める。炒めすぎに注意して、水っぽくならないよう手早く炒める。
③トングでズッキーニをつかんで、水気を振り落としてから皿に取る。塩と黒こしょうで味を調える。お好みのソースかギー（分量外）を振りかけて、すぐに食べる。

メモ▶▶
パスタ風といえども、スパゲッティのように細く切る必要はない。ピーラーを使って、幅広の長い薄切りにしよう。ズッキーニのへたと先端を切り落とし、端から端までまっすぐにピーラーを走らせる。力を入れすぎないようにすれば、ズッキーニの平べったい「ヌードル」ができあがる。にんじんの皮をむくのと同じ要領でやろう。

オプション▶▶
このレシピには脂質はほとんど含まれない。４人分の場合、大さじ１⅓のココナッツオイルまたはギーを足してズッキーニを炒め、お好みでにんにくのみじん切り（1、2片）とハーブを加えても良い。これでズッキーニ（野菜１皿分）＋ギー（脂質１食分）になる。

留意点
でんぷんを多く含む野菜は、控えめに食べるようにしよう——トレーニングの後の疲労回復したいときや、体がだるくて気分が落ち込むときなどの〈糖質ロス〉が原因ではないときのみとする（第４章の『困ったときの対処法』を参照のこと）。

ベイクド・スイートポテト

準備時間：３分／調理時間：45 分
摂取量のめやす：でんぷんを多く含む野菜×１皿、脂質×１食（ギーを使う場合）

【材料】（４人分）
さつまいも…４本
ケルト海塩またはヒマラヤピンク岩塩…適量
黒こしょう…適量
（お好みで）ギー…小さじ４
（お好みで）シナモンまたはナツメグ…適量

①オーブンは 200℃に予熱しておく。天板にクッキングシートを敷く。
②さつまいもは、フォークで何度か刺して小穴を空けてから天板に並べ、オーブンで 45 分ほど焼く。やわらかくなったらオーブンから取り出し、上部に切り目を入れて、塩、黒こしょう、（お好みで）ギーとスパイスをかける。
皮をむいて、さつまいもをつぶしてマッシュポテト風にしてもいい。その場合は、さつまいもの内側がやわらかくなるまで焼き、フォークかポテトマッシャーでつぶす。

メモ▶▶
オーブンで肉を焼くついでに、さつまいもも一緒に焼こう。
オーブンで焼く方がおいしいが、時間がないときは電子レンジを使おう。さつまいもにフォークを何カ所か刺して小穴を空けて、耐熱皿に並べる。レンジの「じゃがいも」ボタンを押すか、５～10 分ほど加熱しよう。レンジによって加熱力に違いがあるため、５分加熱したら焼き加減をチェックし、火が通るまで１分おきにレンジを止めてチェックしよう。

オプション▶▶
「ピコ・デ・ガヨ」（264 ページ）をかければ、メキシコ風のスイートポテトになる。

かぼちゃのオーブン蒸し

準備時間：３分／調理時間：１時間
摂取量のめやす：でんぷんを多く含む野菜×１皿、脂質×１食（ギーを使う場合）

【材料】（４人分以上。１人分は１カップ）
バターナッツかぼちゃ…１個
ケルト海塩またはヒマラヤピンク岩塩…適量
黒こしょう…適量
（お好みで）ギー…小さじ４
（お好みで）シナモンかナツメグ、または両方

①オーブンは 180℃に予熱しておく。
②かぼちゃは半分に切る。種を取り除き、切り口を下にして浅い耐熱皿に入れる。水またはボーンブロス（分量外）を 1.5 ～２㎝ぐらいの高さまで入れ、アルミホイルでしっかりと覆う。
③１時間ほどオーブンで焼く。果肉がやわらかいことを確認する。スプーンでかぼちゃの果肉をすくって、皿に盛り付ける。しっとりとしたマッシュポテトのような食感になる。塩と黒こしょうで味付けし、お好みでギーとスパイスを振りかける。

メモ▶▶
肉をオーブンで焼くときに、ついでにかぼちゃも焼くと簡単に作れる。

かぼちゃのロースト

準備時間：10 分／調理時間：35 分
摂取量のめやす：でんぷんを多く含む野菜×１皿、脂質×１食

【材料】（４人分以上。１人分は１カップ）
バターナッツかぼちゃ…１個
黒こしょう…適量
ココナッツオイル…小さじ４。溶かしておく
（お好みで）シナモンかナツメグ、または両方
ケルト海塩またはヒマラヤピンク岩塩…適量

①オーブンは 220℃に予熱しておく。天板にクッキングシートを敷く。
②かぼちゃは半分に切る。種を取り除き、皮をむく。切り口を下にしてまな板に置き、1.5㎝の角切りにする。大きめのボウルかビニール袋に、角切りにしたかぼちゃとココナッツオイルを入れてなじませる。塩と黒こしょうを加える。お好みでシナモンとナツメグも振る。
③天板にかぼちゃの角切りを重ならないようにして並べ、15 ～ 20 分ほどオーブンで焼く。へらかトングでひっくり返して、やわらかくなるまでもう 15 分ほど焼く。

おいしい蒸し野菜を作るには？　3つの技法

蒸し野菜は手早く簡単に調理できるし、高価な電気蒸し器も必要ない。野菜を手早く蒸す方法は以下の3つがある。

◉**ガスコンロで蒸す**――野菜の下ごしらえをする。蒸し器を準備する、またはふたつきの鍋に金属製のボウルをセットする。水を2～3センチの高さまで入れる。蒸し器のかご（または鍋に置いたボウル）が安定していて、なおかつ水に浸ってないことを確認する。水が沸騰したら、かご（またはボウル）に野菜を並べ、ふたをして弱火で加熱する。

野菜は意外に早く火が通るので、鍋から離れないようにする。蒸し時間が長いと、野菜の歯ごたえがなくなり、やわらかくなってしまう。火が通ったら、鍋をガスコンロから外し、野菜を皿かトレーに重ならないように並べて冷ます。野菜はその後も予熱で火が通るため、歯ごたえとみずみずしい色合いを残したい場合は、氷水につけてすぐに冷まそう。味付けに塩を振る。

◉**オーブンで蒸す**――オーブンは180℃に予熱する。天板かオーブン対応のダッチオーブンに野菜を並べ、水か（できれば）ボーンブロスを2～3センチの高さまで入れる。アルミホイルかふたでしっかり密封する。5分したら火の通りを確め、数分おきにチェックする（ボーンブロスで調理する場合は、蒸し汁に野菜のビタミンとミネラルがたっぷり溶け込むため、蒸し汁は捨てずに使おう）。野菜をすぐに食卓に出さない場合は、皿かトレーに重ならないように並べて冷ます。野菜は、オーブンから取り出した後も数分は予熱で火が通る。味付けに塩を振る。

◉**レンジで蒸す**――時間がないときや、少量を調理したいときは、レンジで蒸そう。レンジ対応のボウルに野菜を入れ、水かボーンブロスを2～3センチ以下の高さまで入れる。ラップで覆ってから、蒸気が出やすいよう小穴を空ける（またはラップでゆるく覆う）。ボウルにふたをする場合は、少し隙間をあけてふたをする。ほうれん草などの葉もの野菜は30秒、ブロッコリーなどの固い野菜は1分加熱する。野菜に適度に火が通るまで、

さつまいもの甘辛ロースト

準備時間：20 分／調理時間：30 分
摂取量のめやす：でんぷんを多く含む野菜×１皿、脂質×１食

【材料】（４人分）
さつまいも…４本。皮をむいて、２～３㎝角に切る
パプリカ（色は何でも OK）…２個。４㎝角に切る
紫たまねぎ…１個。くし形に切る
ココナッツオイル…大さじ１⅓。溶かしておく
ジンジャーパウダー…小さじ¼
クミンパウダー…小さじ¼
コリアンダー（粉末）…小さじ¼
パプリカパウダー…小さじ¼
シナモンパウダー…小さじ¼
ナツメグパウダー…小さじ⅛
ケルト海塩またはヒマラヤピンク岩塩…小さじ½
黒こしょう…小さじ¼
グラウンド・レッドペッパー…少々

①オーブンは 220℃に予熱しておく。２枚の天板にクッキングシートを敷く。
②大きめのボウルかビニール袋に材料をすべて入れ、野菜と調味料とオイルがよくなじむまで混ぜ合わせる。
③天板に②を重ならないように並べ、25 ～ 30 分ほどオーブンで焼く。さつまいもが多いと水分で蒸し焼きになってしまうため、入れすぎないようにする。

メモ▶▶
材料に挙げたスパイスがそろわない場合は、手持ちのスパイスを使おう。スパイスの量は正確でなくても良い。自分の味覚に合わせて使おう。

数秒ごとにチェックする。右記と同じように冷ますか、すぐに食卓に出す。塩で味付けする。

◉**アドバイス**――何種類もの野菜を一度に蒸す場合は、カリフラワーとブロッコリーなど同じような固さの野菜を一緒に蒸そう。他方で、ブロッコリーとアスパラガスだと、ブロッコリーの方が加熱に時間がかかるため、一緒に蒸さないようにする。

クリーミー・アボカド・ソース

準備時間：5分
摂取量のめやす：脂質×1食

【材料】（4食分。1食につき⅓カップ）
アボカド…2個（1個につき170～200gぐらい）
にんにく…小1片
ライムまたはレモンの搾り汁…大さじ1½～2
ケルト海塩またはヒマラヤピンク岩塩…小さじ½～1
黒こしょう…ひとつまみ
水…⅓～¾カップ

①アボカドは半分に切って種を取り、スプーンで果肉をすくい取る。
②アボカドの果肉、にんにく、ライム（またはレモン）の搾り汁、塩、黒こしょうをミキサーかフードプロセッサーに入れる。滑らかなピューレ状になるまで、何度かスイッチを止めて内側にこびりついたソースをこそぎ落としながら、攪拌する。好みの濃度になるまで、水を少しずつ加えて調整する。
③密封容器に入れて冷蔵庫に保存し、7日以内に使い切る。クリーミーなドレッシングにしたい場合や、野菜や肉やシーフード用のソースにしたい場合は、以下のオプションを参考にする。

メモ▶▶
この料理は1人分（1/4の分量。約1/3カップ）で、脂質1食分になる。しかし、アボカドは大きさがまちまちなうえに、加える水の量にも個人差がある。作るときに全体量を量って、1人分の正確な量を把握しておこう。

オプション▶▶
◉アボカドとライムのチポトレソースにする
このレシピに、チポトレパウダー（小さじ1/4）、クミンパウダー（小さじ¼）、グラウンド・レッドペッパー（ひとつまみ）を加える。お好みで、フレッシュコリアンダー（小さじ1～2）とライムの皮（小さじ1/2）を加える。
◉ハーブとアボカドのソースにする
タイム、バジル、ディル、チャイブ、マジョラム、パセリ、コリアンダーなどのお好みのハーブをこまかく刻んでレシピに加える。個人的に、アボカドにはコリアンダーが合うと思う。
◉ピリ辛アボカドソースにする
アドボソース漬けのチポトレチリ（小さじ½かそれ以上）を入れる。スモーキーな風味を加えたい場合は、スモークパプリカ・パウダーを追加する。

クリーミー・ジンジャー・ドレッシング

準備時間：５分
摂取量のめやす：脂質×１食

【材料】（10 食分。１食につき小さじ５）
無調整のココナッツミルク…¾カップ
ココナッツアミノ…大さじ１½
ホワイトビネガー…大さじ２
すりおろししょうが…小さじ２
にんにく…１～２片。つぶしておく
グラウンド・レッドペッパー…一つまみ（小さじ⅛以下）

ボウルに材料をすべて入れて、よくかき混ぜる（または、ふたつきのガラス瓶に入れてよく振る）。冷蔵庫で冷やし、にんにくを取り出してから使う。

メモ▶▶
新鮮なしょうがだけを使う。にんにくはつぶして風味をドレッシングに加え、使うときは取り除く。あらかじめ作って冷蔵庫で寝かせた方が、味がよくなじむ。
オプション▶▶
カフィアライム（こぶみかん）の葉が手に入ったら、１、２枚入れてタイ風味にしよう。使う時は葉を取り除く。
このドレッシングはサラダだけでなく鶏肉や魚にも合う。千切りキャベツとあえればおいしいコールスローが手早くできる。作り方は「白菜のコールスローサラダ」（243 ページ）を参照。

バルサミコ風味のヴィネグレットソース

準備時間：５分
摂取量のめやす：脂質×１食

【材料】（24 食分。１食につき大さじ２）
エキストラバージン・オリーブオイル…½カップ
バルサミコ酢…½カップ
マスタードパウダー…小さじ１
タイムのみじん切り…小さじ½、またはドライタイプ小さじ¾～１
にんにく…１片。つぶしておく
ケルト海塩またはヒマラヤピンク岩塩…小さじ⅛

ボウルに材料をすべて入れて、よくかき混ぜる（または、ふたつきのガラス瓶に入れてよく振る）。冷蔵庫で冷やし、にんにくを取り出してから使う。

メモ▶▶
にんにくはつぶして風味をドレッシングに加え、使うときは取り除く。あらかじめ作って冷蔵庫で寝かせた方が、味がよくなじむ。
オプション▶▶
私はドレッシングにフレッシュなハーブを入れる方が好きなので、ハーブをたくさん使う。タイムの代わりに、あなたの好きなハーブを入れてもいい。

ライム・ヴィネグレットソース

準備時間：5分
摂取量のめやす：脂質×1食

【材料】（24食分。1食につき大さじ2）
エキストラバージン・オリーブオイル…½カップ
ライムの搾り汁…¼カップ＋大さじ2
水…大さじ2
すりおろしたライムの皮…小さじ½
クミンパウダー…小さじ½
コリアンダーの粗みじん切り…大さじ2
にんにく…1片。つぶしておく
グラウンド・レッドペッパー…少々
ホットソース…少々（辛い味が好きな人は多めに）
ケルト海塩またはヒマラヤピンク岩塩…小さじ⅛

ボウルに材料をすべて入れて、よくかき混ぜる（または、ふたつきのガラス瓶に入れてよく振る）。にんにくを取り出してから使う。冷蔵庫で冷やす。

メモ▶▶
このドレッシングにはメキシコと米南西部の風味がたくさんつまっている。スパイシーなコールスローを作ったり、グリルしたチキンを載せたサラダにかけたり、漬け汁としても使える。鶏肉、魚、エビは2時間ほど漬ける。牛肉は一晩漬けよう。
にんにくはつぶして風味をドレッシングに加え、使うときは取り除く。あらかじめ作って冷蔵庫で寝かせた方が、味がよくなじむ。

フレンチ・ヴィネグレットソース

準備時間：5分
摂取量のめやす：脂質×1食

【材料】（24食分。1食につき小さじ2）
エキストラバージン・オリーブオイル…½カップ
赤ワインビネガー…⅓カップ
水…大さじ2
粒マスタード…小さじ1½
エシャロットのみじん切り…大さじ1
ケルト海塩またはヒマラヤピンク岩塩…小さじ⅛

ボウルに材料をすべて入れて、よくかき混ぜる（または、ふたつきのガラス瓶に入れてよく振る）。冷蔵庫で保存する。

メモ▶▶
あらかじめ作って冷蔵庫で寝かせた方が、味がよくなじむ。お好みのハーブを入れてもいい。

レモン・ヴィネグレットソース（アレンジしてクリーミー・レモン・ドレッシングに）

準備時間：５分
摂取量のめやす：脂質×１食

【材料】
（ソース：24食分。1食につき小さじ2/ドレッシング：16食分。１食につき大さじ１）
［**レモン・ヴィネグレットソース**］
エキストラバージン・オリーブオイル…½カップ
レモン汁…¼カップ＋大さじ２
水…大さじ２
レモンの皮のみじん切り…小さじ½
（お好みで）タイムのみじん切り…小さじ½。またはドライタイプ小さじ⅛
にんにく…１片。つぶしておく
ケルト海塩またはヒマラヤピンク岩塩…小さじ⅛
［**クリーミー・レモン・ドレッシング**］
レモン・ヴィネグレットソース…½カップ
無調整のココナッツミルク…½カップ

［**レモン・ヴィネグレットソースの作り方**］
ボウルにオリーブオイル、レモン汁、水、レモンの皮、にんにく、塩、（お好みで）タイムを入れて、よくかき混ぜる（または、ふたつきのガラス瓶に入れてよく振る）。冷蔵庫で冷やし、にんにくを取り出してから使う。
［**クリーミー・レモン・ドレッシングの作り方**］
レモン・ヴィネグレットソースとココナッツミルクを泡立て器またはミキサーでよくかき混ぜる。

メモ▶▶
鶏肉、魚、エビをレモン・ヴィネグレットソースに漬けて調理するとおいしい。調理する２時間前に漬けよう。
あらかじめ作って冷蔵庫で寝かせた方が、味がよくなじむ。

オプション▶▶
お好みのハーブを入れてもいい。

オレンジ・ヴィネグレットソース（アレンジしてクリーミー・オレンジ・ドレッシングに）

準備時間：5分
摂取量のめやす：脂質×1食

【材料】
（ソース：24食分。1食につき小さじ2/ドレッシング：16食分。1食につき大さじ1）
［**オレンジ・ヴィネグレットソース**］
エキストラバージン・オリーブオイル…½カップ
オレンジの搾り汁…½カップ
赤ワインビネガーまたは白ワインビネガー…大さじ1
オレンジの皮…小さじ½
タラゴンまたはローズマリーのみじん切り…小さじ½。またはドライタイプ小さじ⅛〜¼
にんにく…1片。つぶしておく
ケルト海塩またはヒマラヤピンク岩塩…小さじ⅛
［**クリーミー・オレンジ・ドレッシング**］
オレンジ・ヴィネグレットソース…½カップ
無調整のココナッツミルク…½カップ

［オレンジ・ヴィネグレットソースの作り方］
ボウルに材料をすべて入れて、よくかき混ぜる（または、ふたつきのガラス瓶に入れてよく振る）。冷蔵庫で冷やし、にんにくを取り出してから使う。
［クリーミー・オレンジ・ドレッシングの作り方］
オレンジ・ヴィネグレットソースとココナッツミルクを泡立て器またはミキサーでよくかき混ぜる。

メモ▶▶
鶏肉、魚、エビをオレンジ・ヴィネグレットソースに漬けて調理するとおいしい。調理する2時間前に漬けよう。
あらかじめ作って冷蔵庫で寝かせた方が、味がよくなじむ。

オプション▶▶
お好みのハーブを入れてもいい。

カクテルソース

準備時間：５分／調理時間：５～10分

【材料】（８食分。１食につき大さじ２）
トマトペースト（砂糖やブドウ糖を含まないもの）…½カップ
アップルサイダービネガー（りんご酢）…¼カップ
りんごジュース（甘味料無添加のもの）…¼カップ
オニオンパウダー…ひとつまみ
クローブパウダー…小さじ⅛
ホースラディッシュ（市販品）…大さじ２～３
ホットソース…少々

①小ぶりのシチュー鍋にトマトペースト、アップルサイダービネガー、りんごジュース、オニオンパウダー、クローブパウダーを入れて混ぜ合わせ、弱火で５分ほど加熱する。焦がさないよう、時々かき混ぜる。
②ソースにもっととろみをつけたい場合は、弱火にしてもう数分長めに加熱する。
③火を止めて冷めるまで待つ。お好みの味になるよう、ホースラディッシュとホットソースの量を加減しながら入れて、かき混ぜる。
④ガラス瓶に入れて密封し、冷蔵庫で保存して、２週間以内に使う。

メモ▶▶
このソースを温めると、食材の香りが引き立つと共に、ややとろみも増す。
ホースラディッシュは、スーパーの冷蔵食品のコーナーで売られている。開封して冷蔵庫で保存すると、徐々に風味が落ちる。開封から時間が経ったものは、風味を出すために多めに使おう。
このカクテルソースはエビとの相性がバツグンだ。

マリナーラソース

準備時間：15分／調理時間：45分
摂取量のめやす：野菜×1皿、脂質×1食

【材料】（4食分。1食につき1カップ）
ギー…大さじ1⅓
たまねぎ…大1個。みじん切りにする
にんにく…3片。みじん切りにする
トマト缶（カットトマト）…2缶（800g）
トマトペースト…1缶（170g）
水…¼〜½カップ
バルサミコ酢…大さじ1
バジルのみじん切り…¼カップ。またはドライタイプ大さじ1½
パセリのみじん切り…大さじ2
タイムのみじん切り…小さじ2。またはドライタイプ小さじ¾
ドライマジョラム…小さじ1
ケルト海塩またはヒマラヤピンク岩塩…小さじ1
黒こしょう…小さじ¼

鍋にギーを入れて、強めの中火で加熱する。たまねぎを入れて、やわらかくなるまで炒める。にんにくを加えてもう1〜2分炒める。カットトマト、トマトペースト、水、バルサミコ酢、バジル、パセリ、タイム、マジョラム、塩、黒こしょうを入れて、ふたをせずに45分ほど煮込む。塩と黒こしょうで味を調える。

メモ▶▶
マリナーラソースを「パスタ風ズッキーニの炒め物」（247ページ）にかけるとおいしい。「鶏そぼろ」（195ページ）ともよく合う。この組み合わせで、ちょうど1回の食事量（たんぱく質×1食、野菜×2皿、脂質×1食）になる。

自家製マヨネーズ

準備時間：15 分
摂取量のめやす：脂質×１食

【材料】（48 食分。１食につき小さじ１）
卵黄…卵２個分
粒マスタード…小さじ１
レモン汁…大さじ１⅓
マカダミアナッツオイル
またはアボカドオイル…１カップ（オリーブオイルは使わない。メモを参照）
ケルト海塩またはヒマラヤピンク岩塩…適量

①材料はすべて常温に戻しておく。卵黄、マスタード、レモン汁、塩をフードプロセッサーに入れて、よく混ぜ合わせる。オイルは少しずつたらす。乳化して濃厚な食感になるまで、何度もオイルを足しては攪拌する。
②密封容器に入れて冷蔵庫で保存する。保存料無添加なので、５日以内に使う。

メモ▶▶
平飼いの有機卵で、できるだけ新鮮な卵を選ぶこと。きちんと冷蔵庫で保存され、殻に傷やひび割れがないものを選び、卵を割る際には卵黄と殻が接触しないよう注意する。より安全な卵がほしい場合は、低温殺菌された卵を選ぼう。
オリーブオイルは風味が強すぎて、マヨネーズの繊細な味が負けてしまう。オリーブオイルは使わない方が良いだろう。
マヨネーズに、いろんな材料を入れてアクセントをつけよう。マヨネーズの味付けに王道はない。いろんなスパイスを試して、あなたの味覚に合ったマヨネーズを作ろう。

◉**とうがらし風味のマヨネーズにする**――ローストしたにんにくのみじん切り（小さじ約½）と、ローストしたとうがらしのみじん切り（大さじ２）をマヨネーズ（½カップ）に加える。味の相性はいいが、決まったルールはない。あなたの味覚を信じよう。私はみじん切りにしたとうがらしの食感が好きだが、とうがらしをピューレ状にしても構わない。さらに、タバスコなどのホットペッパーソースを加えると（マヨネーズ½カップにつき小さじ⅛ぐらい）、ぴりっとしたアクセントになる。グラウンド・レッドペッパーを少量加えてもおいしい。
◉**ライム・チポトレ風味のマヨネーズにする**――マヨネーズを作るときに、レモン汁の代わりにライムの搾り汁を入れる。½カップのマヨネーズに、チポトレパウダー（小さじ¼）、クミンパウダー（小さじ¼）、にんにくのみじん切り（小さじ¼）、グラウンド・レッドペッパー（少々）を加える。お好みでフレッシュコリアンダーのみじん切り（小さじ１～２）か、すりおろしたライムの皮（小さじ½）か、あるいはその両方を加える。
◉**ハーブ風味のマヨネーズにする**――タイム、バジル、ディル、チャイブ、マジョラム、パセリ、コリアンダーなど、お好みのハーブのみじん切りをマヨネーズに加えよう。お好みでにんにくのみじん切り（マヨネーズ½カップに小さじ¼）も加える。
◉**にんにく風味のマヨネーズにする**――みじん切りにしたにんにく（２～３片）を加える。よりマイルドにしたい場合は、「ローストガーリック」（261 ページ）を加える。
◉**ピリ辛でスモーキー風味のマヨネーズにする**――マヨネーズ（½カップ）に、アドボソース漬けのチポトレチリ（小さじ½）と、にんにくのみじん切り（小さじ¼）を加える。ライム・チポトレ風味のマヨネーズと同様に、レモン汁の代わりにライムの搾り汁を入れてマヨネーズを作ってもいい。さらに、スモークパプリカ・パウダー（小さじ¼）を足してもおいしい。

自家製ケチャップ

準備時間：5分／調理時間：5～10分

【材料】（8食分。1食につき大さじ2）
トマトペースト（砂糖やブドウ糖を含まないもの）…½カップ
アップルサイダービネガー（りんご酢）…¼カップ
りんごジュース（甘味料無添加）…¼カップ
オニオンパウダー…ひとつまみ
クローブパウダー…小さじ⅛

①小ぶりのシチュー鍋にトマトペースト、アップルサイダービネガー、りんごジュース、オニオンパウダー、クローブパウダーを入れて混ぜ合わせる。焦げつかないよう時々かき混ぜながら、弱火で5分ほど煮込む。
②とろみをもっと足すには、弱火でもう数分長めに加熱する。
③ケチャップが冷めたら密封容器に入れ、冷蔵庫に保存して2週間以内に使う。

メモ▶▶
ケチャップに火を通すことで、材料の風味がなじんでとろみが出る。

フィエスタ・マリネ

準備時間：5分
摂取量のめやす：くだもの×1食

【材料】
（8人分。鶏肉、シーフード900g分の漬け汁）
オレンジの搾り汁…⅔～1カップ
アップルサイダービネガー（りんご酢）…⅓カップ
にんにく…2片。こまかく刻む。またはガーリックパウダー小さじ1½
ドライオレガノ…小さじ1½～2
ケルト海塩またはヒマラヤピンク岩塩…小さじ1
クミンパウダー…小さじ¾
黒こしょう…小さじ½

ボウルに材料をすべて入れて、泡立て器でかき混ぜる（同じボウルで肉やシーフードを漬ける場合は、金属製以外のボウルを使う）。鶏肉やシーフードは1～2時間ほど漬ける。牛肉や豚肉は一晩漬ける。このマリネには脂肪分が含まれていないため、マリネに漬けた肉や魚にはココナッツオイルを振りかけてからグリルやフライパンで焼く。

メモ▶▶
このレシピにクミンパウダーとオレガノを加えると、テキサスやメキシコ風の風味になる。このマリネは鶏肉、牛肉、豚肉、シーフードの味を引き立ててくれる。漬けた肉を是非グリルで焼いてみてほしい。サルサソース（264、266、268ページのいずれか）を添えて皿に盛ろう。

ローストガーリック

準備時間：２分／調理時間：40 分
摂取量のめやす：（にんにく１個）脂質×１食、（４人で分ける場合）脂質×少量

【材料】（複数人分。１人につきにんにく１～２片）
にんにく…大１個
ココナッツオイルまたはギー…小さじ１。溶かしておく

①オーブンラックをオーブンの中段に置いて、200℃に予熱する。
②ひとかたまりのにんにくの外皮（外側にある薄くて紙のような皮）をむく。にんにくは１片ずつばらばらにせずに、束ねたままにする。上の方を５ミリほどカットする。
③溶かしたココナッツオイルを振りかけて、にんにくによくなじませる。アルミホイルにくるんで、オーブンで 30 分ほど焼く。オーブンから取り出して、にんにくの中心部にナイフを入れる。やわらかくなっていて、１片ずつはがれたら、できあがり。そうでない場合は、オーブンに戻してさらに 10 分焼いてから、再び焼き加減をチェックする。きつね色のカラメルができるまで加熱を続けてもいい。その場合は、10 分おきに火の通りをチェックしよう。加熱にかかる時間は、にんにくの大きさ、種類、鮮度によって異なる。
④オーブンから出して粗熱を取る。にんにくを１片ずつ下の方を指でつまんで薄皮から中身を押し出して、皿に盛る。できあがったローストガーリックは、密封容器に入れて冷蔵庫で保存し、２週間以内に使おう。冷凍庫なら３カ月もつ。

メモ▶▶
味について話しておかないと！　にんにくのツンとする強い刺激臭は、ローストするとクリーミーでやや甘いカラメルのような風味になる。料理の材料、ドレッシング、ソースとしてはもちろん、肉や野菜にもふんだんに使おう。
１枚のアルミホイルに好きなだけにんにくを包んで、たくさんローストしよう。オイルの量のめやすは、にんにく１個につき小さじ１。

私のお気に入りマリネ

準備時間：５分
摂取量のめやす：脂質×½食

【材料】（８人分。肉、シーフード900g分の漬け汁）
ココナッツオイル…大さじ１⅓。溶かしておく
ライムの搾り汁…大さじ３
ココナッツアミノ…¼カップ
しょうがのみじん切り…大さじ２
にんにく…２～３片。みじん切りにする
クミンパウダー…小さじ１
ハラペーニョ…½本。種を取ってみじん切りにする（扱う際にはビニール手袋をはめる）
コリアンダー…¼カップ。みじん切りにする
パプリカパウダー…小さじ¼
白こしょう…小さじ¼

ボウルに材料をすべて入れて、泡立て器でかき混ぜる（同じボウルで肉や魚を漬ける場合は、金属製以外のボウルを使う）。

メモ▶▶
鶏肉、牛肉、豚肉、シーフードとの相性抜群のマリネだ。
マリネに漬けた肉を、是非グリルで焼いてみてほしい。
マリネに漬けた肉をグリルまたはフライパンで焼いた後、「クリーミー・ジンジャー・ドレッシング」（253ページ）をたっぷりかけて食卓に出そう。絶妙な味わいになること間違いなしだ。または、サラダに残りものの肉を載せて、その上から「クリーミー・ジンジャー・ドレッシング」をかけてもおいしい。

クリーミーなチミチュリソース

準備時間：5分
摂取量のめやす：脂質×少量

【材料】（16食分。1食につき大さじ1）
アボカド…1個。皮をむいて種を取る
レモン汁…大さじ1
レモンの皮…小さじ½
赤ワインビネガー…大さじ1½
にんにく…2片
ケルト海塩またはヒマラヤピンク岩塩…小さじ½
黒こしょう…小さじ⅛
粗挽きとうがらし…小さじ⅛
クミンパウダー…小さじ¼
新鮮なパセリ…1カップ超
コリアンダーの葉…1カップ超

フードプロセッサーかミキサーにアボカド、レモン汁、レモンの皮、赤ワインビネガー、にんにく、塩、黒コショウ、粗挽きとうがらし、クミンパウダーを入れて、滑らかになるまで混ぜる。時々スイッチを止めて、内側についたソースをこそぎ落とす。パセリとコリアンダーを入れて、粗みじん切りにする。密封容器に入れて冷蔵庫で保存し、5日以内に使う。

メモ▶▶
コリアンダーが苦手な人は、パセリだけを入れるか、あるいはコリアンダーを減らして、そのぶんパセリの量を増やしても良い。このソースは、グリルした牛肉にかけるととてもおいしい。もっともこのソースはどんな肉にも合う。特にラム肉とは相性がいい。
チミチュリソースは、アルゼンチンの香り豊かなソースで、もともとはオリーブオイルを原料とし、グリルで焼いたビーフにかけて食べる。このレシピでは、オイルの代わりにアボカドを代用している。アボカドを使っても風味は同じだが、オイルと同程度の風味を出すにはアボカドを多めに使う必要がある。

ペストソース

準備時間：5分
摂取量のめやす：脂質×1食

【材料】（4食分。1食につき¼カップ）
バジルの葉…2カップ超
ベビースピナッチ…1カップ超
にんにく…2片
アボカド…1個。皮をむいて種を取る
松の実…大さじ2
レモン汁…大さじ1
ケルト海塩またはヒマラヤピンク岩塩…小さじ½

フードプロセッサーかミキサーに材料をすべて入れ、滑らかになるまで攪拌する。時々スイッチを止めて、内側についたソースをこそぎ落とす。できあがったら密封容器に入れて冷蔵庫で保存し、3日以内に使う。

メモ▶▶
このソースは、グリルまたはフライパンで焼いた魚や鶏肉とよく合う。

ピコ・デ・ガヨ（フレッシュ・サルサソース）

準備時間：15分

【材料】（8食分。1食につき¼カップ）
ローマトマト…8個。種を取って角切りにする
紫たまねぎ…1個。みじん切りにする
ハラペーニョ…1本。種を取ってみじん切りにする（扱う際にはビニール手袋をはめる）
コリアンダーの粗みじん切り…½カップ
ライムの搾り汁…大さじ1～2

大きめのボウルに材料をすべて入れて、混ぜ合わせる。できあがったら密封容器に入れて冷蔵庫で保存し、5日以内に使う。

メモ▶▶
通常は1食につき¼カップほどを使う。しかし、材料には野菜とスパイスしか使っていないので、好きなだけ使っても構わない。
この料理は、作りおきして冷蔵庫で保存できる。
ピコ・デ・ガヨは風味の豊かなサルサソースだ。オーブン、グリル、フライパンで焼いた肉、シーフードはもちろん、卵料理にかけてもおいしい。

ロースト・パプリカソース

準備時間：5分
摂取量のめやす：脂質×½食

【材料】（4食分。1食につき¼カップ）
ロースト・レッドペッパー（砂糖やブドウ糖無添加のもの）…2瓶（1瓶につき340g）。
水分を捨てた後のレッドペッパーの量が450g程度になること（メモを参照）
にんにく…1片
レモン汁…小さじ½
パプリカ（缶）…小さじ¼
ケルト海塩またはヒマラヤピンク岩塩…小さじ¼
黒こしょう…小さじ⅛
無調整のココナッツミルク…¼カップ

ロースト・レッドペッパーは水気をよく切り、残った水分もキッチンペーパーでふく。フードプロセッサーかミキサーに材料をすべて入れて、滑らかになるまで攪拌する。何度かスイッチを止めて、内側についたソースをこそぎ落とす。できあがったら密封容器に入れて冷蔵庫で保存し、7日以内に使う。

メモ▶▶
ロースト・レッドペッパーは、1瓶340gにつき、約230gのレッドペッパーが含まれている。サイズの異なる瓶詰を使う場合は、内容量の⅓は水で、⅔がレッドペッパーと計算しよう（内容量には水分量も含まれていることが多いため）。
このソースは、グリルまたはフライパンで焼いた魚や鶏肉とよく合う。

ロースト・サルサ・ヴェルデ

準備時間：５分／調理時間：10分

【材料】（１カップ分）
トマティーヨ（食用ホオズキ）…230g（中５〜６個）。皮をむいて洗う
セラーノ・チリペッパーまたはハラペーニョ…½本。
種を取る（扱う際にはビニール手袋をはめる）
ライムの搾り汁…小さじ１
たまねぎのみじん切り…大さじ３
コリアンダーのみじん切り…大さじ３
（お好みで）ケルト海塩またはヒマラヤピンク岩塩…小さじ⅛

①オーブンは予熱しておく。トマティーヨとセラーノ（またはハラペーニョ）を天板に並べて、焼き色と少々の焦げ目がつくまで４〜５分ほど加熱する。ひっくり返して、反対側も３〜４分ほど焼く。野菜から気泡が出て、焦げ目がついたらできあがり。
②ミキサーかフードプロセッサーにトマティーヨ、セラーノ（またはハラペーニョ）、天板に残った液体、ライムの搾り汁を入れる。水大さじ２〜３を加え、スイッチを入れてざらっとしたピューレ状になるまで攪拌する。たまねぎとコリアンダーを入れ、フォークなどでさっくりとかき混ぜる。味見をして、お好みでライムの搾り汁と塩を足す。できあがったら、密封容器に入れて冷蔵庫で保存し、５日以内に使う。

メモ▶▶
ソースの使用量に制限はない。材料には野菜とスパイスしか使っていないので、好きなだけ使おう。
ロースト・サルサ・ヴェルデは風味の豊かなサルサソースだ。オーブン、グリル、フライパンで焼いた肉、シーフードはもちろん、卵料理にかけてもおいしい。

サンタフェソース

準備時間：5分／調理時間：30分
摂取量のめやす：脂質×少量

【材料】（15～16食分。1食につき¼カップ）
ギー…小さじ1
たまねぎ…1個。適当な大きさに切る
ピーマン…1個。適当な大きさに切る
ファイヤ・ロースト・トマト…1缶（800g）
にんにく…2片。こまかく刻む
アドボソース…小さじ1。チポトレチリ缶のアドボソースを使う
クミンパウダー…小さじ2
ケルト海塩またはヒマラヤピンク岩塩…小さじ1
グラウンド・レッドペッパー…ひとつまみ
コリアンダー…¼カップ。粗みじん切りにする

深型のフライパンにギーを入れて強めの中火で加熱する。たまねぎを加えて、半透明になるまで5～7分ほど炒める。ピーマンを入れてさらに5分炒める。トマト、にんにく、アドボソース、クミンパウダー、塩、レッドペッパーを入れて加熱する。沸騰したら弱火にし、時々かき混ぜてトマトをくずしながら20分ほど煮込む。調味料で味を調え、コリアンダーを入れてかき混ぜる。密封容器に入れて冷蔵庫で保存し、5日以内に使う。
煮込み用のソースとして使いたいときは、チキン・ボーンブロス（154ページ）、フィッシュ・ボーンブロス（155ページ）、または水を加えて薄めよう。2カップ分のサンタフェソースに、ボーンブロスまたは水を½カップ加えれば、ちょうど良い滑らかさに仕上がる。

メモ▶▶
「スモーキー・チポトレ・サルサソース」（268ページ）と違って、サンタフェソースは温かいうちに食卓に出そう。オーブン、グリル、フライパンで焼いた肉、シーフードはもちろん、卵料理にかけてもおいしい。ソースの使用量に制限はない。材料には野菜とスパイスしか使っていないので、好きなだけ使おう。

オプション▶▶
◉**このソースでチキンを煮込む場合**：深型のフライパンにサンタフェソース2カップを入れ、強めの中火で煮込む。ソースの水分が足りないときは、水またはチキン・ボーンブロスを½カップ加える。沸騰したら中火に弱め、鶏肉を4ピース入れて、20分ほど煮込む。チキンの肉厚な部分に温度計を挿し込んでチキンの温度が74℃（骨なしチキン）または77℃（骨付きチキン）を示し、なおかつ透明な肉汁が流れたらできあがり。「カリフラワーライス」（241ページ）にかけるとおいしい。
◉**このソースで魚を煮込む場合**：深型のフライパンにサンタフェソース2カップを入れ、強めの中火で煮込む。ソースの水分が足りないときは、水、チキン・ボーンブロスまたはフィッシュ・ボーンブロスを½カップ加える。沸騰したら中火に弱め、白身魚（タラ、ティラピアなど）を4切れ入れる。魚の大きさや厚みにもよるが、7～14分ほど煮込む。身がほぐれやすくなったらできあがり。「カリフラワーライス」にかけるとおいしい。

スモーキー・チポトレ・サルサソース

準備時間：５分／調理時間：10分

【材料】（¾〜１カップ分）
ローマトマト…３個。種を取って４等分に切る
たまねぎ…½個。くし形に切る
にんにく…２片
ハラペーニョ…½本。種を取る（扱う際にはビニール手袋をはめる）
フレッシュコリアンダー…½カップ
ファイヤ・ロースト・トマト…１缶（約410g）（メモを参照）
チポトレチリ…小さじ１。アドボソース漬けのチポトレチリ缶を使う
アドボソース…小さじ２。チポトレチリ缶のアドボソースを使う
ケルト海塩またはヒマラヤピンク岩塩…小さじ１
クミンパウダー…小さじ½
ライムの搾り汁…大さじ３

フードプロセッサーまたは強力なミキサーにローマトマト、たまねぎ、にんにく、ハラペーニョ、コリアンダーを入れて、材料をみじん切りにする。トマト缶、チポトレチリ、アドボソース、塩、クミンパウダー、ライムの搾り汁を加え、２、３回スイッチを入れて混ぜ合わせる。調味料で味を調える。辛い味が好きな人は、チポトレチリを足そう。密封容器に入れて冷蔵庫で保存し、５日以内に使う。

メモ▶▶
ファイヤ・ロースト・トマト缶はミューア・グレン・オーガニックス社から販売されている。１缶約410g。カットトマトとクラッシュトマトの２種類があり、どちらもとてもおいしい。
ソースの使用量に制限はない。材料には野菜とスパイスしか使っていないので、好きなだけ使おう。
スモーキー・チポトレ・サルサソースはオーブン、グリル、フライパンで焼いた肉、シーフードはもちろん、卵料理にかけてもおいしい。

焼きりんご

準備時間：５分／調理時間：30分
摂取量のめやす：くだもの×１食

【材料】（４人分）
有機栽培のりんご…２個
シナモンパウダー…小さじ１以上
ナツメグ…ひとつまみ
ジンジャーパウダー…ひとつまみ

①オーブンラックをオーブンの中段に置く。オーブンは180℃に予熱しておく。
②りんごは洗って芯をくり抜く。耐熱皿に入れ、シナモン、ナツメグ、ジンジャーパウダーを振りかける。耐熱皿に水½カップを入れる。アルミホイルで覆って30分ほどオーブンで焼いてから、火の通りを確認する。ナイフで刺して、すっと刃が通ればできあがり。まだ固さが残る場合は、オーブンに戻し、５分おきに焼き加減をチェックする。焼き時間はりんごの大きさと種類によって異なる。
③りんごを皿に盛り、耐熱皿に残ったりんご汁をかける。

梨のコンポート

準備時間：10分／調理時間：30分
摂取量のめやす：くだもの×１食

【材料】（４人分）
西洋梨…２個
水…½カップ
（添加物が入っていない）バニラエッセンス…小さじ１。またはアーモンドエッセンス
（お好みで）ナツメグ、ジンジャー、シナモンなどのスパイス…ひとつまみ

①西洋梨は皮をむいて半分に切り、芯を取る。切り口を上にしてフライパンに入れ、水を加える。バニラエッセンス（またはアーモンドエッセンス）を加える。（お好みで）スパイスも入れる。ふたをして、強めの中火で加熱する。水が沸騰したら、弱火にして10～15分ほど、梨がやわらかくなるまで煮る。
②皿に盛り、フライパンに残った梨の汁をかける。

メモ▶▶
コンポートには固い梨の方が適している。私はいつもボスク梨を使う。コミスやバートレットはやわらかすぎて、煮込むと崩れてしまう。

いちごのバルサミコソースがけ

準備時間：５分／調理時間：10分
摂取量のめやす：くだもの×１食

【材料】（４人分）
バルサミコ酢…¼カップ
いちご…450g
（お好みで）黒こしょう…少々

小ぶりの鍋にバルサミコ酢を入れ、半分の量になるまで弱めの中火で煮つめる。その間、いちごはへたを取って半分に切り、中サイズのボウルに盛りつける。バルサミコ酢が濃縮されたら、火を止めて５分ほど置く。粗熱が取れたら、いちごにかける。（お好みで）黒こしょうをかける。

アップルシェイク

準備時間：５分
摂取量のめやす：たんぱく質×１食、脂質×１食、くだもの×１食

【材料】（１人分）
りんご…小１個
シナモンパウダー…小さじ¼
ナツメグ…ひとつまみ
水…大さじ２
バニラ味のダイエット用プロテインパウダー…１杯
甘味料無添加のアーモンドミルク…１カップ
無調整のココナッツミルク…⅓カップ
（添加物が入っていない）バニラエッセンス…小さじ１
（お好みで）フラックスシードパウダー（亜麻仁）…大さじ１
（お好みで）チアシード…大さじ１
（お好みで）氷…数個

①りんごをスライスして、芯を取り除き、レンジ対応のボウルに入れる。シナモンとナツメグを振りかける。水を加えてレンジに入れ、３分加熱する。
②ミキサーに①、プロテインパウダー、アーモンドミルク、ココナッツミルク、バニラエッセンスを加える。（お好みで）フラックスシードパウダー、チアシード、氷を入れる。クリーミーで滑らかな食感になるまで撹拌する。仕上げにシナモンかナツメグをかける。

グリーンシェイク

準備時間：２分
摂取量のめやす：たんぱく質×１食、野菜×１皿、脂質×１食

【材料】（１人分）
バニラ味のダイエット用プロテインパウダー…１杯
甘味料無添加のアーモンドミルク…１カップ
ほうれん草…１カップ超
アボカド…½個。皮をむいて種を取る
（添加物が入っていない）バニラエッセンス…小さじ¼
（お好みで）フラックスシードパウダー…大さじ１
（お好みで）チアシード…大さじ１
（お好みで）氷…数個

ミキサーにプロテインパウダー、アーモンドミルク、ほうれん草、アボカド、バニラエッセンスを入れる。（お好みで）フラックスシードパウダー、チアシード、氷も加える。クリーミーで滑らかな食感になるまで撹拌する。

ストロベリーシェイク

準備時間：3分
摂取量のめやす：たんぱく質×1食、脂質×1食、くだもの×1食

【材料】（1人分）
バニラ味のダイエット用プロテインパウダー…1杯
甘味料無添加のアーモンドミルク…1カップ
いちご（冷凍も可）…ひとつかみ
（添加物が入っていない）バニラエッセンス…小さじ½〜1
（お好みで）フラックスシードパウダー…大さじ1
（お好みで）チアシード…大さじ1
（お好みで）氷…数個

ミキサーにプロテインパウダー、アーモンドミルク、いちご、バニラエッセンスを入れる。（お好みで）フラックスシードパウダー、チアシード、氷も加える。クリーミーで滑らかな食感になるまで撹拌する。

ブルー＆グリーンのシェイク

準備時間：3分
摂取量のめやす：たんぱく質×1食、脂質×1食、くだもの×1食

【材料】（1人分）
バニラ味のダイエット用プロテインパウダー…1杯
甘味料無添加のアーモンドミルク…1カップ
ブルーベリー…ひとつかみ
ほうれん草…1カップ
アボカド…½個。皮をむいて種を取る
（添加物が入っていない）バニラエッセンス…小さじ½〜1
（お好みで）フラックスシードパウダー…大さじ1
（お好みで）チアシード…大さじ1
（お好みで）氷…数個

ミキサーにプロテインパウダー、アーモンドミルク、ブルーベリー、ほうれん草、アボカド、バニラエッセンスを入れる。（お好みで）フラックスシードパウダー、チアシード、氷も加える。クリーミーで滑らかな食感になるまで撹拌する。

〝健康銀行〟の預金をコツコツ増やす

メリッサ・ジョウルワン。『Well Fed：Paleo Recipes for People Who Love to Eat（栄養満点――食いしん坊のためのパレオダイエットレシピ集）』、『Well Fed 2：More Paleo Recipes for People Who Love to Eat（栄養満点2――パレオダイエットレシピ集第2弾）』の著者。ウェブサイトは〈MelJoulwan.com〉、ツイッターやインスタグラム〈アカウントは@meljoulwan〉などでも積極的に発信している。

メリッサは、『ニューヨーク・タイムズ』紙のベストセラーに選ばれた『It Starts with Food（すべては食事から始まる）』にレシピの一部を提供している。長年肥満と健康問題に悩まされたが、その人生をひっくり返すことに成功した。彼女がバランスを保つ秘訣を教えてくれた。

「私の生活の約95%は、良い習慣で占められています。毎晩8～9時間眠って疲労を回復し、重いバーベルを使って筋力トレーニングをし、時々スプリントの練習もし、ヨガとウォーキングにも時間をかけます。家には健康に良い食べ物をたくさんストックし、自然食品を使った栄養たっぷりの料理を作って夫婦で毎日食べています。

とはいえ、ほんのたまに怠けることもあります。ちょっと気をゆるめて、誘惑に屈してしまうのです。グラスフェッド牛乳で作ったアイスクリームとか、バターのかかったポップコーンとか、冷たいプロセッコ（イタリア産の発泡白ワイン）とかに。おまけに私はホイップクリームに目がないのです。

こうして健康の道からちょっと脱線できるのは、私が基本的に〈健康銀行〉でコツコツと健康預金をしているからです。エクササイズ、毎晩の快眠、ボーンブロス、健康に良い食生活はすべて貯金として蓄えられます。だからたまにその貯金を引き出してごちそうを食べても大丈夫なのです」

低予算でも健康的な食事は食べられる

ガナー・ラブレイス。スライブ・マーケットCEO。ウェブサイトは〈thrivemarket.com〉

私の友人でスライブ・マーケットのCEO、ガナー・ラブレイスが、低予算で健康的な食生活を送るコツを語ってくれた。

「大勢の人にとって、健康的な食生活は手が届きにくいものです。なぜか？　値段が高いからです。私の母はシングルマザーだったので、この大変さにまず気づきました。健康的な食事を作ろうと、母は一生懸命働きました。後に母は、健康的な食品の共同購入会を運営する男性と再婚しました。その会社は、私たちが住むカリフォルニア州オーハイの有機農場から買い付けを行なっていました。人々が協力すればはるかに安い値段で健康的な生活を手に入れられるのだと、私は気づきました。長年私は、健康に良い食品に特化した生活協同組合の21世紀版をオンライン上で立ち上げたいと思っていました。だからこそスライブ・マーケットを設立したのです。

スライブ・マーケットは、有機食品、非遺伝子組み換え食品、健康食品を卸売価格で提供するオンラインの会員制ショップです。生活協同組合と同じようにグループで共同購入することで、最高品質の自然食品、サプリメント、人に優しいクリーナーや家庭用品、環境に優しい浴室用品や化粧品をかなり安い値段で買うことができるのです。こうして初めて3000以上もの健康的な自然食品と食料品を、一般的な加工食品と同等の価格で（より安くはならないものの）提供できるようになったのです。

我が家のキッチンには健康的な食べ物がたくさんありますが、それらはみな二つの店舗から購入したものです。長期保存のきく常備食品や必需品はスライブ・マーケットで、生鮮食品は地元の市場で購入しています。《コミュニティ支援型農業》（CSA）の定期宅配でも、地域の新鮮な野菜やくだものが手に入ります。私の場合、食品庫にスパイスやオイルや酢などの調理用品がたくさんそろっている方が、健康的な料理を作ろうという気になるのです」

第8章

3週間の献立と作りおきのコツ

最初に言っておくが、このダイエットは、おいしくない冷凍食品を自宅まで届けてくれるダイエットプログラムほど簡単ではない。しかしあなたも、プラスチックの容器に入った食品よりも、天然の素材でできた料理の方が食べたいと思うのでは？　少なくとも私はそう思う。

幸いにも、このダイエットを楽にやるための技はたくさんある。第6章と第7章では数分でできる超簡単料理を紹介し、さらにスーパーで何を買えば料理をせずに済むかも説明した。本章では、料理したい人のために献立プランを紹介する。これを参考にすれば、夕食（または昼食か朝食）の献立で悩まずに済む。調理に必要な食材が入った買い物リストもまとめておいた。さらにおまけとして、キッチンでの作業を効率化できるよう、まとめて料理する方法も伝授する。

3週間の献立プラン

あなたには食事を楽しんでもらいたいし、できるだけ楽に献立を立ててほしい。私と同様に、あなたも毎日やるべきことが山積みだろうから。

物事をなるべく簡潔にするために、3週間分の献立プランを作った。この献立どおりにやれば、調理にかかる時間を節約できて、残りものも有効に活用できる。早速やってみよう。ただし、週2日はプチ断食日なので、各週とも残りの5日分の献立のみ立てている。

【一目でわかる摂取量のめやす】

	朝食	昼食	夕食	間食
1日目	たんぱく質×1食 脂質×1食 くだもの×1食	たんぱく質×1食 野菜×2皿 脂質×1食	たんぱく質×1食 野菜×2皿 脂質×1食	ボーンブロス＊
2日目	ボーンブロスを飲む コーヒー (ブラックのみ)、 紅茶、水も可	ボーンブロスを飲む コーヒー (ブラックのみ)、 紅茶、水も可	ボーンブロスを飲む コーヒー (ブラックのみ)、 紅茶、水も可	【第1プラン】 ボーンブロス 【第2プラン】 夜7時の間食、 または公認シェイク
3日目	たんぱく質×1食 脂質×1食 くだもの×1食	たんぱく質×1食 野菜×2皿 脂質×1食	たんぱく質×1食 野菜×2皿 脂質×1食	ボーンブロス＊
4日目	たんぱく質×1食 脂質×1食 くだもの×1食	たんぱく質×1食 野菜×2皿 脂質×1食	たんぱく質×1食 野菜×2皿 脂質×1食	ボーンブロス＊
5日目	ボーンブロスを飲む コーヒー (ブラックのみ)、 紅茶、水も可	ボーンブロスを飲む コーヒー (ブラックのみ)、 紅茶、水も可	ボーンブロスを飲む コーヒー (ブラックのみ)、 紅茶、水も可	【第1プラン】 ボーンブロス 【第2プラン】 夜7時の間食、 または公認シェイク
6日目	たんぱく質×1食 脂質×1食 くだもの×1食	たんぱく質×1食 野菜×2皿 脂質×1食	たんぱく質×1食 野菜×2皿 脂質×1食	ボーンブロス＊
7日目	たんぱく質×1食 脂質×1食 くだもの×1食	たんぱく質×1食 野菜×2皿 脂質×1食	たんぱく質×1食 野菜×2皿 脂質×1食	ボーンブロス＊

＊プチ断食日は、ボーンブロスを1日にマグカップ6杯まで飲める。
＊疲れているとき、気分が落ち込むとき、もっとエネルギーがほしいときは、
間食時にボーンブロスを1日にマグカップ2杯まで飲める。

【献立プラン　１週目】

	朝食	昼食	夕食
1日目	「スコッチエッグのオーブン焼き」（173ページ）――**た×1食、脂×1食**（２倍の量を作って、残りを４日目の朝食で食べる） ベリー類をひとつかみ――**く×1食**	「簡単ビーフハンバーグ」（196ページ）＋「自家製ケチャップ」（260ページ）――**た×1食**（２倍の量を作って、残りを６日目の昼食で食べる） 多めの野菜サラダ＋「ドレッシング」（252～256ページ）――**野×2皿、脂×1食**	「鶏胸肉のロースト」（186ページ）――**た×1食**（1.8キロ以上の丸鶏、または1.1キロ程度の鶏肉を２切れ使って、２食分をまとめて作る。残った肉は、３日目の昼食で食べる） 蒸し野菜――**野×1皿** 野菜サラダと「ドレッシング」――**脂×1食、野×1皿**
2日目	**プチ断食日**		
3日目	「マフィン型で作る卵焼き」（172ページ）――**た×1食、脂×1食**（２倍の量を作って、残りを６日目の朝食で食べる） ベリー類をひとつかみ――**く×1食**	「鶏胸肉のロースト」（１日目の夕食の残り）――**た×1食** 多めの野菜サラダとドレッシング――**野×2皿、脂×1食**	「パーティにぴったり、ビーフファヒータ」（202ページ）――**た×1食、脂×½食、野×1皿** 「カリフラワーライス」（241ページ）＋ギー小さじ½（２倍の量を作って、残りを６日目の夕食で食べる） ――**野×1皿、脂×½食**
4日目	「スコッチエッグのオーブン焼き」（１日目の朝食の残り）――**た×1食、脂×1食** ベリー類をひとつかみ――**く×1食**	「バルサミコ風味のチキンサラダ」（189ページ）――**た×1食、野×2皿、脂×1食**	「ギリシャ風ビーフバーガー」（203ページ）を「ジャンボマッシュルームのロースト」（245ページ）に載せる――**た×1食、脂1食、野×1皿** 蒸し野菜――**野×1皿、脂×1食**
5日目	**プチ断食日**		
6日目	「マフィン型で作る卵焼き」（３日目の朝食の残り）――**た×1食、脂×1食** ベリー類をひとつかみ――**く×1食**	「簡単ビーフハンバーグ」（196ページ）（１日目の昼食の残り）＋「ケチャップ」――**た×1食** 「地中海風農家のサラダ」（243ページ）＋レタス２つかみ――**野×2皿、脂×1食**	「チキンのオレンジソース添え」（188ページ）――**た×1食、脂×½食**（残りを７日目の昼食に食べる） 「カリフラワーライス」（３日目の夕食の残り）――**野×1皿** 野菜サラダ＋「ドレッシング」½食――**野×1皿、脂×½食**
7日目	「サウスウェスト・スクランブルエッグ」（180ページ）――**た×1食、脂×1食** ベリー類をひとつかみ――**く×1食**	「チキンのオレンジソース添え」（６日目の夕食の残り）＋サラダ――**た×1食、野×2皿、脂×1食**	「グレモラータ風味のローストサーモン」（206ページ）――**た×1食、脂×1食** 蒸したアスパラガス――**野×1皿** 「マッシュポテト風カリフラワー」（241ページ）――**野×1皿** 「梨のコンポート」（269ページ。デザート）――**く×1食**

「たんぱく質」を「た」、「くだもの」を「く」、「野菜」を「野」、「脂質」を「脂」と短縮して表記しました。７日目の夜には、特別デザートを追加しました。

【献立プラン 2週目】

	朝食	昼食	夕食
1日目	「地中海風スクランブルエッグ」(177ページ) **た×1食、脂×1食** ベリー類をひとつかみ ——**く×1食**	「オレンジ&ローズマリー風味のチキンサラダ」(194ページ) +サラダ用野菜ひとつかみ **た×1食、野×2皿、脂×1食**	「バルサミコ風味のローストポーク」(205ページ)——**た×1食、脂×1食** (2倍の量を作って、残りを3日目の朝食で食べる) ローストした野菜(多め)——**野×2皿**
2日目　　プチ断食日			
3日目	「ポーク&エッグ」(178ページ。1日目の夕食の「バルサミコ風味のローストポーク」の残りを使って作る)—— **た×1食、脂×1食、く×1食**	「ツナ詰めトマト」(209ページ)— **た×1食、野×2皿、脂×1食**	ターキーブレストの薄切り—— **た×1食**(市販品。鶏むね肉のローストでも可) 大きめの野菜サラダ+「ドレッシング」——**野×2皿、脂×1食**
4日目	「野菜たっぷりフリッタータ」(181ページ)——**た×1食、脂×1食**(2倍の量を作って、残りを7日目の朝食で食べる) ベリー類をひとつかみ ——**く×1食**	「バルサミコ風味のチキンサラダ」(189ページ)—— **た×1食、野×2皿、脂×1食**	「鶏肉の野菜炒め」(または牛肉かエビを使う)(190ページ)—— **た×1食、野×2皿、脂×1食** (2倍の量を作って、残りを6日目の昼食で食べる)
5日目　　プチ断食日			
6日目	「スモークサーモン&卵」(179ページ) —— **た×1食、脂×1食** ベリー類をひとつかみ ——**く×1食**	「鶏肉の野菜炒め」(または牛肉かエビを使う)(4日目の夕食の残り)—— **た×1食、野×2皿、脂×1食**	「パーティにぴったり、ビーフファヒータ」(202ページ)——**た×1食、野×1皿、脂×½食**「カリフラワーライス」(241ページ)+ギー小さじ½——**野×1皿、脂×½食**(ともに、2倍の量を作って、残りを7日目の昼食で食べる)
7日目	「野菜たっぷりフリッタータ」(4日目の朝食の残り)—— **た×1食、脂×1食** ベリー類をひとつかみ —**く×1食**	「パーティにぴったり、ビーフファヒータ」(6日目の夕食の残り)—— **た×1食、野×1皿、脂×½食** 「カリフラワーライス(6日目夕食の残り)+ギー小さじ½ ——**野×1皿、脂×1/2食**	「シャキシャキ食感のチキンサラダ」(193ページ)—— **た×1食、野×2皿、脂×1食** 「焼きりんご」(269ページ)——**く×1食**

【献立プラン 3週目】

	朝食	昼食	夕食
1日目	「ポーク＆エッグ」（178ページ）――**た×1食、脂×1食、く×1食** （2倍の量を作って、残りを4日目の朝食で食べる）	「ツナ詰めトマト」（209ページ） **た×1食、野×2皿、脂×1食**	「鶏肉と野菜の蒸し煮」（192ページ）――**た×1食、脂×1食** 蒸したアスパラガス――**野×2皿**
2日目　プチ断食日			
3日目	「ズッキーニのパンケーキ」（182ページ）―― **た×1食、脂×1食** （2倍の量を作って、残りを6日目の朝食で食べる）ベリー類をひとつかみ――**く×1食**	「シャキシャキ食感のチキンサラダ」（193ページ）―― **た×1食、野×2皿、脂×1食**	「クリーミー・チキンカレー」（185ページ）――**た×1食、野×1皿、脂×½食**（2倍の量を作って、残りを4日目の昼食で食べる） 「カリフラワーライス」（241ページ）＋ギー小さじ½―― **野×1皿、脂×½食**（2倍の量を作って、残りを4日目の昼食で食べる）
4日目	「ポーク＆エッグ」（178ページ） （1日目の朝食の残り）―― **た×1食、脂×1食、く×1食**	「クリーミー・チキンカレー」（3日目の夕食の残り）―― **た×1食、野×1皿、脂×½食** 「カリフラワーライス」（3日目の夕食の残り）＋ギー小さじ½――**野×1皿、脂×½食**	「鶏そぼろ」（195ページ）――**た×1食** （2倍の量を作って、残りを6日目の昼食に食べる） 「白菜のコールスローサラダ」（243ページ）――**野×2皿、脂×1食** （2倍の量を作って、残りを6日目の昼食で食べる）
5日目　プチ断食日			
6日目	「ズッキーニのパンケーキ」（3日目の朝食の残り）―― **た×1食、脂×1食** ベリー類をひとつかみ―**く×1食**	「鶏そぼろ」（4日目夕食の残り）―― **た×1食** 「白菜のコールスローサラダ」（4日目の夕食の残り）―― **野×2皿、脂×1食**	「グレモラータ風味のローストサーモン」（206ページ）――**た×1食、脂×1食** 蒸した芽キャベツ――**野×1皿** 蒸したインゲン――**野×1皿**
7日目	「牛肉と卵とマッシュルームの炒め物」（174ページ）―― **た×1食、脂×1食** ベリー類をひとつかみ――**く×1食**	多めの野菜サラダ＋「ドレッシング」―― **野×2皿、脂×1食** 加熱調理した鶏胸肉（スライスしてサラダにのせる）―― **た×1食**	「簡単ビーフハンバーグ」（196ページ）――**た×1食** 多めの野菜サラダ＋「ドレッシング」――**野×2皿、脂×1食** 「いちごのバルサミコソースがけ」（270ページ）――**く×1食**

ポイント▶▶　自分でオリジナルの料理を作りたい人は、276ページの「一目でわかる摂取量のめやす」を参考にしよう。これを見れば、食事毎に分量を測りやすくなる。

【常備しておきたい食品一覧】

ボーンブロス・ダイエットを成功させるには、必要な食べ物をすべて常備しておこう。3週間分の献立に必要な食べ物をリストにまとめたので、参考にしてほしい。

【たんぱく質】

新鮮な卵
ゆで卵
鶏の胸肉（冷凍しておく）
鶏の挽き肉（冷凍しておく）
牛挽き肉（冷凍しておく）
ツナ缶
鮭缶
スモークサーモン（砂糖、ブドウ糖、亜硝酸塩、グルテン無添加のもの。天然鮭が望ましい）
（チキン・ボーンブロス用）丸鶏1羽、チキンレッグ、骨付きもも肉、首骨、背骨、鶏足（6本以上）、豚足など――冷凍しておく

【脂質】

オリーブオイル
ココナッツオイル
ギー
アボカド（3〜4個）
「ドレッシング」（252〜256ページ）――2種類以上作っておく

【野菜】

サラダ野菜を一通りそろえる――ベビーケール、ベビーリーフ、ロメインレタス、ほうれん草、ルッコラなど

〈野菜リスト〉にある、お好みのカット野菜

セロリ

にんじん

さつまいもまたはヤムイモ（4個以上）

カリフラワー

ローマトマト（加熱調理用。4個以上）

きゅうり

お好みの青野菜――ブロッコリー、アスパラガス、キャベツ、芽キャベツ、スイスチャード、ケールなど

たまねぎ

にんにく

しょうが（1個）

お好みのハーブ――パセリ、コリアンダー、バジル、タイムなど

ホースラディッシュ

【くだもの】

ベリー類――ブルーベリー、ストロベリー、ブラックベリー、ラズベリーなど

冷凍のベリー類（冷凍庫に2袋を常備しておく）

レモン（2～3個）

ライム（2～3個）

トマト（サラダ用）――プチトマト、グレープトマト、在来種のトマトなど

【調味料、スパイス】

ケルト海塩またはヒマラヤピンク岩塩

黒こしょう

ココナッツアミノ

ホットソース

ローリエ

イタリアン・ミックススパイス

ドライタイム

【調味料、スパイス】

ドライバジル
アンチョチリパウダー
チリパウダー
シナモン
クミンパウダー
ナツメグ
ハンガリアン・パプリカパウダー
グラウンド・レッドペッパー（とうがらし）
ガーリックパウダー
赤ワインビネガー
バルサミコ酢
アップルサイダービネガー（りんご酢）
新鮮なハーブ――パセリ、コリアンダー、バジル、タイムなど（【野菜】の欄にも記載）

【缶、瓶、ボトル入り食品】

缶入りカットトマト（砂糖、ブドウ糖、グルテン無添加のもの）（4～6缶）
トマトペースト（170グラム入りの小缶2缶）
ツナ缶（【たんぱく質】の欄にも記載）
鮭缶（【たんぱく質】の欄にも記載）
アドボソース漬けのチポトレチリ缶
ロースト・レッドペッパー
ココナッツアミノ（【調味料、スパイス】の欄にも記載）
ホットソース（【調味料、スパイス】の欄にも記載）
無調整のココナッツミルク（数缶）

アドバイスが一つある。ダイエットを始める前に、できるだけたくさんの食料をキッチンにストックしておこう。そうすれば、キャンディやポテトチップスやクッキーであふれたスーパーに行かずに済む。ダイエットを始めた後に、冷蔵庫や食品棚の食べ物を補充しに店へ行くときは、誘惑に負けないよう、以下のことを心がけてほしい。

■買い物リストにあるものしか買わない。あらかじめ何を食べるか計画を立て、必要な食材だけをメモする。リストにあるものしか買わないと決意する。

■買い物に行く前に、しっかり食べて水をたくさん飲んでおく。おなかがすくと、強い意志力も転がる石のように落ちてしまう。普段ならはねつけられるチョコレートドーナツの誘惑にも、抗《あらが》いがたくなるものだ。

■お店の壁に沿って買い物をする。このルールを聞いたことがあると思うが、賢く買い物をするにはこの方法が一番簡単だ。肉、卵、魚、果物、野菜など、重要な食材はほぼすべて店内の壁沿いに陳列されている。店の中心にある棚に行くのは、必要な食材を買うときだけにとどめよう。

■ラベルを読む。食品メーカーは、あらゆる商品に添加物、着色料、糖類などの余計なものを忍び込ませる。店内の壁沿いから離れて危険地帯へ向かうときは、ラベルを注意深く読もう。第4章にまとめた〈NG食品〉がないかをチェックすることを忘れずに。

食品は賢く選ぶ

ヴァニ・ハリ。FOOD BABE の管理人。『ニューヨーク・タイムズ』紙のベストセラーに選ばれた『The Food Babe Way（フードベイブ流　食品の見極め方）』の著者。ウェブサイトは〈foodbabe.com〉

「体に何を取り込むか、それを決めるのは自分だけだ」というのがヴァニの持論だ。ヴァニが何を買うかを決める際のアドバイスをくれたので紹介する。

「私たちの口を通って飲み込まれる食べ物にはすべて——飲み水も含めて——有毒な化学物質が含まれている可能性があります——たとえば残留農薬、保存料、人工調味料、着色料、常習性の高い砂糖や脂質、遺伝子組み換え作物などです。これらの毒素が体内に行き渡り、特に肝臓、腎臓、消化管、肺などの臓器にたまると、体が深刻なダメージを受ける恐れがあります。肥満、心臓病、慢性疲労症候群、不妊、認知症、精神疾患などの患者が増えたのは、化学物質まみれの食べ物のせいだと科学者たちは主張します。食べ物を取り巻く環境は悲惨な状態であり、それは私たちも同じなのです。

　では、どうしたらいいのでしょうか？　ごく少量なら安全な添加物もありますが、アメリカ食品医薬品局《FDA》には、商品の市販後の監視体制がないため、さまざまな食品に使われている特定の添加物の蓄積量を規制することはできません。たとえ健康的な食事をとったつもりでも、食事のたびに有害な原料を少量ずつ食べてしまうことがあります。ＦＤＡの食料担当副理事、マイケル・テイラーも先日こう認めました。「食品の供給によって特定の化学物質がどれだけ市場に出まわるかは把握できないため、動向を分析することはできません。市販された後に何が起きているのかはわからないのです」（注1）。

　だからこそ食品表示ラベルの原料名を読む必要があるのです。過去50年間、添加物と化学物質はただ一つの目的のためだけに開発されました——食品産業が安く食品を作るためです。健康のためにならない原料が含まれている食品を、あえて買う必要がありますか？」

《作りおきのススメ》

こんな経験はないだろうか？——ダイエットを始める。ところが1週間ほどたったところで予定外のことが起きる。遅くまで残業しなければならないとか、家族に深刻な問題が起きるとか。

帰宅したあなたは、疲労困憊《こんぱい》でイライラしていて、おなかもすいている。冷蔵庫と冷凍庫には体にいい食べ物が大量に入っているものの、解凍したり切ったりして調理する気力がない。時計の針が時を刻むうちに、中華料理店やピザ店の宅配メニューでいいやという気になり始める。

その気持ちはよくわかる。私自身も疲れて帰ってきて、おなかをすかせた二人の息子を見た後で、宅配メニューを注文したことが何度もある。自分の経験からも、これが1日のうちで魔の時間帯だとわかる。いかにも太りやすそうな料理なのに、電話をかけてつい注文してしまうのだ。

幸い私は、このようなダイエットの破綻ルートを回避する簡単な方法を見つけた。それも結構楽しい方法だ。それは料理の作りおきだ。作りおきは食の管理のようなもの。人気のあるレストランやきちんとした家庭にはどこでも、何らかの管理システムがあるはずだ。ダイエットで効率的に結果を出すための流れ作業だと考えよう。

成功の秘訣は、段取りだ。きちんと段取りすれば、短時間でたくさん調理できる。たとえば、3品か4品のレシピに使えるよう、たくさんハンバーグを作り、一度に鶏肉を炒め、たまねぎをまとめて切るのだ。チリコンカンやシチューやスープは2～3倍多めに調理する。賢く計画を立てて料理すれば、あっという間に台所作業を終えて、冷蔵庫と冷凍庫を作りおきおかずと処理済み食材でいっぱいにできる。

とはいえ、「まとめて料理する日」はちょっとした作業日であるのも確かだ。しかし、子どもたちやパートナーと一緒に作れば楽しい時間となる（幼い子でも、かき混ぜたり、材料を入れたりならできる）。何より、作りおきしておいて良かったと、後で自分にお礼を言いたくなるだろう。

近い将来、空腹のまま疲れ切って帰宅したあなたは、夕食を作る必要がないことに気づくだろう。焦ってダイエットどころでなくなる代わりに、ソファでくつろぎながら、テレビをつけてリラックスするだろう――そして自分をほめてあげたくなるだろう。

《高たんぱく料理を1週間分まとめて作るには》

前掲のレシピに一通り目を通して、食べたい料理を探そう。ハンバーグ、ローストビーフ、チキン、ローストポーク、カレー、チリ、そぼろ、ツナ料理など、高たんぱくの超簡単料理を紹介しているので、是非チェックしてほしい。朝食用の高たんぱく料理も、ほとんどは作りおきして冷蔵庫か冷凍庫で保存できる。なので、たとえばフリッタータを作るときは、一つではなく、二つ作っておこう。

今週は何を作るかを決めよう。あなたが4人分を料理すると仮定して、1日3食（朝食、昼食、夕食）で5日分の高たんぱく料理を用意するには、以下の要領で調理しよう。

■「鶏そぼろ」（195ページ）――1.4キログラム以上の肉を使って調理する。余った肉約900グラムは、450グラムずつに分けて凍らせるか、ハンバーグに成形して凍らせる。
■「鶏胸肉のロースト」（186ページ）――胸肉を8枚以上調理する。余った肉は1枚ずつ凍らせて、時短料理に使う。
■「簡単ローストチキン」（187ページ）――丸鶏1羽をオーブンで焼き、夕食で食べた後、残りを翌日の昼食で食べる。
■「簡単ビーフハンバーグ」（196ページ）――1.4キログラム以上の肉を使って調理する。余った肉約900グラムはハンバーグ型に成形して凍らせ、別の料理で使う。
■ゆで卵を8個作る。
■「マフィン型で作る卵焼き」（172ページ）を12個作る。

ここで重要なアドバイスがある。料理を始める前に下準備《ミーザンプラス》することを習慣化するのだ。これはフランス語で「料理する前に食材の下処理や器具を準備すること」という意味だ。これを強調するのにはわけがある。これをルール化する前の私は、料理の途中で材料不足に気づいたことが何度あったことか。あなたが「ミーザンプラス」ルールを守る限り、私と同じ目には遭わずに済むはずだ。

作りたい料理が決まったら、次は共通の材料を探そう。たとえば、今日の献立ではくし形に切ったたまねぎ3個、みじん切りのにんにく6片、塩、こしょう、ガーリックパウダー、イタリアン・ミックススパイスが必要だとすると、これらの材料を最初にそろえてしまおう。それからレシピごとに必要なものを使い分けながら料理する。実に簡単だ。

《野菜料理を1週間分まとめて作るには》

必要なものを常備する一番楽な方法は、「まとめて調理する日」にいろいろな野菜を洗って下処理し、密封容器か保存袋に入れておくことだ。この1週間に食べたいサラダ、蒸し野菜、野菜のオーブン焼き、オードブル用の歯ごたえのある野菜をたくさん選ぶ。味付けに使う「ドレッシング」も作ろう。本書の〈OK食品〉の野菜にざっと目を通して、食べたいものをリストにしよう。

こうして冷蔵庫が1週間分の食材でいっぱいになったとしよう。次は、「まとめて調理する日」に野菜を処理する方法を紹介する。

■セロリ、にんじん、ラディッシュ、たまねぎを洗って切る。それぞれを個別の容器に入れ（にんじんにたまねぎのにおいがついても気にならない人は、一緒でも構わない）、水を入れてきっちりふたをする。水を入れると、野菜のシャキシャキ感が損なわれない。

■今週使いそうな他の野菜を洗って切る。ただし、数日以内に使わないかもしれない野菜は切らないこと。野菜は切るとビタミンが失われ、しおれてしまうからだ。

■すぐに食べられるよう、トマトときゅうりを洗っておく。

■袋入りのサラダ野菜を買わない場合は、青野菜を洗ってしっかり水を切り、密封していつでも使えるようにしておく。密封袋に入れて、空気をすべて抜くこと。

■「カリフラワーライス」（２４１ページ）は、材料を2倍にしてまとめて作る。どんな高たんぱく料理とも合う優れものだ。

■いろんな野菜をオーブンで焼く。オーブンで何かを焼くときに、ついでに野菜も焼いてしまおう。お好みの野菜を選び、２３８～２４０ページの作り方に従って調理しよう。

■野菜をいくつか選んで、蒸し野菜を作る。ブロッコリー、にんじん、芽キャベツ、さやいんげんがお勧めだ。

■本書のレシピを参考に、ドレッシングを2種類作る。

■本書のレシピを参考に、野菜や肉料理と合うソースかサルサソースを作る。

《ボーンブロスも忘れずに》

「まとめて調理する日」には、鍋1つか2つ分のボーンブロスも作ろう。数分もあれば骨と野菜と調味料を鍋に入れられるし、あとは待つだけだ。他の料理を作る間に、ボーンブロスはコトコトと楽しい音を立てながら煮えていく。

ここでもアドバイスが一つある。骨と一緒に肉も鍋に入れれば、特典が2倍になる。ブロスにコクが出て味が深まるだけでなく、手軽に使える高たんぱく料理もついでにできてしまうのだ。鶏肉は、ブロスで煮込むとやわらかく仕上がる。できあがった肉をサラダに載せたり、「カリフラワーライス」を添えたり、本書で紹介したソースやサルサソースをかけたりして食べよう。

第3部

ダイエット効果を高めるための秘策

（運動、ストレス対策、心構えについて）

第9章

運動すればもっと脂肪を燃焼できる

「体をスリムに保ち、気持ちを明るくし、がんや心臓病や糖尿病のリスクを減らしてくれる薬がある」と私が言ったら、あなたは試すだろうか？　私がそれを無料《ただ》であげると言ったら？　もちろんあなたは試すだろう。

その薬とは運動のことだ。

ボーンブロス・ダイエットをしながら習慣的に運動すると、体重がさらに落ちやすくなる。おまけにダイエットを終えた後も、リバウンドを予防するための心強い味方になってくれる。運動によって代謝力がアップすると、体はもっと脂肪を燃焼させようとするからだ。

さらに運動は、私たちがしばしば陥りがちな憂うつな気分を追い払ってくれる。外見がどんなに美しくても、元気がなくてネガティブな態度では、自分の魅力を出しきれない。運動は、景気づけに飲む1杯のテキーラのようなもの。どんよりした気分を吹き飛ばしてくれる。

運動のメリットをもっと知りたいって？　運動は、加齢に伴う病気を予防するのにも効果的だ。最近のある研究で、頻繁かつきびきびと歩く人は、ほとんど運動しない人よりも、かなり平均寿命が長いことがわかったという（注1）。

こうした研究から判明したことがもう一つある——激しい運動でなくても良いということだ。運動のなかでも一番簡単なウォーキングですら、体をスリムにし、体型を美しくし、若々しさを保つのに役立つという。

本章では、世界でもっとも有名なフィットネスクイーン、キャシー・スミスが特別に作ってくれた脂肪撃退ウォーキングを紹介する。キャシーのプログラムはシンプルで楽しいが、だからといって誤解しないように。これは強力な薬だ。週に3、4回やるだけで体重がさらに減り、体もさらに細くなるだろう。

しかし、キャシーの特別プログラムと3つのエクササイズ・オプションを紹介する前に、スリムで若々しくなるためになぜ運動が必要なのかを詳しく説明しよう。

《運動には心と体を変える力がある》

私には基本のルールがある。そのルールの一つは、「人間は毎日動くべきだ」である。人間の体は動くためにできている。座るためではない。自然によって意図された通りに体を動かせば、あなたの体は引き締まる——強くなり、健康になり、幸せにもなる。その理由を説明しよう。

第一に、運動は体を天然の脂肪燃焼マシンに変えてくれるため、余計な肉を落としやすくなるからだ。運動をすると、体内の炉に火がつくため、たとえ座って電子メールを書いていても、脂肪は燃焼し続けるのだ。運動が体の回転速度を上げるため、体は一日中活発に活動し続けるのである。

第二に、運動すると神経伝達物質の分泌に変化が生じて、気分が落ち込みにくくなるからだ〈うつ病の治療にも役立つ〈注2〉〉。運動するとエンドルフィンと呼ばれる多幸感をもたらす神経伝達物質が分泌されるため、リラックスして幸せな気持ちになれる。さらに運動すると、うつ病の原因物質であるキヌレニンが分解されやすくなる〈注3〉。

第三は、ちょっとした運動でも体を健康にしてくれるからだ。ウォーキングのような簡単な活動でも、次のメリットを体にもたらす。

■血糖値が下がり、肥満と糖尿病のリスクが減る。座っていても20分おきに2分間の軽いウォーキングをすると、血糖値が著しく下がることが、最近の調査でわかった〈注4〉。

■おなかまわりの脂肪が減る。ある対照実験で、内勤の事務職従事者たちに軽く歩いたり動いたりしてもらったところ、何もしなかったグループよりも、おなかまわりが細くなったという〈注5〉。

■血液循環が良くなり、肌に栄養が行き渡って美肌になる。

■心臓病の予防になる。

■乳がん〈注6〉と子宮体がん〈注7〉の予防になる。

もちろん、運動をしなくてもスリムにはなれる〈テストグループのなかには、1日も運動せずにボーンブロス・ダイエットだけで4・5キロ以上痩せた人が大勢いた〉。しかし、運動をすればもっと体重が減るだろう。それに、一生スリムで健康で若々しくいたければ運動は必須だ。

だからどんなに忙しくても、ダイエット中は毎週定期的に運動してほしい。このプログラムは「個人プレー」を尊重しているので、あなたには自分に合ったエクササイズプログラムを選んでほしい。

しわの予防に……驚きの裏技

キャシー・スミスが、クールなしわの予防法（おまけにとても簡単だ）を紹介してくれた――それはなんと逆立ち。逆立ちすると顔の血行が良くなる。すると肌を老化させる毒素が血流で押し流され、若さと健康を促す栄養素が行き渡る、というわけだ。

できれば、逆立ちを毎日1～3分ほどやってみよう。そんなの無理という人は、ベッドに横たわり、端から頭を下に垂らすだけでもいい。

減量、健康、アンチエイジングに関するキャシーのアドバイスに興味がある人は、ウェブサイト〈kathysmith.com〉をチェックしよう。

《3種類のエクササイズ》

何百人もの患者と向き合った経験から、私は一つのエクササイズプランでは万人に対応できないことを学んだ。なかには、ハードなエクササイズをやりたがる人がいる。このような人は、高い目標を立て、それを達成するためにどんな努力も惜しまない。その一方でほどほどに運動して、体調を整えて、健康を維持して爽快な気分になれればいいという人もいる。トレーニングは嫌いだが、自転車、水泳、テニスは好きな人もいる。さらに、病気や命に関わる問題があるために、どんなエクササイズも無理だという人もいる——食生活を一新して、さらに運動もとなると体に負担がかかりすぎるのだ。だから私は万人向けのエクササイズプログラムを紹介するつもりはない。その代わり、あなた自身が自分に合ったプログラムを選んでほしい。以下にエクササイズの留意点をまとめる。

第一に、どのレベルのエクササイズを選ぶにせよ、プチ断食日には体の声を尊重すること。プチ断食日かその翌日に運動する気になれなければ、やらなくても構わない。プロのアスリートであっても、プチ断食日とその翌日は思うように体を動かせない場合がある。そのことを理解しておこう。

第二は、自分に合ったエクササイズを選ぶこと。以下に3つのオプションを紹介するので、そのなかからあなたのニーズとレベルに合ったものを選ぼう。

《オプション① 楽ちんプラン》

簡単なエクササイズでも負担に感じる人には、ストレスなく運動できるこのオプションがお勧めだ。活動量計《アクティビティ・トラッカー》を手に入れよう。昔ながらの安い歩数計でも構わない。通常日には1万歩以上歩くこと。気が向いたら、プチ断食日に1万歩歩いても構わない。

ダイエットが終わった後も、活動量計を使い続けよう。もう少しハードな運動ができそうだと思ったら、次のオプションを試してみよう。

正しい問いを立てる

ロブ・ウルフ。元生化学者。著書に、『ニューヨーク・タイムズ』紙のベストセラーに選ばれた『The Paleo Solution（答えはパレオダイエットにある）』などがある。ウェブサイトは〈robbwolf.com〉

ロブはかつてパワーリフティングでカリフォルニア州のチャンピオンになった経験を持つ。健康とフィットネス分野の第一人者となった今は、プロのアスリートたちの指導を行なっている。ロブが祖先の知恵と現代の医学について自説を語ってくれたので紹介する。

「答えを見つけるのに、進化の観点から健康を考えるのは非常に重要です。これをベースに考えると、睡眠、食事、運動、腸内細菌について『正しい』問いを立て、もっと健康になるための方策を導き出すことができます。

還元主義的な現代の医療モデルは、外傷などの急性の医学的問題には効果的ですが、慢性疾患の予防法や治療法といった問題には、満足な指針を出せていません。その原因は主に、正しい問いすら立てていない枠組みにあります――なかでも重要なのは『人間の体は本来何を食べ、何をするよう設計されているのか？』という問いです。このような状況で、現代医学ははたして『正しい』答えを見つけられるのでしょうか？」

《オプション②　キャシー・スミスの特別プログラム――本書の読者だけの特典》

かの有名なキャシー・スミスには、ベストセラーとなったエクササイズビデオが何十本もある。『ニューヨーク・タイムズ』紙のベストセラー作家にも選ばれたキャシーは、エクササイズ、ダイエット、ライフスタイルに関する本を8冊出版しているし、特別番組『エージレス・エナジー』のスターでもある。この分野の第一人者になって30年のキャシーは、健康について知らないことはない。実はキャシーは私の友人でもある。私がボーンブロス・ダイエットのことを話すとすぐに、キャシーは自身の「引き締めウォーキング」プログラムをこのダイエット仕様に作り直してくれた（さすがは友だちだ！）。

あなたが疲れたり、足元がふらふらしたり、自信を失ったりすることなく、カロリーをたくさん消費できるよう、キャシーが練ってくれたプログラムだ。簡単そうに見えるが、ピリオダイゼーションの原理（トレーニングの内容を期分けして行なうこと）が応用されているため減量効果が高くなる。

「ピリオダイゼーション」と聞いてぴんとこない人のために解説すると、これはアスリートが大きなイベントに向けてコンディションを上げるための技法だ。簡単に言うと、トレーニングの三つの要素――時間の長さ、内容、強度――のうち一つを期間ごとに変えることだ。ピリオダイゼーションを行なうと、身体能力を効果的に高めることができる――つまり、脂肪の燃焼が加速するということだ。

キャシーのウォーキングプログラムを行なう場合は、週ごとにエクササイズにかける時間や強度を変えよう。そうすれば、消費カロリーが増えて体重もさらに落ちやすくなる。

《基準値を決める》

プログラムを始める前に、1マイル（約1・6キロメートル）歩くのに何分かかるか計ろう。かかった時間を基準値にして、ウォーキングの上達ぶりを測っておけば、折を見て次のレベルに上がることができる。ウォーキングに適したルートを探し、車の走行距離計か距離を測定するアプリを使って1マイルを計測し、そのルートを歩いて時間を記録しよう。速度は気にせず、自分のペースで歩こう。

運動強度のめやす

運動強度を測るには、ウォーキング中に自分がどう感じているかを見ることだ。脚が思うように動かない？ 脚が痛い？ 楽に呼吸ができる？ 呼吸が苦しい？ 心臓が激しく脈を打っている？ 汗をかいている？ あなたの感覚をもとにして、以下の基準で運動強度のレベルを判断しよう。

レベル1〜2：楽勝
レベル3：楽
レベル4：ほどほど
レベル5：ちょっときつい
レベル6：きつい
レベル7〜8：かなりきつい
レベル9〜10：苦しい

注：ウォームアップとクールダウンの運動強度は、レベル2〜3程度を心がける。

≪1週目≫

1週めは、自分のペースを維持しながら歩くこと。自分のペースで10分〜1時間ぐらい歩く。最初の5分間はウォーミングアップを兼ねて、散歩のようにゆっくり歩く。それから少しずつペースを上げていき、「安定速度」まで持っていく。『運動強度のめやす』を参考に運動強度を測り、レベル4〜5ぐらいを維持して歩くようにする。

1週目のスケジュールを以下にまとめる。安定速度で歩く時間は、自分の体調に合わせて決める。体に過度なストレスをかけずに、ある程度の運動量を確保するのが望ましい。

1週目
プチ断食日（およびその翌日）： エクササイズはやってもやらなくても良い（任意）
通常日： 5分：ウォーミングアップのペースで歩く 10〜50分：安定速度で歩く（運動強度のレベル4か5程度） 5分：クールダウンのペースで歩く

せっかくウォーキングプログラムを始めるのだから、良い歩き方を習得しよう。ウォーキングの基本をいくつか紹介する。

◉姿勢――頭のてっぺんに糸がついていて、上に引っ張られているとイメージしよう。足首の位置から体をやや前に傾ける（上半身だけ前傾姿勢にならない）。腹筋を引き締めて背すじを伸ばす。猫背になったり、お尻が突き出たりしないよう注意する。視線はまっすぐ前に。肩を下げて後ろに引き、呼吸しやすいように胸を張る。前かがみになっていないか、時々自分の姿勢をチェックする。

◉腕――腕は自由に、きびきびと振る。これで体のバランスを取りやすくなるし、消費カロリーもアップする。

◉足――歩くときはかかとから地面に接地し、自然に足を踏みしめながら前に進む。後ろ足のつま先をぐいと押して、体を前に押し出す。自分に合ったペースで大股で歩く。

《2週目》

1マイル歩くのに20分以上かかる人は、1週目のカリキュラムを続けよう。20分以下で歩ける人は、ウォーキングの時間を10〜20分ほど延ばす。2週目は以下のスケジュールで歩く。レベル6〜7程度の運動強度で歩こう。

2週目	
プチ断食日（およびその翌日）： エクササイズはやってもやらなくても良い（任意）	**通常日**： 5分：ウォーミングアップのペースで歩く 20～70分：安定速度で歩く （運動強度のレベル6～7程度） 5分：クールダウンのペースで歩く

《**3週目**》

1週目か2週目のプログラムで限界だと感じた人は、自分に合ったレベルでウォーキングを続けよう。もう少しチャレンジしたい人は、もう一段レベルを上げてもいい頃だ。3週目のプログラムでは、インターバルトレーニングを使って短時間だけウォーキングの強度を上げる。これで持久力がつき運動量が増え、消費カロリーも上がる。

有酸素運動の時間帯では、ハードなトレーニング並みの速さで歩くこと（つらくて足が止まってしまうほど速歩きする必要はない）。運動強度のレベル7～9程度で歩く。回復時間中は1、2週目に身につけた安定速度のペースで歩く。

3週目

プチ断食日（およびその翌日）：
エクササイズはやってもやらなくても良い（任意）

通常日：
5〜10分：ウォーミングアップのペースで歩く
3分：有酸素運動
3分：回復時間（安定速度で歩く）
3分：有酸素運動
3分：回復時間（安定速度で歩く）
5〜10分：クールダウンのペースで歩く

いつものエクササイズにプラスアルファできそう？

キャシー・スミスの3週目のプログラムを楽しくこなしている人は、通常のエクササイズにプラスアルファを加えても大丈夫かもしれない。筋力トレーニングを追加するのだ。軽いダンベルとスクワット、腕立て伏せ、体幹トレーニングを使って、体を引き締めて体型を整えよう。

筋力トレーニングをすると、若さの秘訣であるヒト成長ホルモンの分泌量が大幅に増えて、体を形作る――それを私は「体の模様替え」と呼んでいる。お尻を引き締め、太ももやウエストからはみ出る贅肉を消し、セクシーな肩と美しい姿勢を手に入れるための秘策だ。

いつものエクササイズに筋力トレーニングを足せそうな人は、キャシーのウェブサイトをチェックしよう〈kathysmith.com/home-recent-posts/lift-weights-to-lose-weight-seriously〉。

有酸素運動の効果を最大限にアップさせるためのアドバイスを二つ紹介する。

■腕をより速く動かす。肘《ひじ》は90度に曲げて、ゆるくこぶしを握る。腕は横に振るのではなく、肘を体に寄せたまま前へ振り出す。

■つま先を前に蹴り出しながら、足を前に出す（集中してやらないと、つまずく恐れがある）。

このレベルのウォーキングをやると、その後何時間もカロリーの消費量がアップする。ダイエットが完了した後もウォーキングを続ける場合は、有酸素運動時のペースを上げれば、脂肪の燃焼を最大限にまで高めることができる。キャシーはもっと難易度の高いエクササイズプログラムを持っているので、もっとハードなエクササイズがしたい人は、彼女のウェブサイトをチェックしてほしい。

《オプション③――いつものエクササイズを続ける》

定期的にジムへ通う人や、エクササイズビデオを見ながらトレーニングをする人で、ダイエット中も体力に不安を感じない人は、いつものエクササイズを続けよう――気が向けば、プチ断食日に運動しても構わない。実際、断食中に運動すると脂肪の燃焼力がアップする。

ただし、気が向かないときは無理やり運動する必要はない。

無理やり運動しなくても体重は減る――特にオプション②のキャシー・スミスの特別プログラムを

激しいトレーニングをする人は

激しいトレーニングをしたら、運動後30分以内に燃料を補給しよう。体を早く効果的に疲労から回復させるためだ。卵白、鶏の胸肉、サーモンなどの消化しやすいたんぱく質と、かぼちゃ、クズイモ、さつまいもなどの炭水化物を多く含む野菜を食事1回分程度食べよう。激しいトレーニングの後はこの種の「ごほうび」が必要なのだ。この時点では、脂質はさほど重要ではない。激しい運動の後は脂質を摂取する必要はない。

その60～90分後に通常の食事をしよう。私はよくスクランブルエッグとさつまいもの角切りを食べる。

トレーニング前にもやってほしいことが一つある。これから活動が始まることを体に知らせるために、トレーニングの15～60分前に少量のたんぱく質と脂質を食べよう。ただし、炭水化物は省くこと。ゆで卵とナッツひとつかみとか、干し肉とココナッツチップスひとつかみぐらいがいいだろう。

やっている人は確実に減るはずだ。

読者のなかには、WOD（ワークアウト・オブ・ザ・デイ）、MetCon（メタボリック・コンディショニング）、クロスフィットなどのハードなプログラムが好きな人もいるだろう。そのような人は、やりたいと思ったら、いつものトレーニングメニューを週3、4回ほど行なおう（そして合間の日に軽いウォーキングをしよう）。しかし、肝に銘じておいてほしいことがある。激しいトレーニングを行なう場合は、そのプログラムの指示に従って、トレーニングの後にエネルギー補給をすること。この点は特に強調しておきたい。ボーンブロス・ダイエットの食事療法を守りながら、プログラムの指示に従うことは決して難しくないはずだ。

繰り返すが、体の声を聞いてほしい。体が激しいエクササイズは嫌だと訴える日は、オプション②のキャシーのプログラムをやるか、気晴らしに散歩に出かけよう。冗談で言っているのではない。あなたがどんなに強い人間であっても、体には時々休息が必要なのだ。

◉**注意点**――今までに激しいエクササイズをやったことがない人で、いずれクロスフィットやMetConやWODなどのハードなプログラムを試したい人は、この3週間のダイエット中は①か②のオプションを選択しよう。先にこれらのエクササイズをやっておけば、激しいエクササイズに向けて体のコンディションを整えて準備できる。

≪重要なのは、好きなことをやること≫

「一番良い運動は、実際に続けられる運動をすることだ」という昔ながらの常套句がある。これが常套句なのは、それが真実だからだ。よってあなたが楽しめることをやろう――ダンスでも、自転車でも、水泳でも、子どもたちとの石蹴り遊びでも構わない。どんな運動であれ、無理な運動や過剰な運動でなければ、あなたがスリムで元気で健康でいられるよう後押ししてくれる。ただし、プチ断食日とその翌日は激しい運動ができない場合があることを覚えておいてほしい。

どのオプションを選ぶにせよ、その日に合わせて柔軟に行動しよう。仮にあなたがキャシーのプログラムを実践していて、〈糖質ロス〉になったら、数日間はオプション①にレベルを下げるか、場合によっては休みにしよう。繰り返すが、体の声を聞いて、体の言う通りに行動することだ。

それから「とにかく動くこと」という基本も忘れないこと。毎日少しでも動けば、生涯ずっとスリムで健康で幸せでいられるだろう。

第10章 ストレスを減らせばもっとスリムになれる

「減量」と聞いて真っ先に思い浮かべるのは、食事とエクササイズだろう。本書でもこのテーマを取り上げてきた。しかし本章では、体重増加に大いに関与している陰の原因について考えたい――慢性的なストレスだ。

あなたもたくさんのストレスを抱えているだろう（今どきストレスのない人などいるだろうか？）。しかも、ストレスを名誉の勲章のように思っていないだろうか――「見てよ、私なんてフルタイムで働き、家族の面倒を見て、ボランティア活動にも参加して、他にも……」といった具合に。

かつての私がそうだった。しかし私は身をもって学んだことがある。スーパーヒーローをしばらく、場合によっては何年も演じることは可能だ。しかし、その過酷な日常生活がもたらすストレスをどうにかしないと、いつか疲れきってしまうだろう――あなたの体重は5キロ、10キロ、20キロと増えることになる。

一生健康でスリムな体でいたいなら、ストレスを何とかしなければならない。これは選択肢ではない。避けては通れない道だ。

第11章では、あなたが生涯「ストレス耐性」を保てるようなマインドセット《心構え》の習得方法を教える。

患者にもこの指導を行なっているが、肥満の予防にこれ以上強い武器はない。そのマインドセットの身につけ方は後で詳しく話すが、まずはストレスをコントロールできるようになってほしい。

本章では、あなたが今どんなカオスな生活を送っていようとも、すぐにストレスレベルを下げる方法を5つ紹介する。どの方法も簡単だし、いい気晴らしになる。体重が減りやすくなるし、アンチエイジングの効果も期待できる。

だが、その方法を紹介する前に、慢性的なストレスによる悪影響について詳しく説明しよう。

《ストレスは人を太らせる》

慢性的にストレスにさらされると、体は慰めを求める。かくして「自己治療」を求めて食べ物がほしくなる。ある研究によると、人はストレスがたまるとお菓子を食べる量が増え、キャンディやポテトチップスなどのジャンクフードに手を伸ばしやすくなるという（注1）。これらの食品を食べると、すぐに快感をもたらす化学物質が分泌されるからだ。要するに食べ物で「ハイ」になるのだ。

実際、もうすぐストレスの多い出来事があると考えるだけで、食べ物がほしくなる。ある調査で、20歳前後の女性たちを二つのグループに分けた。一方のグループには「仕事に関するアンケートに記入してほしい」と伝えた（ストレスの少ない作業）。もう一つのグループには「審査員の前で仕事に関するスピーチをしてください」と伝えた（ストレスの多い作業）。その後で女性たちの血液サンプルを取った。結果はどうなったと思う？ スピーチをしてくれと言われた女性たちは、グレリンという空腹を感じさせるホルモンの分泌量が急激に増えたという（注2）。

要するに、ストレスにさらされると食欲がわくのだ。おまけにストレスを感じているときに何かを食べると、気分が高揚する――ほんの一時的にだが。

残念ながら、チョコレートバーやアイスクリームを食べて得られる安堵感はすぐに消えてなくなる。快感が収まると、すぐにストレスが戻ってくる。おまけに、ストレスの他に罪悪感まで背負うことになる。お菓子を食べた罪悪感がさらなるストレスとなり、慰めを求めてまたしても食べすぎてしまい、それが悪循環となって続く――そのようなパターンに陥る患者が後を絶たない。

《ストレスは人を老けさせ、しわを増やす》

ストレスは肥満を引き起こす。それだけでも有害だが、ストレスの影響力はそれだけにとどまらない。老化を早めるのだ。

ストレスにさらされると、コルチゾールと呼ばれるホルモンの分泌量が跳ね上がる。コルチゾールのレベルが高い状態が何カ月も続くと、血圧と血糖値のレベルも上がり、その一方で、ヒト成長ホルモン（スリムな体と若々しさを保つホルモンだ）のレベルは下がる。

コルチゾールのレベルが高いと、おなかまわりに脂肪がつきやすくなる。あなたの身近な人で、ほっそりしているのにおなかまわりにぐるりと脂肪がついている人は、おそらくコルチゾールによる「タイヤ」だ。コルチゾールレベルが慢性的に高いと、若くてもおなかまわりが中年のように太る。

さらに、慢性的なストレスは肌のコラーゲン構造をもろくするとの研究結果もある（注3）。もろくなると、肌がたるんでしわが増え、何歳も老けて見えるようになる。さらに恐ろしいことに、慢性的なストレスは免疫系を荒らす。そして今度は、弱った免疫系が老化に拍車をかけるというわけだ。

ストレスはいかにして細胞の老化を早めるか

慢性的なストレスが細胞に及ぼす危険性を理解してもらうために、テロメアについて簡単に説明しよう。テロメアは染色体の末端にある構造で、染色体がほどけないよう保護している。残念ながらテロメアには寿命がある。一般的に、人間の臓器、皮膚、骨、血液、結合組織は50～70回ほど細胞分裂する。細胞分裂が起きるたびにテロメアは短くなり、細胞は老化してやがて死んでいく。

精神的なストレスがかかると、炎症と酸化ストレスによって、細胞の老化が早まる（注4）。炎症と酸化ストレスによってテロメアは短くなり、かくしてあなたの老化は早まり、肥満やがんなどの加齢に伴う疾患にかかるリスクも高まる。

最後に、ストレスを抱えていると、自分をケアするどころではなくなる。お酒や煙草に頼ったり、睡眠不足に陥ったり、エクササイズをサボったりするようになる——これらの行為はあなたの外見と心を老化させてしまう。

≪素早くストレスを軽減する方法≫

言うまでもなく、ストレスは体に悪い。そしてスリムでセクシーな体と活力や健康を手に入れるには、ストレスを撃退しなければならない。

とはいえ、忙しい毎日に追われている人は、「勘弁してよ、ケリアン。1日にこれ以上の予定は詰め込めないわ。スケジュールに〈ストレス解消〉を入れろだなんて、それがストレスよ」などと思っているのではないだろうか。

その気持ちはわかる。嘘じゃない。私の生活もいっぱいいっぱいで、これ以上のタスクがひとつとして入らない日もある。しかし無理なことをやれとは言わない。約束しよう。慢性的なストレスの良いところは、1日のうちほんの数分でも心と体に休息を与えれば、ネガティブな影響をひっくり返すことができる点だ。だから30分、いや15分、たとえ5分でも時間を割いてもらえれば、そのストレスを軽くすることができる。

おまけに、私がお勧めする方法は簡単なことばかりだ。実際に、それで効果があるのかと疑われるほど簡単だ。でも私を信じてほしい。これらの方法を勧めた患者は、健康になり、幸せでエネルギッシュになるからだ。その効果は血圧の低下、血糖値の低下、体重計の数値が下がるなどといった臨床結果からも見て取れる。

だから次の5つの自然な方法を試して、自分でその成果を確認してほしい。

【1】瞑想する

子どもの頃の私は、瞑想とはヒッピーや宗教の導師《グル》だけがやるものだと思っていた。やがて成長した私は医学に関心を抱くようになった。特に、人間の自然な治癒力を高めるために医師に何ができるかが知りたかった。そして瞑想が非常に強力な治療薬だと気づいた。例として証明済みの有効性をいくつか挙げておく。

■**脳の構造が変わり、ストレスに強くなる**――ある調査で、被験者に8週間瞑想プログラムに参加してもらったところ、脳の構造が変わったという。脳のスキャンから、不安やストレスをつかさどる扁桃体《へんとうたい》の、灰白質《かいはくしつ》（神経細胞が密集しているところ。灰白質の密度が高いほど、その脳の領域が活性化する）が減少していることがわかった。彼らのストレスが軽くなったのはその結果だと考えられる。と同時に、学習や記憶をつかさどる海馬《かいば》や、自己認識に関わる領域、思いやりに関わる領域、内省に関わる脳の領域の灰白質の密度が増えていたという（注5）。

■**摂食障害をコントロールしやすくなる**――摂食障害がある人が瞑想すると「ドカ食いややけ食いを減らせる」ことが、ある研究調査でわかった（注6）。

■**老化を遅らせる**――「ストレスがかかるとテロメアは短くなる」と前述したのを、覚えているだろうか。最近の調査で、乳がん経験者たち――かなりのストレスに耐えた人たちばかりだ――

ストレスと代謝

マーク・デイヴィッド。食の心理学研究所の創業者。『Nourishing Wisdom（栄養の知恵）』と『The Slow Down Diet（ゆっくり食べれば痩せられる）』の著者。ウェブサイトは〈psychologyofeating.com〉

ストレスにさらされると、食事の量が変わる。だがそれだけではない。体が食べ物からどれだけのメリットを得られるかにも影響する。この点について、私の友人のマークが以下のように説明している。

「食べ物と食べるときの気分が代謝に影響する人は実に多いのですが、この栄養の原則はあまりよく知られていません。たとえ宇宙でもっとも健康な食品を食べても、消化と吸収が最高の状態でなければ——つまりリラックスした状態でなければ——その食べ物に含まれるすべての栄養素を吸収することはできません。

進化によって人間は、副交感神経が優位なときに、食事に含まれる栄養素をきちんと消化吸収するようになりました。つまり、ストレスなく、楽しく、栄養が行き届くのを感じながらゆっくり食べるときです。その反対の状態のとき——つまり交感神経が優位のとき——脳は自動的に消化を拒否します。つまりイライラしたり、不安でせかせかしたり、自分に対してネガティブになったりしながら食べると、食事の栄養価が失われるのです。

ですから、栄養豊富なボーンブロスなどの体に良い食事で健康な体を維持するのは良いことですけれども、食べるときには心と精神の状態をベストに保つよう心がけてください。そうすれば体は、食べ物の栄養素を最大限に吸収できるでしょう」

に、瞑想と軽めのハタヨガを学ぶグループセッションに参加してもらった。被験者たちは、自宅で毎日ヨガと瞑想を行なうと同時に、支援的なグループセラピーにも参加した。

その結果、このグループセッションに参加した女性たちはテロメアの長さが安定していたが、ストレスマネージメントの1日セミナーに参加しただけのがん経験者のグループは、テロメアが短くなっていたという(注7)。つまり瞑想を行なったグループは、老化が遅くなり、がんの再発リスクも下がったということだ。

さらに、瞑想は血圧を下げ(注8)、免疫機能を向上させ(注9)、不安や憂うつを軽減できるという(注10)。となれば、週に数回20分間瞑想をやる価値があると思わないだろうか? 私はあると思う。

おまけに瞑想は、一度習慣化してしまえば簡単だ。以下に瞑想のなかでももっともよく研究されている瞑想法である「マインドフルネス瞑想法」のやり方を説明する。

■誰にも邪魔されない静かな場所を探す。場合によってはバスルームに入って鍵をかけよう。
■椅子か床に楽な姿勢で座る。両手は軽く太ももに置いておく。
■何を感じているか注意を払ってみよう。寒い? 暖かい? 体のどこかがこわばっている? どこかが痛い? 服の肌ざわりはどう? おなかはすいている? それとも満腹? 頭は冴えている？　それとも疲れている？

■まわりの環境に注意を向けてみよう。何が見える？　何が聞こえる？　何のにおいがする？

■心がさまようままにしておこう。最初は仕事やお金や家庭の問題が思いうかんで心がざわつくだろう。それで構わない。そのときに思ったことを、判断を下さずにただ見つめよう。そしてそれをそのままにしておこう。

■呼吸に集中しよう。おなかを空気でいっぱいにするつもりで、深く息を吸い込む。それから息をゆっくりと吐き出す。瞑想中に呼吸に集中すると、意識を一つのことに定めやすくなる。意識がさまよい始めたら、そのまま漂い、後でまた意識を呼吸に戻す。

■息を吐くときに言葉か声を発すると、リラックスしやすくなる。

心が穏やかになるまでには時間がかかるので、瞑想を始めてしばらくは自分にやさしくしよう。私の場合、最初は仕事だの予定だのが次々と浮かんで、静かに座ってありのままの自分でいるどころではなかった。あなたも同じ経験をするかもしれない。しかしそのうちに、無心の状態になるまでにかかる時間はどんどん短くなる。無心の状態になると、ストレスがすっと体から抜けるのを感じられるだろう。

瞑想を最大限に生かすためのアドバイスをいくつか挙げておく。

■**週に1回70分間瞑想するよりも、毎日10分間瞑想する方がずっと良い**――できるだけ頻繁に瞑想するよう心がけよう（できれば毎日）。数分間座っているだけでも構わない。

■**小さく始める**――最初から30分間瞑想しようとすると、フラストレーションがたまってやる気を失う。5分間から始めて、気持ちが良いと感じたら時間を延ばすことをお勧めする。5分間座っている間にずっと意識がさまよっていたとしても、瞑想から多くのメリットを得ていることには変わりない。

■呼吸に集中する。これさえやれば、後は自然に何とかなる。

注意点が一つある。私の患者のなかには、練習してもなかなか心を瞑想モードに切り替えられない人がおり、あなたもそうなるかもしれない。数週間試してもうまくいかない人には、選択肢がもう一つある――動きながらやる瞑想《ムービング・メディテーション》だ。

ムービング・メディテーションには太極拳などが含まれるが、もっとおおざっぱな瞑想法もある。私のお気に入りをいくつか紹介しよう。どれをやるにせよ、呼吸に集中し、いろんな思いが意識をめぐっても善悪を決めずに見つめよう。

■**散歩をする**――歩きながら、あなたが感じていること、目に見えること、鼻で感じ取れるにおい、耳に入る音に意識を傾ける。風が吹いている？　そよりともしない？　花の香りがする？

それともカフェから流れてくる挽き立てのコーヒーの香りだろうか？　あなたが通りすぎた家や店の外壁は何色だった？　往来の音や隣人たちのおしゃべりが聞こえる？　自分の歩行のリズムと、地面を蹴る足の感覚に集中しよう。

■**料理する**――調理に時間がかかるレシピを選ぼう。たとえばシチュー、スープ、チリコンカンなどだ。野菜を洗ったり切ったりするときに、意識的に手を止めて、野菜の形を手で確かめ、色をよく見よう。野菜を洗いながら、水が野菜から流れ落ちるさまを見つめる。切るときは包丁の立てる鋭い音に、加熱するときは鍋が立てるぐつぐつという音に耳を傾ける。料理から漂ってくるおいしそうなにおい、舌で感じられる味に注意を払う。鍋、フライパン、皿、コップをよく見て、その色、形、大きさはもちろん、欠けや傷もしっかり見る。

■**草をむしる、または落ち葉掃きをする**――庭仕事をしながら、季節と共に植物が変化するさまを観察する。若葉を探そう。草をむしるたびにその草を観察し、枯れ葉を集めるたびに枯れ葉の山をじっと眺める。手を止めて、空と雲を眺めよう。鳥のさえずりに耳を傾け、昆虫を観察し、頭上を横切る飛行機の音に耳を澄ませよう。

マインドフルネス瞑想法はその他の状況でもできる――猫をかわいがりながら、赤ちゃんをお風呂に入れながら、朝目が覚めてベッドで横たわりながら。スーパーから歩いて車に向かいながら、手早く「プチ瞑想」することも可能だ（工夫しよう！）。頻繁にやって瞑想を習慣化することが重要だ。

【2】呼吸法を練習する

ストレスがあると呼吸が浅くなる。呼吸が浅いとストレスがたまりやすくなる。その状態が長く続くと悪循環になる。正しい呼吸法を学んでこの悪循環を断ち切ったとき、正しく呼吸するのとしないのとでは全然違うことに気づくだろう。

第一段階として、今自分がどう呼吸しているかを意識しよう。5分ほどで以下のエクササイズをやってみよう。

1. 誰にも邪魔されない場所で楽な姿勢で座る。携帯電話とテレビの電源を切る。ペットは部屋から出す。
2. 目を閉じて呼吸に集中する。同じ状態を維持したまま、息を吸って吐く動作を意識する。あなたの呼吸は速くて浅いか、それともゆっくりと滑らかで深い呼吸だろうか?
3. 次に、息を吸ったときに体内を流れる空気を感じ取ろう。吸気が鼻を通り、喉を通り、肺に届くのが感じられる? 呼吸すると腹部が動くだろうか? 肋骨《ろっこつ》が広がるだろうか?

さて、自分の呼吸パターンがわかったところで、深くて滑らかで心が落ち着く呼吸法を試してみよう。正しく呼吸するためのエクササイズを紹介する。

1. 床の上に横たわる。片手をおなかに、もう片方の手を胸、つまり心臓の辺りに載せる。息を吸うときに手が動くのを感じる。まず、息を体に吸い込むと、横隔膜が広がっておなかに置いた手が上がる。次に、肋骨が広がって、胸に置いた手が上がるのを感じる。吸気が腹部から鎖骨のすぐ下にある肺の上部まで満たされていくのを感じ取る。
2. 呼吸を少し止めてから、息を吐き出す。空気がおなかから出ていき、横隔膜が縮んで手の位置が下がるのを感じる。次に、空気が胸から出ていき、胸に置いた手の位置が下がるのを感じる。
3. 呼吸を止めてから、もう一度このエクササイズを始め、心地よく感じられるまで繰り返す。重要なのは、おなかがふくらむのを感じられるほど深く息を吸うことだ。

自然にこの呼吸ができるようになったら、それを習慣化しよう。日中にイライラするのを感じたら、必ず呼吸をチェックして、ゆっくりと落ち着いて腹式呼吸するようにしよう。

かなりストレスがたまっている人は、以下に紹介する4拍‐7拍‐8拍のエクササイズ（リラックス呼吸法）をやってみよう。場所はどこでも構わない。まずはくつろいで座って背すじを伸ばす。舌先を上の前歯の歯茎にくっつけて、ずっとその位置に置いておく。

1. シューと音を立てながら、口から息を吐く。舌が邪魔で息が吐きにくい人は、唇をすぼめよう。

2. 口を閉じ、頭の中で4つ数えながら鼻から静かに息を吸い込む。
3. 息を止めて、7つ数える。
4. 8つ数えながら、体内の空気を口からシューと音を立てながら全部吐き出す。
5. 1〜4のプロセスを4回繰り返す。

鼻から静かに息を吸って、口から音を立てながら息を吐き出すことを覚えておこう。自分に合ったスピードで呼吸して構わないが、息を吸う（4拍）、息を止める（7拍）、息を吐く（8拍）のテンポを必ず守ること。このエクササイズを繰り返すうちに、ゆっくりと深く息を吸ったり吐いたりできるようになる。

【3】マッサージをしてもらう

マッサージは気持ちがいいけどやましさを感じる？　だとしたら、マッサージはぜいたくではなく、賢いやり方だと考えよう。というのも、マッサージは劇的にストレスを軽減してくれるからだ。

シーダーズ＝サイナイ・メディカル・センターが行なったある調査で、53人の志願者たちを無作為に二つのグループに分けた。一つのグループには体の深部の組織まで届くスウェーデン式マッサージを受けてもらい、もう一つのグループには軽いマッサージを受けてもらった（注11）。マッサージの前後に血液と唾液を採取したところ、次のような結果になったという。

■スウェーデン式マッサージを受けた被験者は、血液と唾液に含まれるコルチゾールの値——前述したストレスホルモンだ——とアルギニンバソプレシン（コルチゾールを増加させるホルモン）の値が急激に下がったという。さらに、リンパ球と呼ばれる免疫細胞の数が多かったという。つまり、マッサージのおかげで免疫力が高まったということだ。

■軽いマッサージを受けたグループは、オキシトシンという満足感と穏やかな気持ちを喚起するホルモンが増えた。と同時に、コルチゾールの分泌を促す副腎皮質刺激ホルモンが減ったという。

だからあなたのストレス対策のレパートリーにマッサージも加えよう。ぜいたくだと思わないこと。ストレスを減らし、若さを保ち、肥満を予防するための治療だと考えよう。

ありのままの自分を愛そう

キム・デラーモ。医師。『The Mind-Body Toolkit（心と体に効くツール箱）』の著者。
ウェブサイトは〈drkimderamo.com〉

私の良き友人キムはただの内科医ではない。通常の医療研修に加えて心身医療も学び、体の自然な治癒力を熟知している。

キムは「心と体のつながり」を利用して、何千人もの人々を苦痛、不安、うつ病から解き放ってきた。そのキムがヒーリング、ストレス軽減、自分を受け入れることについて貴重な話をしてくれたので、読者にも紹介しよう。

「感情はあらゆる行動と振る舞いの根本を成しています。感情をつかさどる化学物質は、健康を生み出すことも、病気を生み出すこともできるのです。怒り、恐れ、孤独などの対処できていない感情があると、炎症作用が起きて肥満や病気になります。抑えつけられた感情によって、甘いものなどが無性に食べたくなったり、摂食障害になったりします。心の状態がポジティブかネガティブかによって、感情をつかさどる化学物質が健康や病気を作り出します。感情は人を健康的にすることもあれば、自己破壊的な行動に駆り立てることもあるのです。

甘いものなどが無性に食べたくなる強い食欲とネガティブな心の状態は、健康を損ない肥満を引き起こします。これを阻止する強力な方法は何でしょうか?――それは自分を受け入れることです。奇妙だと思うかもしれません。なにしろ社会から『病に打ち勝て』『肥満と闘え』と刷り込まれてきたからです。私たちは『完璧になるまで自分に満足するな』と言われてきました。この理屈の背景には、あるがままの自分を受け入れると、ソファから立ち上がるのが面倒になり、食生活が乱れそうだとの不安があるかもしれません。しかし実際は、自分のすべてを愛して受け入れれば、自分をもっと大切にしよう、健康で幸せになれる食事や活動をして、自分をもっとケアしようと思うものです。

無気力なときや甘いものなどが無性に食べたいときは、ゆっくりと深呼吸を3回し、自分に対する愛情と慈しみの気持ちが体に浸透するのをイメージしましょう。これで、自己嫌悪から体調不良と不活発になるという潜在意識下の悪循環を断ち切ることができます。ドカ食いなどで自分を傷つけた後や、理想体重よりも20キロオーバーの体型だと、自分を受け入れるのは簡単ではありません。しかし、素直に自分を愛して自分を受け入れれば、神経伝達物質に変化が生じます。心が最高の状態に整えば、強い食欲は収まり、体重が減りやすくなり、病気の症状も改善するのです。

自分への愛情表現としてボーンブロス・ダイエットをやりましょう。栄養豊富なこの食べ物で自分をケアしましょう。『脂肪を撃退するため』とか『つきでたおなかをひきしめるため』に何かをする代わりに、体と自分自身をありのままに受け入れて、自己愛に身をゆだねようではありませんか」

【4】外へ出よう

イメージしてみてほしい――大草原のライオン、大海原のクジラ、アマゾンの熱帯雨林を飛ぶオウムを。次はこんなイメージだ――動物園の檻《おり》のなかのライオン、水槽のなかのクジラ、どこかのリビングルームの止まり木にいるオウム。何だか不自然な光景ではないだろうか？

次に、太古からあなたが本来あるべき姿を思い描いてみてほしい――外にいて雨が降りそうな空を見上げたり空を眺めたり、獲物を探して草原を見張ったりしている。食べ物を求めて何マイルも歩く。山脈の美しさに見とれて立ちつくす。次に今のあなたの生活を思い描いてほしい――家を出て車に飛び乗ってあたふたと会社へ向かい、社内で何時間も過ごしている。

といっても誤解しないでほしい。あなたと同様、私は洞窟に住みたいとも、夕食の肉を求めて何マイルも歩きたいとも思わない。自宅も車も仕事も気に入っているし、近所の精肉店がステーキ肉を売ってくれることをありがたいと思っている。

現代のライフスタイルを手に入れるのと引き替えに、失われたものがある。確かに、祖先と違って、私たちはめったに寒さや雨や身の危険や空腹にさらされない。しかし檻や水槽の動物たちと同じように、人間も遺伝子的にプログラムされた通りの生活をしていない。私たちは本来の生息環境から切り離されてしまっているのだ。体は、細胞レベルでは何かが足りないことに気づいている。

では、どうすればいいのか？　スケジュールに〈母なる自然〉を盛り込むことだ。できるだけ外へ出て、公園や森林や庭へ行こう。ある研究によると、短時間でも緑の多い環境で過ごすとストレスが減るそうだ。日光にはストレスを軽減し、気分を高揚させる力が備わっているからだ（注12）。

【5】笑う

笑っていると楽しくなる。笑うとストレスが軽減され、臓器に流れる血流が増え、痛みが和らぎ、免疫系が強くなるため、体中が元気になる（猫のおもしろ動画が人気なのはそのためだろう）。だから毎日何か笑えるものを探そう――ばかばかしい本、新聞のギャグマンガ、お笑い番組でも構わない。

さらにメリットがもう一つある。笑いはストレスを軽くするだけでなく、エネルギーも燃焼させてくれる。大笑いするとエネルギーの消費量と心拍数が10～20％増えると指摘する研究報告もある（注13）。つまりストレスを減らしながら、ウエストラインを細くできるのだ。

《小さな努力で、大きな見返り》

繰り返そう。あなたが忙しいことは承知のうえだ。忙しすぎて頭がおかしくなりそうな日もある。スケジュールにこれ以上何かを詰め込むなんて無茶だと思うだろう。

だが、そのメリットは実に大きい。ストレスを軽減するために私が紹介した戦略はどれも、1日数分で事足りるし、ほとんど時間のかからないこともある。おまけにこれらの活動は減量効果を高めてくれるし、睡眠も思考も気分も外見も良くしてくれるのだ。

第11章
稲やかな心を保てばリバウンドしない

私が提案するボーンブロス・ダイエットと簡単なエクササイズをやれば、スリムで健康でエネルギッシュな体を手に入れるための対策はすべてやっていると言えるだろう。現状を維持するために8割プランを続行し、体重が数キロ増えるたびにダイエットを再開すれば、無理なく生涯スリムな体を維持できる。

しかし、あなたに知っておいてほしいことがある。減量には身体的な要素だけでなく感情的な要素も関わっていて、健康的な環境にいて穏やかな精神状態を保てる場合にのみ、若々しさとスリムな体を保てるということだ。常時イライラしていたり、悲しみや怒りの感情を抱えていたりすると、体重は元に戻ってしまうだろう（顔のしわも）。断言してもいい。

初めて私の元を訪れる患者は、みんなこう言う――「正しい食事のとり方を学びたいんです。助けてもらえませんか？」しかし、そこで私が突っ込んで訊くと――ほぼ毎度のことだ。身体的にも精神的にも患者を救うことが私の信条だからだ――食べ物だけが問題なのではないと明らかになる。

たとえばこう主張する患者がいる。「体に良いものを食べなければとは思うのですが、今はそれどころではなくて。母がアルツハイマー病の初期段階で、私は仕事と介護の両立に追われているんです。姉が近所に住んでますが『あなたの方が母さんと仲がいいじゃない。それに私と違ってあなたは子どもがいないんだし』と言われてしまって。だから私一人で何とかしなければなりませんし、母の症状が悪化したらもっと大変になりそうです」

他にも、こう主張する患者もいる。「前は外見も悪くなかったんですが、どんどん体重が増えてしまって。どういうわけか食欲をコントロールできないんです。夫とぎくしゃくしていて、家にいるとストレスがたまります。夫は私のルックスが嫌いなんです。減量しないと離婚されてしまう」

あるいはこんな患者もいる。「昨年妹ががんで亡くなり、以来私は泣いてばかりです。本心を打ち明けられるのは妹だけだったので、寂しくて仕方がありません」

このような打ち明け話をする患者も、食生活を一新させてエクササイズをやれば、体重は減らせる。と同時に、彼らがスリムになった体を維持するには、生活も変えなければならない。

私が医師の肩書を持っていることもあり、大抵の患者は私が体の健康しか診《み》ないだろうと考える。しかし私にはこんな知識もある――人間は体がすべてではないこと。人間には精神とエネルギーが備わっていること。そして人間の健康状態と体重は、環境の影響を直ちに受けることだ。

不健康な環境にいると、その環境に順応しようとして体が病気になる。また、その環境に適応するために体は脂肪と砂糖を求める――ストレスに対する自然な反応だ。その結果、体調はすぐれず、老け込み、太りすぎに悩むことになる。だから実は減量とは、健康でスリムな人間へと変身するための第一歩にすぎないのだ。

第10章で紹介したストレス解消法は、その変身に向けた1プロセスだ。しかし、慢性的にひどいストレスを抱えている人は、それだけでは不十分だ。ストレスの原因を突き止めて、それに対処しなければならない。

あなたにとって現在の最優先事項は早く体重を減らすことだろう。しかし、だからといってこの章を読み飛ばそうとしているのならお願いだ、是非ともこの章を読んでほしい。なぜなら贅肉のない活力に満ちた健康な体を「一生」維持し続けるには、体のニーズだけでなく心の要求にも注意を払う必要があるからだ。私にはこうした心の要求を満たす強力な方策がある。

心の要求のなかでももっとも重要なことを挙げよう。

■安心感（**S**・Safe）
■愛されているという実感（**L**・Loved）
■自分は大切な存在だと感じること（**I**・Important）
■健康を維持したいという意欲（**M**・Motivated）

私はこの条件をSLIM《スリム》環境と呼んでいる。患者や自分自身について試行錯誤しながら、私はこの

SLIM環境を効果的に築く方法を見つけた。もっとも効果がある7つの戦略を紹介しよう。

【1】心のサポートチームは慎重に選ぶ

心も体も健康であり続けるには、「あなたのビジョンを共有できる人」で周りをかためる必要がある。あなたの人となりとあなたの人生目標を理解し、サポートし、信頼してくれる人々だ。盾となってあなたを守り、励ましてくれる人々。あなたの邪魔をせず、邪魔をしようとする人を阻止し、あなたが自滅するのを許さない人々。あなたが減量に成功して健康で幸せになったら、ほめたたえてくれる人々であり、あなたに嫉妬したり、不安になってこっそりあなたを陥れたりすることのない人々だ。

サポートチームのメンバーは、家族、同僚、隣人、あるいはジム仲間でもいい。インターネットで知り合った友だちでもいい。メンバーを見極めることが重要だ。以下の基準で人々を見極めよう。

- その人と話すと、元気が出る。
- その人と話すと、自分をもっと好きになる。自己嫌悪に陥ることはない。
- あなたの話を真剣に聞いてくれる。
- あなたが言い訳するのを許さない(これは重要だ)。傷ついたときに、あなたがドカ食いなどで自暴自棄になるのを許さない。むしろ、ときには断固とした態度であなたを正しい方向へ導こうとする。

テレビ番組『シャーク・タンク』の審査員としておなじみの起業家デイモンド・ジョンは、私の親しい友人だ。そのジョンが、強力なサポートチームを作るための知恵を教えてくれた。彼は「10人の味方」という名の戦略を取っているという。この10人は、あなたの人格と未来を形作る人々であり、だから注意深く選ぶ必要があるのだという。といっても、それ以外の人が取るに足らない存在というわけではない。自分の時間とエネルギーの使い方を決める際は、必ず「10人の味方」を優先するということだ。この人たちはあなたを最優先してくれる。だからあなたもそうするのだ。

では、あなたの「10人の味方」は誰だろうか？　慌てて決める必要はない。よく考えることだ。いつもあなたの力になってくれる人は誰か？　あなたのためを思ってくれる人は誰か？　あなたの目標を理解し、あなたがそれを実現できるよう支援してくれる人は誰か？　あなたがリバウンドすればいいのにとひそかに願う人ではなく、スリムで健康でいたいというあなたのモチベーションを刺激してくれる人は誰か？

これらの人々とは緊密な関係を続けよう。見つからないなら、探し出そう。こうした味方がいれば、たとえあなたが困難に見舞われても、切り抜けられるようサポートしてもらえるだろう。彼らがいれば、あなたはやけ食いせずに済むはずだ。

【2】心のガードマンをつける

これは1番目の戦略に関連することだ。あなたのビジョンを共有する心のサポートチームを作るときは、確固たる態度で誰をチームに加えるかを決めなければならない。

あなたのビジョンの実現を後押ししてくれる人もいれば、やる気を削《そ》ぐ人もいる。時間とエネルギーを全員にばらまくのではなく、あなたを大事に思ってくれる人のために惜しみなく使おう。

それから「心のガードマン」に、特定の人を心のドアに入れないよう厳しく申し伝えること。たとえばあなたの価値観と合わない人、困難に見舞われたあなたを励ますどころか、あきらめろと諭す人、自分の目標を達成するためにあなたを利用したいだけの人など。こうした人と付き合っても時間の無駄だ。こうした人に付き合うと、あなたは疲れ、みじめになり、ストレスがたまり、それは結局贅肉となって返ってくるだろう。

【3】安請け合いしない

これまでは善良な人を味方につけて、有害な人を締め出すことについて話した。ここからギアチェンジして、あなたに一つ質問をしたい――「あなたは自分にとっての良い友だちか？　それとも最悪の敵だろうか？」

この問いに答えるために、次の問いにも答えてほしい――「機会を逃したくないとか、人を失望させたくないなどの理由で、あなたは何にでもイエスと答えているだろうか？」だとしたらそれは問題だ。何にでもイエスと言う人は、やがて消耗して健康や減量どころではなくなるからだ。

このことを私は身をもって知った。きっかけは最初の本を執筆したことだった。1冊のはずが5冊になった。当時の私は二人の幼い息子を育てながら、クリニックで常勤医師として働いていた。毎日、早朝から深夜まで走りまわった。本が出版されると、テレビやラジオ番組への出演や本のサイン会のオファーが舞い込み、すべて承諾しなければと思った。私の助言を必要とする人に、いろんな方法で伝えなければと思った。そのうえ子どもたちの算数の宿題を手伝い、野菜を食べさせ、野球の試合があれば車で送り、左右のソックスが合っているか確認しなければならなかった。

もうわかると思うが、しまいに私は崩壊して燃え尽きた。

私は人々に食生活を改善する方法を教える一方で、自分の食事は抜いて、でんぷんまみれの気を紛らす食べ物《コンフォートフード》をがつがつ食べた。自分の価値観に沿った生活をしましょうと患者に言いながら、自分はどんな仕事も選ばずに受け続けた――たとえそれで自分や子どもにかける時間がなくなろうとも。運動の重要性を説きながら、自分は毎日16時間も机に向かいっぱなしで、お尻が平らになった。

私の生活はねじれ曲がってコントロールできなくなった。幸いにも、私はそのことに気づいた。戦略的に時間を使う必要があることに気づいたのだ。そして新たな方針を立てた。新しいチャンスを打診された時、即座にイエスと言わない。その代わりに、立ち止まって次のことを自問することにしたのだ。

■この仕事を承諾したら、私は実質的に何に合意することになるのか？　この仕事にはどれだけの労力がかかるか？　その労力に見合うだけの価値はあるか？

■この仕事を承諾したら、その決断は家族や私の生活や仕事にどう影響するか？

■この仕事を承諾しても、私の重要な価値観に反しないだろうか？――たとえば、きちんと食べて強い体を維持するという私の信条に反しないか？

最近の私は、打診された仕事を何でも受けたりはしない。その代わりに、「イエス」の重さを量るようになった。かくして私はより幸せで穏やかになっただけでなく、より健康でスリムにもなった。どうしてかって？　なぜなら仕事量が多すぎると、人間はストレスで病気になるからだ。免疫機能が低下して、病気にかかりやすくなる。体内の栄養素が奪われて、肌はかさかさになってしわが増え、髪は細く抜けやすくなる。ストレスは、人を怒りやすくて憂うつにする。さらに、体がコルチゾールなどのストレスホルモンを大量に分泌するため、前述したように砂糖や脂肪が食べたくて仕方がなくなる。要するに、ストレスは人を「デブで怒りっぽいハゲ」にするのである。

そのような悪い方向へ突き進もうとしている人のために、私が身をもって知ったアドバイスを繰り返したい――断ることで得られることがたくさんあるということだ。さして重要ではないこと――PTAの集まりにカップケーキを3ダース焼いて持っていくとか、自宅に企画書を持ち帰って週末に仕事するとか――を断ると、自分のためにリラックスしたり、活力を取り戻したり、ストレスを解消したりする時間が取れる。その結果、「デブで怒りっぽいハゲ」な自分を、幸せで穏やかな心を持つスリムでセクシーな自分へと変えられるのだ。

もう一つ覚えておいてほしいことがある――ノーと言うことはあなたの自己主張であり、他の人がイエスと言うべきだと主張することでもあるということだ。たとえば、仮にあなたが老いた親を一人で介護している場合、あなたがノーと言うことは、断固とした態度で他の親族に手伝ってくれと要求することでもある。実際私は、他の人が責任逃れしたために、重い負担を背負ったあげく、太って病気になった患者（特に女性）を大勢目にしている。

ノーと言うことで得られるもう一つのメリット――睡眠

慎重に考えてからイエスと言えるようになるには、もっと動機が必要だろうか？　それならこれはどうか――過密スケジュールになると睡眠時間が削られる。睡眠不足になると、太って老け込みやすくなる。

この事実にあなたは驚いたかもしれない。睡眠中はさほどエネルギーを消費しないのだから、眠る方が太りやすいと思っていたのでは？　しかし実際はその逆だ。事実、ある研究によると、睡眠を一晩につき1時間長く取ると、1年間で約6・4キロの脂肪がさらに燃焼されるのだという（注1）。その反対に、睡眠時間が少ないと体にこんな悪影響が出る。

■顔の小じわが増えて、肌の弾力性が失われる。
■引き締まった筋肉を作ったり、組織を修復したりするのに必要なヒト成長ホルモンの分泌量が減る。
■代謝が悪くなる。
■ホルモン・バランスが崩れて、砂糖と炭水化物が無性に食べたくなる。これらの食品によって体が老化して体重が増える。
■コルチゾールと呼ばれるストレスホルモンの分泌量が増えて、不安とイライラが増す。

言うまでもなく、体重を減らしてさわやかな気持ちになりたいなら、十分な睡眠を取ることが不可欠だ。だから一晩につき7時間以上眠るようにしよう。過密スケジュールだから無理だという人は、何をすべきかおわかりだろう――もっと慎重に考えてからイエスと言うことだ。

【4】うまくいかない関係から自由になる

恋人とうまくいっておらず、つなぎ止めようと努力し続けるべきか否か迷っている人はいるだろうか？

だとしたら答えは簡単だ。鏡に映った自分を見てほしい。疲れた顔をしている？　髪は細くて弱々しい？　体重が増えた？　笑いじわではなく、目のまわりに「嘆きのしわ」が刻まれている？　だとしたら、それはあなたの体が逃げろと訴えているのだ。

良く聞いてほしい。あなたは日々ストレスに耐えるために生きているのではない――たとえ軽いストレスであろうとも。大型犬に追いかけられたときや、車にひかれそうになったときにストレスを感じるのは自然なことだ。しかし、うまくいかない関係のせいで慢性的なストレスにさらされると、あなたは老け込み、高血圧、肥満、うつ病などの病気になってしまう。そんな生き方はつらすぎる。

特に、自分と異なる価値観を持つパートナーとの関係を続けていると、健康を害することになるだろう。たとえば一方が精神性を重視するのに、もう一方が金儲《もう》けのことばかり考えていたら？　一方が貞節を重んじるのに、もう一方が奔放だったら？――あなたは確実にみじめになるだろう。

だから自問してほしい――あなたは毎日のようにストレスを感じているか？　ストレスの原因は恋人だろうか？　二人の価値観にはかなりの開きがあるか？　だとしたら、あなたが元気になる方法は二つしかない。その関係が修復できそうなら、カウンセリングへ行こう。そうでないなら、関係を終わらせることだ。病気と肥満がさらに深刻になるまで、手をこまねいていてはいけない――決断するのだ。

私の元を訪れたとき、カーリーは23キロの減量が必要だった。と同時にボーイフレンドとの関係も絶つ必要があった。

患者のボディランゲージを読むのが得意な私は、初めてカーリーを見たときに、体重よりも深刻な問題がありそうだと気づいた。だから私はさり気なく話題を彼女の生活に向けた。私は精神科医ではないが、彼女の打ち明け話を少し聞いただけで心配になった。

体型のせいで自分に自信が持てなかったカーリーにとって、ボーイフレンドのジョンは、ありのままの自分を愛してくれた初めての男性だった。しかし私は、会話を続けるうちに、愛ではないと感じ始めた。彼女が操られていると感じたのだ。

カーリーはさり気なくジョンが無職だと言い、それから自分が生活費をまかなえるから大丈夫だとつけ加えた。さらに、ジョンが大酒飲みだと告白した後、「彼は私の体型を受け入れてくれたのだから、私も彼を受け入れるわ」と言い足した。しかし、カーリーの次の言葉で私のなかの警報が鳴った。彼女が私のクリニックに行こうとすると、ジョンは「また失敗して傷つくことになるから」と、彼女を止めようとしたのだという。

カーリーは減量に成功したが、その過程は通常よりも困難なものとなった。ジョンが邪魔をしようとしたからだ。カウンセリングのとき、彼女はよくこんな話をした。「バレンタインデーにジョンがチョコレートをくれたのよ。食べないと、彼に怒られるから」他にも彼女は、二人分の生活費を稼ぐために残業しなければならず、運動する時間がないのだと訴えた。

明らかにジョンの筋書きには、セクシーで健康で自信に満ちたカーリーは入っていなかった。むしろ彼は、思い通りに利用できる、太って臆病なパートナーがほしかったのだ。そして私はこう予想している――せっかく23キロ減量したカーリーだが、ジョンとの関係が続く限りは、リバウンドするか前よりも太ってしまうだろう。

その反対に、私の二人のスーパー患者を見てほしい。第2章で紹介したパムとドルー夫妻だ。彼らは炭水化物の食べすぎで肥満になったが、見事に減量に成功した――二人合わせて114キロの減量だ。成功できたのは、彼らがさまざまな段階でサポートし合ったからだ。お互いが支え合う限り、スリムになった体を維持できると私は確信している。

パムとドルーは、自分たちは病気だというつらい事実を一緒に受け入れた。彼らは不安を乗り越えて行動し、ライフスタイルを変えた。一緒に買い物に行き、互いに支え合い、愛し合い、チームとして互いを気遣った。

しばらく前に、パムとドルーは私と一緒にトーク番組『ザ・ドクターズ』に出演した。二人と過ごした数時間は実に楽しかった。二人は絶えず笑っていた。二人は愛情とあこがれをたたえたまなざしで見つめ合っていた。互いを支え合い、信頼し合い、互いに気を配る様子は感動的ですらあった。結婚して34年を経ても、彼らは何度も恋に落ちるのだろう。おまけに、互いを高め合ってすばらしいことを成し遂げることができる。

あなたにふさわしいのは、このような恋人だ。このような恋人がいるなら、その人との関係を守り抜こう。その人がいれば、あなたは最高の自分になろうと努力するだろう。しかしカーリーのような破滅的な恋人がいる人は、その関係があなたをみじめにし、病気にし、太らせるのだと認識しよう。そしてできればそこから逃げ出そう。

もう一つ。悪い関係から脱出すれば、幸せになれるだけではない。より健康になるだろう。たとえば最近のある調査によれば（注2）、パートナーが煙草を止めたら、50％の女性喫煙者が禁煙に成功したという。他方でパートナーが止めなかった場合は、わずか8％しか成功しなかったという。減量の場合は、パートナーが一緒にダイエットをやると、男女共に成功する確率が2倍に増えたという。

このことをよく考えてみよう。

【5】本音で生きる

人は誰でも嘘をつく。特に女性はたえず嘘をつく傾向がある。

あなたはどうだろうか？　嫌なことがあって泣いているのに、フェイスブックに幸せそうな投稿をするとき、あなたは嘘をついている。悲しみ、不安、孤独を感じているのに、家族にうまくいっていると語るとき、あなたは嘘をついている。本音を言うと嫌われるのではと恐れ、自分の意見を隠して他人にいい顔をしようと友人の意見に相づちを打つとき、あなたは嘘をついている。

こうした嘘をつくのにはかなりの犠牲が伴う。前述したように、人間はただの物理的な存在ではなく、エネルギーでできた存在でもある。嘘をつき通すために大量のエネルギーを使うと、人間は弱って病気になる。そのうえ、あなたをサポートして慰めてくれる人に本心を伝えずに、感情をため込むと食べ物に慰めを求めることになるだろう。

だから、幸せで健康でスリムでいたいなら、私のアドバイスを聞いてほしい――素直になろう。本心を伝えよう。本心でないことは投稿もツイートもせず、口にも出さないこと。本音で語ろう。友人たちにも、あなたには本音で語っても安全だと気づいてもらおう。そうすれば最後には、これで良かったと思えるようになるだろう。

【6】「さあ次だ」と言えるようになる

人生は冒険に満ちあふれている。しかしあなたはお気づきだろうか？　人生には実に恐ろしい面があることに。あなたはいつ深く傷つけられるかわからない。人生の絶頂から奈落の底へ突き落とされることもある。

パートナーに離婚を言い渡されるかもしれない。大好きな仕事を失うかもしれない。心から信頼している人に裏切られるかもしれない。そしてあなたの心は引き裂かれるだろう。

私の患者の多くは、こうした出来事をきっかけに太り始める。何カ月、何年、何十年と経過しても、彼らは心を閉ざしたまま前進できずにいる。その心の傷に対処しない限り、彼らは永遠に痩せられないだろう。

心の傷や失望をきっかけに、一時的ながらも健康を害したり、減量という目標を見失ったりすることがある。数日または数週間順調にダイエットしていた人が、デートでの失敗や、仕事でのつまずき、金銭的な損失をきっかけに、挫折してやる気を失うのはそのためだ。

私が自分の経験から学んだことを紹介しよう。失望や裏切りや心の傷から立ち直るには、その苦痛を素早く取り除く方法を学ぶ必要がある。幸い私はその方法を見つけた。私が習得したなかでも最高のスキルだ。そのやり方はこうだ。

まず、状況をしっかりと見る。その出来事を消化する。怒る。傷つく。悲しむ。腹いせに何かを投げてもいい。

そしてここが重要だ。心のなかでしっかり言おう――「さあ次だ」と。

「次」という言葉を思い描こう。

それから、そのつらいイメージを楽しいイメージに置き換えよう。子どもがまだ赤ちゃんだった頃の思い出でもいいし、山をハイキングしたときや猫を抱きしめたときに感じたことでもいい。あなたの心を喜びで満たしてくれることに意識を集中しよう。そうすれば体中が幸せホルモンで満たされ、すぐに心が軽くなって前に向かって進めるようになる。

その後、何日または何週間かは、その痛みを抱え続けよう。そして1日10分間——1日1回だけだ——そのことを考える。それで終わりだ。それからまたあなたが笑顔を浮かべたくなることを思い出し、それから「さあ次だ」と言おう。

このスキルは重要だ。それを強調しすぎることはないぐらい重要だ。つらいことが起きて前に進めなくなると、その傷に一生縛られたままになる。その傷を癒やすために、あなたはどうするか？——ドカ食いするだろう。それが私にわかるのは、私も同じだったからだ。だから「さあ次だ」という言葉を覚えておいてほしい。

【7】人に頼る

人はついなんでも自分で解決しようとしがちだ。だが、もしあなたがあらゆる場所で——家庭、職場、友人にとっての——心の支えになろうとすると、いつか参ってしまう。そして参ったあげくに食べてしまうだろう。

だから私のアドバイスを聞いてほしい——行き詰まっても、一人で打開しようとしないこと。悩みがあったら一人で解決しようとしないこと。悲しい時や不安な時は、一人で乗り越えようとしないこと。

私はつい、強さとは独力で状況を打開することだと思ってしまう。あなたも同じなら、見方を変えるよう心がけよう。私は気づいたことがある――一見完璧そうに見えるあなたが、みんなと同じように不完全な面があると気づくと、人々はあなたに親しみを覚えるということだ。そして、彼らのおかげであなたが安心したり、愛情や尊敬の念を抱いたり、やる気が起きたりするのを見ると、彼らも同じ気持ちを経験するということだ。

さらに重要なことは、人に助けを求めることで、体にとって有害な選択をせずに済むことだ。たとえば私は行き詰まると、気を紛らす《コンフォートフード》食べ物がほしくなる。気分が落ち込むと特定の食べ物がほしくなるのには理由がある。「心の状態」を変えたいからだ。何とかして体内で化学変化を起こさせたいのだ。体は賢い。そして体が求めているのは幸せホルモンなのだ。

信頼できる人と話して、あなたの心が癒やされれば、幸せホルモンが分泌されるだろう。だからもし行き詰まって、太りそうな食べ物に手を伸ばしそうになったら、まずは信頼できる大切な人に電話をかけよう。「助けてほしい」と言おう。そしてその人にあなたの心の支えになってもらおう。

信じよう！

エリザベス・ロンバード博士。著書にベストセラーとなった『Better Than Perfect : 7 Strategies to Crush Your Inner Critic and Create a Life You Love（完璧でなくていい――好きに生きるための7箇条）』がある。ウェブサイトは〈elizabethlombardo.com〉

私の尊敬する友人、エリザベス・ロンバードは「見落とされがちだが、健康な体に欠かせない鍵は自尊心だ。自分を信じることも含めて」と主張する。健康になって痩せるという目標を達成するには、ある考え方《マインドセット》を身につけると良いそうだ。エリザベスがそのためのアドバイスを三つ教えてくれた。

「自分には価値があると信じること」――確かに、健康的に生きるには障害となるものがあるものです。しかし自分には価値があると信じると、その障害はバリケードほど鉄壁ではないこと、そして乗り越えられることがわかります。健康になったらどんなメリットがあるか考えてみましょう（エネルギーにあふれ、幸せだと感じ、子どもたちの良きお手本となり、体型に自信を持てるようになるなど）。障害ではなく、メリットに目を向けましょう。

人生は好転できると信じること――あなたの考え方、食べ方、人との接し方はすべて後から習得したものです。生まれたての頃は、ストレスがたまったからといって気を紛らす食べ物《コンフォートフード》に手を伸ばすことも、厳しく自己批判することもなかったはず。これらは経験からで手に入れたものです。たとえそれを何年も続けてきたにせよ、習得したことは忘れることも、学び直すこともできるのです。私には80代や90代のクライアントもいますが、彼らだって変わるのです。あなたにできないはずがありません。

完璧でなくてもいいと信じること――完璧主義、つまり妥協を許さない考え方をやめましょう。たとえば「前にクッキーを1枚食べて、ダイエットに失敗しちゃったの。1枚でもクッキーを食べたことに変わりはないもの」という考え方です。1度のしくじりで失敗になるわけではありません。計画通りに食事がとれなかったときは、それを「失敗」ではなく「データ」と考えましょう。なぜ計画どおりにできなかったのか？ 精神的に参っていたから？ 手元に健康的な食べ物がなかった？ だとしたら、そのデータを使って同じことが起きないよう策を練ればいいのです」

《忘れないでほしい。問題は食べ物ではないということを》

減量しなければならない時は、食べ物に注意が向きがちだ。だが、食べ物は一つの要因にすぎないことを、常に自分に言い聞かせてほしい。美しい体を手に入れ、若々しい外見と活力を手に入れるには、台所の棚にある食品と同じぐらい、あなたの思考も重要なのだ。考え方を正さずにすべてを手に入れることはできない。

だから、体を変えようと取り組む際には、同時にマインドセットも変えることだ。不愉快な友だちとさよならし、あなたを助けてくれる人々でサポートチームを作ろう。何にでもイエスと言うのをやめ、人生の危機を一人で乗り越えようとするのをやめよう。嘘をつくよりも、正直に生きよう。そしてつらいことがあったら、「さあ次だ」と言えるようになろう。

これらのルールをすべて実践すれば、あなたはもっと幸せで健康になれる。私が約束しよう。そして自分のＳＬＩＭ環境を築けば、これから先もずっと肥満体型とおさらばできるだろう。

身体測定メモ

ダイエットする前と終えた後に体を測定し、このページに測定結果を記入しよう。これでダイエットの結果をはっきり認識できる。また、さまざまな角度から自分のビフォー＆アフターの写真を撮っておくことをお勧めする。

ダイエット前					ダイエット後				
体重					体重				
サイズ					サイズ				
二の腕	バスト	ウエスト	ヒップ	太もも	二の腕	バスト	ウエスト	ヒップ	太もも
BMI 値					BMI 値				

BMI 値（体格指数）の計算方法：

①身長を測る。身長を測るには、壁に背を向けて立ち、頭のてっぺんに鉛筆で印を付けて、メジャーで測定する（身長が 160㎝の場合は 1.6 とする）。
②身長を二乗する（身長 1.6m の場合は、1.6 × 1.6 ＝ 2.56）
③体重を②の数字で割る（55㎏の場合は、55 ÷ 2.56 ＝約 21.5）
④③の計算で出た数字があなたの BMI 値だ。この値は絶対的なものではないが、これで体についた脂肪の量をだいたい把握できる。以下の判定基準を参考にしてほしい。

BMI 値	体重
18.5 未満	低体重（痩せ）
18.5 ～ 25.0 未満	標準。健康的な体重
25.0 ～ 30.0 未満	肥満
30.0 以上	高度肥満（太りすぎ）

ダイエット前と後とに行なった健康診断の結果

ダイエットによる健康への影響を知りたい人は、医師に相談してダイエットの前と後に健康診断を受け、両方の診断結果を記録しておこう。

■ 血圧
■ 血糖値
■ C 反応性たんぱく
■ コレステロール値、中性脂肪値
■ 尿の pH 値

【原注】

第1章

1. M. P. Mattson et al., "Meal Frequency and Timing in Health and Disease," **Proceedings of the National Academy of Sciences** 111, no. 47 (November 25, 2014): 16647-53.

第3章

1. B. O. Rennard et al., "Chicken Soup Inhibits Neutrophil Chemotaxis in Vitro," **Chest**118, no. 4 (October 2000): 1150-57.
2. G. Samonina et al., "Protection of Gastric Mucosal Integrity by Gelatin and Simple Proline-Containing Peptides," **Pathophysiology** 7, no. 1 (April 1, 2000): 69-73.
3. D. F. McCole, "The Epithelial Glycine Transporter GLYT1: Protecting the Gut from Inflammation," **Journal of Physiology** 588, no. 7 (April 2010): 1033-34.
4. Z. Zhong et al., "L- Glycine: A Novel Antiinflammatory, Immunomodulatory, and Cytoprotective Agent," **Current Opinion in Clinical Nutrition and Metabolic Care** 6, no. 2 (March 2003): 229-40.
5. A. Howard and B. H. Hirst, "The Glycine Transporter GLYT1 in Human Intestine: Expression and Function," **Biological and Pharmaceutical Bulletin** 34, no. 6 (2011): 784-88.
6. M. C. Hochberg et al., "Combined Chondroitin Sulfate and Glucosamine for Painful Knee Osteoarthritis: A Multicentre, Randomised, Double-Blind, Non-Inferiority Trial versus Celecoxib," **Annals of the Rheumatic Diseases** (January 14, 2015), http://ard.bmj.com/content/early/2015/01/14/annrheumdis-2014-206792.long.
7. S. L. Navarro et al., "Randomized Trial of Glucosamine and Chondroitin Supplementation on Inflammation and Oxidative Stress Biomarkers and Plasma Proteomics Profiles in Healthy Humans," **PLOS ONE**, 10, no. 2 (February 26, 2015): e0117534.
8. F. R. Nelson et al., "The Effects of an Oral Preparation Containing Hyaluronic Acid (Oralvisc) on Obese Knee Osteoarthritis Patients Determined by Pain, Function, Bradykinin, Leptin, Inflammatory Cytokines, and Heavy Water Analyses," **Rheumatology International** 35, no. 1 (January 2015): 43-52.
9. C. Kawada et al., "Ingested Hyaluronan Moisturizes Dry Skin," **Nutrition Journal** 13 (July 11, 2014): 70.
10. M. Díaz-Flores et al., "Oral Supplementation with Glycine Reduces Oxidative Stress in Patients with Metabolic Syndrome, Improving Their Systolic Blood Pressure," **Canadian Journal of Physiology and Pharmacology** 91, no. 10 (October 2013): 855-60.
11. M. González-Ortiz et al., "Effect of Glycine on Insulin Secretion and Action in Healthy First-Degree Relatives of Type 2 Diabetes Mellitus Patients," **Hormone and Metabolic Research** 33, no. 6 (June 2001): 358-60.
12. K. Kasai, M. Kobayashi, S. I. Shimoda, "Stimulatory Effect of Glycine on Human Growth Hormone Secretion," **Metabolism** 27, no. 2 (February 1978): 201-8.
13. M. Bannai and N. Kawai, "New Therapeutic Strategy for Amino Acid Medicine: Glycine Improves the Quality of Sleep," **Journal of Pharmacological Sciences**118, no. 2 (2012): 145-48.
14. Mayo Clinic, "Arginine," mayoclinic.org/drugs-supplements/arginine/background/ HRB-20058733.

15. Ibid.
16. "A New Potential Cause for Alzheimer's: Arginine Deprivation," **Duke Today**), Duke University, April 14, 2015.
17. Bonnie Prescott, "Glutamine Supplements Show Promise in Treating Stomach Ulcers," **Harvard Gazette,** May 15, 2009.
18. J. A. Monro, R. Leon R, and B. K. Puri, "The Risk of Lead Contamination in Bone Broth Diets," **Medical Hypothese** 80, no. 4 (April 2013): 389-90.
19. Original report accessed from drkaayladaniel.com/boning-up-is-broth-contaminated-with-lead/.
20. M. J. I. Baxter et al., "Lead Contamination during Domestic Preparation and Cooking of Potatoes and Leaching of Bone-Derived Lead on Roasting, Marinading, and Boiling Beef," **Food Additives and Contaminants** 9, no. 3 (May-June 1992): 225-35.
21. M. Alirezaei et al., "Short-Term Fasting Induces Profound Neuronal Autophagy," **Autophagy** 6, no. 6 (August 2010): 702-10.
22. Y. H. Youm et al., "The Ketone Metabolite b-Hydroxybutyrate Blocks NLRP3 Inflammasome-Mediated Inflammatory Disease," **Nature Medicine** 21, no. 3 (March 2015): 263-69.
23. T. Kishi et al., "Calorie Restriction Improves Cognitive Decline via Up-Regulation of Brain-Derived Neurotrophic Factor," **International Heart Journal** 56, no. 1 (January 21, 2015): 110-15.
24. Intermountain Medical Center, "Study Finds Routine, Periodic Fasting Is Good for Your Health, and Your Heart," news release, April 3, 2011. Original research was presented April 3, 2011, at the scientific sessions of the American College of Cardiology conference in New Orleans.
25. "Feast-and-Famine Diet Could Extend Life, Study Shows," University of Florida, February 26, 2015.
26. " 'Fast-Mimicking Diet' May Promote Health and Longevity," **Medical News Today**, June 21,2015.
27. C. Zauner et al., "Resting Energy Expenditure in Short-Term Starvation Is Increased as a Result of an Increase in Serum Norepinephrine," **American Journal of Clinical Nutrition** 71, no 6 (June 2000): 1511-15.

第4章

1. "New Research Shows Obesity Is Inflammatory Disease," **Science Daily**, December 2, 2013.
2. K. Esposito et al., "Inflammatory Cytokine Concentrations Are Acutely Increased by Hyperglycemia in Humans: Role of Oxidative Stress," **Circulation** 106, no. 16 (October 15, 2002): 2067-72.
3. N. A. Melville, "Fructose Intolerance, Malabsorption a Common Culprit in Pediatric Abdominal Pain" **Medscape Multispecialty**, October 20, 2010.
4. "Sugary Foods Linked to Pancreatic Cancer Risk," Reuters, June 15, 2010.
5. I. Romieu et al., "Dietary Glycemic Index and Glycemic Load and Breast Cancer Risk in the European Prospective Investigation into Cancer and Nutrition (EPIC)," **American Journal of Clinical Nutrition** 96, no. 2 (August 2012): 345-55.
6. A. M. Port, M. R. Ruth, and N. W. Istfan, "Fructose Consumption and Cancer: Is There a Connection?" **Current Opinion in Endocrinology, Diabetes, and Obesity** 19, no. 5 (October 2012):

367-74.
7. A. Abbott, "Sugar Substitutes Linked to Obesity," **Nature** September 17, 2014.
8. A. Aubrey, "Diet Soda May Alter Our Gut Microbes and Raise the Risk of Diabetes," National Public Radio, September 17, 2014.
9. L. Tran et al., "Soy Extracts Suppressed Iodine Uptake and Stimulated the Production of Autoimmunogen in Rat Thyrocytes," **Experimental Biology and Medicine** 238, no. 6 (June 2013): 623-30.
10. **Bulletin de l'Office Federal de la Santé Publique**, no. 28, July 20, 1992.
11. K. L. Watson et al., "High Levels of Dietary Soy Decrease Mammary Tumor Latency and Increase Incidence in MTB-IGFIR Transgenic Mice," **BMC Cancer** 15, no. 1 (February 6, 2015): 37.
(page 280)
12. X. Yang et al., "Dietary Soy Isoflavones Increase Metastasis to Lungs in an Experimental Model of Breast Cancer with Bone Microtumors," **Clinical and Experimental Metastasis** 32, no. 4 (April 2015): 323-33.
13. J. E. Chavarro et al., "Soy Food and Isoflavone Intake in Relation to Semen Quality Parameters among Men from an Infertility Clinic," **Human Reproduction**, 23, no. 11 (November 2008): 2584-90.
14. B. Chassaing et al., "Dietary Emulsifiers Impact the Mouse Gut Microbiota Promoting Colitis and Metabolic Syndrome," **Nature** 519, no. 7541 (March 5, 2015): 92-96.
15. K. He et al., INTERMAP Cooperative Research Group, "Association of Monosodium Glutamate Intake with Overweight in Chinese Adults: The INTERMAP Study," **Obesity**16, no. 8 (August 2008): 1875-80.
16. "Caramel Coloring Chemical Linked to Cancer Found in 'Too High' Levels in Some Colas," NBC News, January 23, 2014.
17. H. Blankson et al., "Conjugated Linoleic Acid Reduces Body Fat Mass in Overweight and Obese Humans," **Journal of Nutrition**130, no. 12 (December 2000): 2943-48.
18. K. H. Courage, "Fiber-Famished Gut Microbes Linked to Poor Health," **Scientific American**, March 23, 2015.

第 6 章

1. A. E. Carroll, "Behind New Dietary Guidelines, Better Science," **New York Times**, February 23,2015.
2. R. Chowhury et al., "Association of Dietary, Circulating, and Supplement Fatty Acids with Coronary Risk: A Systemic Review and Meta-Analysis," **Annals of Internal Medicine** 160, no. 6 (March 18, 2014): 398-406.
3. L. A. Bazzano et al., "Effects of Low-Carbohydrate and Low-Fat Diets: A Randomized Trial," **Annals of Internal Medicine** 161, no. 5 (September 2, 2014): 309-18. See also A. O'Connor, "A Call for a Low-Carb Diet That Embraces Fat," **New York Times**, September 1, 2014.

第 8 章

1. K. Kindy, "Food Additives on the Rise as FDA Scrutiny Wanes," **Washington Post**, August 17, 2014.

第 9 章

1. G. Reynolds, "How Exercise Can Help You Live Longer," **New York Times**, April 2, 2014.

2. G. Reynolds, "Prescribing Exercise to Treat Depression," **New York Times**, August 31, 2011.
3. G. Reynolds, "How Exercise May Protect Against Depression," **New York Times**, October 1, 2014.
4. D. P. Bailey and C. D. Locke, "Breaking Up Prolonged Sitting with Light-Intensity Walking Improves Postprandial Glycemia, But Breaking Up Sitting with Standing Does Not," **Journal of Science and Medicine in Sport** 18, no. 3 (May 2015): 294-98.
5. A. Puig-Ribera et al., "Patterns of Impact Resulting from a 'Sit Less, Move More' Web-Based Program in Sedentary Office Employees," **PLOS ONE** 10, no. 4 (April 1, 2015)-e0l22474.
6. X. Zhang et al., "Adult Body Size and Physical Activity in Relation to Risk of Breast Cancer according to Tumor Androgen Receptor Status," **Cancer Epidemiology, Biomarkers, and Prevention** 24, no. 6 (June 2015): 962-68.
7. D. Schmid et al., "A Systematic Review and Meta-Analysis of Physical Activity and Endometrial Cancer Risk," **European Journal of Epidemiology** 30, no. 5 (May 2015): 397-412.

第 10 章

1. G. Oliver and J. Wardle, "Perceived Effects of Stress on Food Choice," **Physiology & Behavior** 66, no. 3 (May 1999): 511-15.
2. K. Raspopow et al., "Anticipation of a Psychosocial Stressor Differentially Influences Ghrelin, Cortisol, and Food Intake among Emotional and Non-Emotional Eaters," **Appetite** 74 (March 2014): 35-43. See also A. Daly, "A Surprising Reason You May Be Eating More," **Women's Health**, December 4, 2013.
3. V. Kahan et al., "Stress, Immunity, and Skin Collagen Integrity: Evidence from Animal Models and Clinical Conditions," **Brain, Behavior, and Immunity** 23, no. 8 (November 2009): 1089-95.
4. J. K. Kiecolt-Glaser and R. Glaser, "Psychological Stress, Telomeres, and Telomerase," **Brain, Behavior, and Immunity** 24, no. 4 (May 1, 2001): 529-30.
5. "Mindfulness Meditation Training Changes Brain Structure in Eight Weeks," **Science Daily**, January 21, 2011.
6. S. N. Katterman et al., "Mindfulness Meditation as an Intervention for Binge Eating, Emotional Eating, and Weight Loss: A Systematic Review," **Eating Behaviors** 15, no. 2 (April 2014): 197-204.
7. L. E. Carlson et al., "Mindfulness-Based Cancer Recovery and Supportive-Expressive Therapy Maintain Telomere Length Relative to Controls in Distressed Breast Cancer Survivors," **Cancer** 121, no. 3 (February 1, 2015): 476-84.
8. M. K. Koike and R. Cardoso, "Meditation Can Produce Beneficial Effects to Prevent Cardiovascular Disease," **Hormone Molecular Biology and Clinical Investigation** 18, no. 3 (June 2014): 137-43.
9. C. Y. Fang et al., "Enhanced Psychosocial Well-Being Following Participation in a Mindfulness-Based Stress Reduction Program Is Associated with Increased Natural Killer Cell Activity," **Journal of Alternative and Complementary Medicine** 16, no. 5 (May 2010): 531-38.
10. A. Aubrey, "Mindfulness Meditation Can Help Relieve Anxiety and Depression," NPR, January 7, 2014, http://www.npr.org/blogs/health/2014/01/07/260470831/mindfulness-meditation-can-help-relieve-anxiety-and-depression.
11. R. C. Rabin, "Regimens: Massage Benefits Are More Than Skin Deep," **New York Times**, September 20, 2010.
12. L. Tyrväinen et al., "The Influence of Urban Green Environments on Stress Relief Measures: A

Field Experiment," **Journal of Environmental Psychology** 38 (June 2014): 1-9.
13. M. S. Buchowski et al., "Energy Expenditure of Genuine Laughter," **International Journal of Obesity** 31, no. 1 (January 2007): 131-37.

第 11 章

1. M. Silvak, "Sleeping More as a Way to Lose Weight." **Obesity Reviews** 7, no. 3 (August 2006): 295-96.
2. S. Jackson, A. Steptoe, and J. Wardle, "The Influence of Partner's Behavior on Health Behavior Change: The English Longitudinal Study of Ageing," **JAMA Internal Medicine**175, no. 3 (March 2015): 385-92.

3週間《しゅうかん》で身体《からだ》と心《こころ》が劇的《げきてき》に変《か》わる
最強《さいきょう》「ボーンブロス（骨《ほね》スープ）」食事術《しょくじじゅつ》

2017年4月30日　第1刷発行
2022年1月17日　第2刷発行

著　者　ケリアン・ペトルッチ
訳　者　福井《ふくい》 久美子《くみこ》

発行者　樋口尚也
発行所　株式会社　集英社
〒101-8050 東京都千代田区一ツ橋 2-5-10
電　話　編集部　03-3230-6141
読者係　03-3230-6080
販売部　03-3230-6393（書店専用）
印刷所　凸版印刷株式会社
製本所　ナショナル製本協同組合

 Printed in Japan　ISBN978-4-08-781624-2　C0098